湛庐文化

知识让世界更简单！

Cheers Publishing

家庭心理自助手册

Know Your Mind

Everyday Emotional and Psychological Problems and How to Overcome Them

[英] 丹尼尔·弗里曼(Daniel Freeman)
贾森·弗里曼(Jason Freeman) ◎著
孟琦 陈国华 金伯程 ◎译

中国人民大学出版社
·北京·

湛庐文化
Cheers Publishing

一切为了您的阅读价值

常常阅读我们图书的读者一定都记忆犹新，2008年以前出版的图书中，都放置了一篇题为“一切为了您的阅读体验”的文章，文中所谈，如今都得到了读者的广泛认同，也得到了出版业内同行的追随。

在我们2008年以后的新书以及重印书中，读者会看到这篇“一切为了您的阅读价值”；而对于我们图书的新读者，我们特别在整本书的最后几页，放置了“一切为了您的阅读体验”的精编版。今后，我们将在每年推出崭新的针对读者阅读生活的不同设计和思考。

★ 您知道自己为阅读付出的最大成本是什么吗？

★ 您是否常常在阅读过一本书籍后，才发现不是自己要看的那一本？

★ 您是否常常发现书架上很多书籍都是一时冲动买下，直到现在一字未读？

★ 您是否常常感慨书籍的价格太贵，两百多页的书，值三十多元钱吗？

阅读的最大成本

读者在选购图书的时候，往往把成本支出的焦点放在书价上，其实不然。**时间才是读者付出的最大阅读成本**。

阅读的时间成本=选择图书所花费的时间+阅读图书所花费的时间+误读图书所浪费的时间

选择合适的图书类别

目前市场上的**图书来源**可以分为**两大类，五小类：**

1. 引进图书：引进图书来源于国外的出版公司，多为从其他语种翻译成中文而出版，反映国际发展现状，但与中国的实际结合较弱，这其中包括三小类：

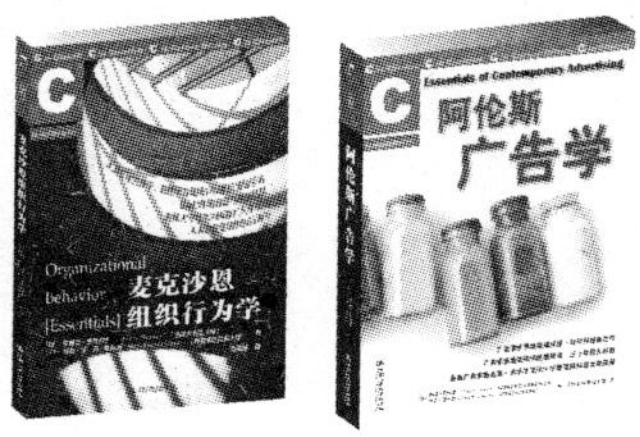

a）教科书：这类书理论性较强，体系完整，但多为学科的基础知识，适合初入门的、需要系统了解一门学问的读者。

b）专业书：这类书理论性、专业性均较强，需要读者拥有比较深厚的专业背景，阅读的目的是加深对一门学问的理解和认识。

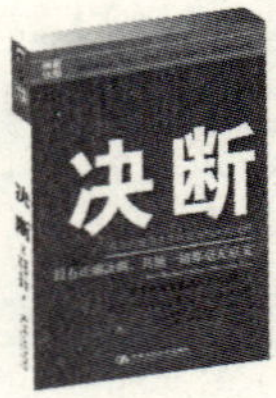

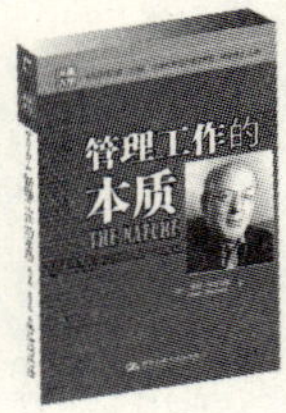

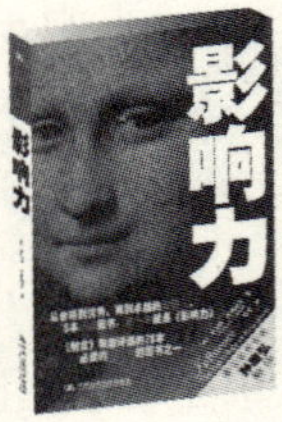

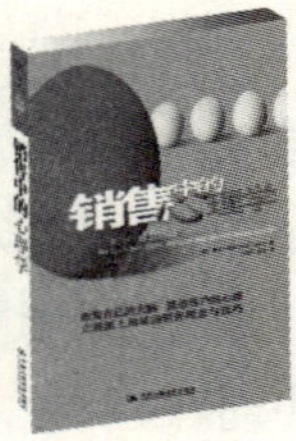

c）大众书：这类书理论性、专业性均不强，但普及性较强，贴近现实，实用可操作，适合一门学问的普通爱好者或实际操作者。

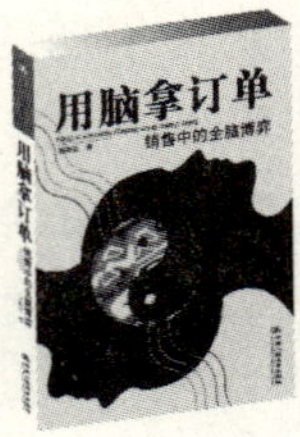

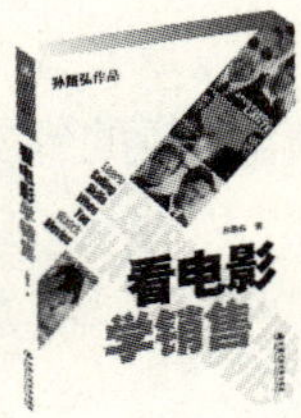

2. 本土图书：本土图书来源于中国的作者，反映中国的发展现状，与中国的实际结合较强，但国际视野和领先性与引进版相比较弱，这其中包括两小类，可通过封面的作者署名来辨别：

a）“著”作：这类图书大多为作者亲笔写就，请读者认真阅读“作者简介”，并上网查询、验证其真实程度，一旦发现优秀的适合自己的作者，可以在今后的阅读生活中，多加留意。系统地了解几位优秀作者的作品，是非常有益的。

b）“编著”图书：这类图书汇编了大量图书中的内容，拼凑的痕迹较明显，建议读者仔细分辨，谨慎购买。

七 阅读的收益

阅读图书最大的收益，来自于获取知识后，**应用于**自己的**工作和生活**，获得品质的**改善和提升**，由此，油然而生一种无限的**满足感**。

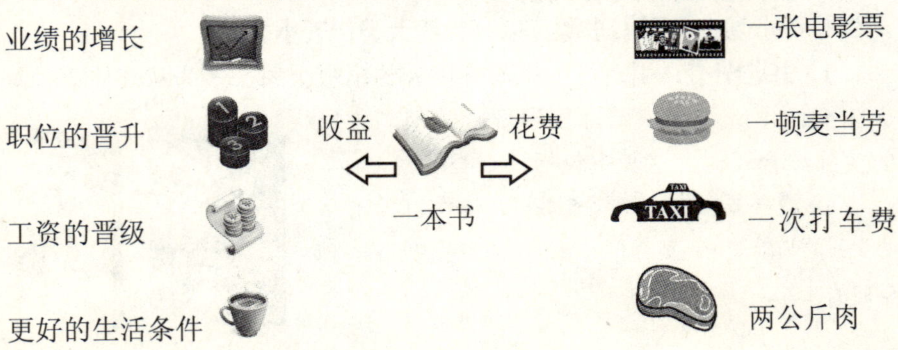

精读引路

Know Your Mind

得了流感或背疼的时候，人们无论是自己买药还是看医生，都会努力想办法解决问题。然而，大部分人不愿意公开谈论自己的心理和情绪健康问题，例如抑郁、焦虑或情绪低落；入睡困难、对饮酒或饮食失去控制；被夫妻关系和教育孩子的问题困扰等。

你不必为此感到尴尬，要知道，并不是只有你才有这些困扰，你熟悉的某个人在一生中的某个阶段也曾有过和你一样的经历。

情绪健康和心理健康与身体健康同样重要，这两部分通常是紧密相连的。我们希望这本书能与其他医学保健全书并肩摆放在你书架最显眼的位置，就像“疾病百科”帮助你战胜咳嗽和感冒一样，本书将帮助你顺利度过人生中的任何喜悲和起伏。

在接下来的内容中，你将会看到我们生活中最常见的近40例心理和情绪问题，通过以下索引希望能帮你快速找到解开心中困惑的密钥。

家庭常见心理问题与情绪问题分布图

目录
Know
Your
Mind

第1章 幸福生活的5个领域 A Happy Life

我的人生没有目的，没有方向，没有目标，没有意义，但我仍然快乐。我不明白这是为什么。我怎么做才是对的？

——查尔斯·舒尔茨（Charles M. Schulz），史努比之父

情绪和心理健康问题中存在着很多难以预测的不确定因素。对于个人而言，即使非常轻微的问题也可能会严重影响人生的轨迹，并给当事人带来巨大的痛苦。对于整个社会来讲，后果也是毁灭性的。英国政府曾做过估算，仅英格兰本土每年因心理疾病所耗费的资金就高达770亿英镑。

不过，我们并非毫无希望。与躯体健康问题一样，“照看”心理健康的方法也有很多，你既可以找到预防问题出现的方法，也可以学会能帮助你走出心理泥潭的策略。

为此，你需要从以下5个主要的生活领域着手：

- ◎ 你的想法；
- ◎ 人际关系；
- ◎ 饮食；
- ◎ 活动和运动；
- ◎ 睡眠。

我们将在以下内容中分别详细地介绍以上5个方面的内容。不过，在开始之前你要明白，我们并不是要建议你成为心理健康的道德模范，这种建议很可能

不切实际，有时甚至有害无益。不管怎样，我们都希望通过重视那些能助你保持快乐和健康的因素，拥有健康的心理。

☆ 自测：生活满意度量表

测量幸福是一件非常困难的事情，但是如果你想了解一下你的幸福倾向，那么下面这份简短的问卷是个不错的开始。

题目	非常不同意 1	不同意 2	有点儿不同意 3	不同意也不反对 4	有点儿同意 5	同意 6	非常同意 7
1. 我的生活与我的理想在很大程度上是接近的。							
2. 我的生活状况非常好。							
3. 我对自己的生活感到满意。							
4. 到目前为止，我已经得到了生活中最重要的东西。							
5. 如果我的生活能够重新来过，我不会做任何改变。							
总分							

Diener,E., Emmons, R. A.,Larsen, R.J.& Griffins S.(1985).The Satisfaction with Life Scale . *Journal of Personality Assessment*, 49,.71～5.

现在，计算一下上述5个问题的总分。通过这些得分，你可以看出自己对当前生活的满意度。

31～35分：非常满意　26～30分：满意　21～25分：有点儿满意　20分：中立
15～19分：有点儿不满意　10～14分：不满意　5～9分：非常不满意

Know Your Mind

“每天5件事”，让你更幸福

英国政府于2008年开展了一个项目计划，名为“心理资本与幸福”。该项目借鉴了400多名科学家的工作成果，为人们推荐了保持心理健康的“每天5件事”计划。

保持联络：与家人、朋友、同事和邻居保持联络，这能丰富你的日常生活，并完善你的社会支持系统。

Know Your Mind

动起来： 无论是运动、收拾花园或跳舞等业余爱好，还是单纯的散步，都能给你带来愉快的感觉，并让你保持灵活和健康。

留心： 留心日常生活中的美丽，观察不同寻常的事物，对自身体验的反思将会帮助你认识到什么对你才是真正重要的。

学习： 修理自行车、学一种新的乐器、烹饪……学习中的挑战和满足感能给你带来快乐和自信。

付出： 帮助朋友和陌生人能把你的幸福传递给别人，你也会因此获得更大的幸福。

1. 你的想法

在过去的几十年里，心理学家们已经证实了想法对人们的情绪和行为的影响有多大。认识到这点非常重要，因为据此我们可以得出结论：**如果你能够让自己的想法朝着更好的方向改变，你就可以让自己的感觉和行为方式变得更积极。**“两手策略”是最好的选择。它指的是，你首先必须学会如何处理自己的消极观念，然后，你还需要逐渐增加自身的积极观念。

处理消极观念

让我们从学习以下这些应对消极观念的基本方法开始吧！

不要把它们看做事实。 许多想法既不合理，也不合乎逻辑，它们通常只是你对自己所见所感的一种快速反应。例如，你在走廊碰到一位同事，他却没打招呼径直从你身边走过。如果你因此感到有点儿不高兴，那么你很可能就是担心他是故意不理你。不过，这种反应只能说明你个人的情绪，它并不能代表你同事的想法。

好好想想支持和否定这种想法的理由。 你为什么认为你的同事是故意不理你？相反的理由又有哪些？

好好想想其他的解释方式。 几乎每件事情背后都潜藏着多种理由：你的同事可能正在为某次会议焦头烂额；可能他刚刚跟自己的妻子吵过架；也可能他就是忘了戴眼镜了。你需要花时间想想这些可能性。

验证自己的推断。只有通过验证才能判断自己的推测是否正确，你没有捷径可走。如果你非常担心自己在某个方面冒犯到了你的这位同事，你不妨邀请他一起吃顿午餐。你很快就能发现自己的担心能否站得住脚了。

心胸要开阔。多数人都希望周围事物的发展能在自己的掌控之中，但是必须承认，有些事情是我们永远都不能确定的。你不可能100%地确定你同事的头脑里都在想些什么（尽管你可以做出合理的推断）。想一想这些可能性，然后让事情随风而去吧！

如果某件事情确实令你非常担心，那么你就该把精力放在解决问题上。

◎ 尽量具体、详细地说明你担忧的问题。

◎ 想出所有能解决问题的方法。哪些方法在过去曾对你有过帮助？你会对出现类似问题的其他人提供怎样的建议？

◎ 权衡每种方法的利弊。

◎ 选择你认为最好的解决方法，想一想，该如何将其付诸实践。试着推测一下，你在实施该策略的时候会遇到哪些问题，想想你打算如何应对这些问题。

◎ 试用你选择的方法，然后想一想这种方法的效果会有多大。如果计划行不通，再试试其他的策略①。

改善情绪的正念疗法。在应对这些消极观念的各种方法中，正念疗法正在悄然盛行。所谓“正念疗法”就是，当你发现自己正在用消极的观念思考问题时，不要试着与它斗争，或企图当它不存在。看着它，然后让它自己慢慢消失。不要花时间思考它的对与错。试着把你自己分离出来，就好像在看不同时空中另一个人的事一样。看着这种观念进入你的身体时，提醒自己这没什么，然后让它逐渐消失。你需要关注的是，你正在做什么，而不是正在想什么。

增加积极的观念

正念疗法对我们的第二个任务也同样有帮助，可以增加我们的积极观念。

---

① 第4章有更多应对焦虑的策略和信息。——作者注

有证据表明，它有利于改善人们的抑郁情绪，有助于释放压力，还可以提升个体的幸福指数。

正念疗法要求人们关注眼前的生活，形成着眼于当下的意识，学会把自身的想法视为短暂的情绪事件，而非对现实的反映。正念疗法最好通过一系列的冥想课程来实现，你现在就可以试一试：在接下来的几分钟内，停下你手头的工作，把注意力集中在你的一呼一吸上，想一想头顶天空的颜色，感受一下休息时身体的感觉。几分钟过后，一种单纯、放松的当下意识取代了你的观念和忧虑，一种平静的感觉充满心间。

正念疗法（比如瑜伽、其他形式的冥想或肌肉放松练习）能够帮助我们获得更大的平静和满足感。①

让你幸福的科学：积极心理学。如何增加你的积极观念，增益你的幸福和快乐？由美国著名心理学家马丁·塞利格曼（Martin Seligman）倡导的“积极心理学”就是要发现我们该怎样做才能让自己更幸福，这与大多数现代心理学更注重如何应对各种类型的苦恼不同。② 积极心理学分析了增加幸福感能带来的各种收益，包括人际关系改善、身体状况改善、工作及生活其他方面成就感增加。它还让我们意识到，我们习惯性地认为会给自己带来幸福感的事物，比如金钱、青春或名望，其实根本不具有这样的作用。

我们能否从根本上持久地改变自身的幸福指数呢？完全可以！尽管这种改变必须在基因决定的范围内。接下来的问题是，我们该如何改变？

塞利格曼认为，幸福在于：

- ◎ 对自己的过去、现在和将来抱有积极、乐观的认识；
- ◎ 建立亲密的人际关系，不管是在工作还是生活中，多参与一些有趣、多样和令人愉快的活动；
- ◎ 找到自己的核心价值观和强项，它们应该指向的是那些你认为比自己还重要的事物（也可以是宗教活动、社工活动，或是你的家庭或整个社会）。

---

① 如果你想了解更多关于正念疗法的内容，推荐阅读由中国人民大学出版社出版的《改善情绪的正念疗法》。——编者注

② 若想了解更多有关积极心理学的内容，你可以看看由万卷出版公司出版的马丁·塞利格曼“幸福科学四部曲”：《真实的幸福》、《活出最乐观的自己》、《认识自己，接纳自己》、《教出乐观的孩子》。——编者注

那么，你该怎样做呢？塞利格曼给我们提供了很多有效的技巧和方法，其中包括：

- 找出你最擅长的5件事情，想一想该如何将它们更多地应用到你的日常生活中；
- 每天晚上，记下3件白天在你身上发生的好事；
- 每天晚上记下5件生活中令你感动的事情，坚持两周；
- 想想哪些人曾帮助过你，而你并未表示感谢，然后写信给他们或直接打电话，当然，亲自拜访就更好了，向他们表达你的谢意；
- 每天尝试着对身边人做出至少一次积极、热情地回应；
- 留出一天来做自己真正喜欢的事情；提前安排好一天的娱乐，这样你就能充分利用所有的时间了。

你还可以采用以下策略：

- 花时间想象一下，你担心的情形可能出现的好结局（很多运动员都喜欢使用这种技巧）；
- 将你的积极品质列在清单上，然后，与你信赖的人依次讨论这些品质。拿出一周的时间，把所有印证你这些优秀品质的事情都记录下来。这样做有助于让你将注意力从失败（或者是你想象的失败）转移到你的强项上。

2. 人际关系

> 让我们感谢那些给我们带来快乐的人们：他们是迷人的园丁，令我们的灵魂之花绽放。
>
> ——马塞尔·普鲁斯特(Marcel Proust)

描述幸福本质的词语不止成千上万个，有一点是人们公认的：人际关系越牢固，幸福的可能性就越大。

并非每个人都是乐观、外向的人，都拥有一大堆朋友和丰富的社交生活。也并非所有人都与家人保持着亲密、深厚的关系，有些人甚至始终难觅合适的生活伴侣，或者干脆单身。

每个人都可以改善自己的人际关系，拿出时间来与其他人相处是最简单有效的方式。不要让工作或其他事情抢占你与朋友、家人或伴侣相处的时间。

让伴侣间保持幸福、浪漫的秘诀是什么？它们几乎都在你的掌控之中[①]：

- 共同做决定；
- 信任；
- 保持亲密，无论躯体、情绪，还是心理的；
- 性接触；
- 对彼此的关系投入时间和精力；
- 对家庭杂务的分工达成一致；
- 给予对方精神支持；
- 多做积极的动作，不管是送上一个拥抱，递到床边一杯茶，还是在他们想倾诉的时候好好倾听；
- 良好的沟通；
- 宽容、灵活和有耐心；
- 协商技巧。

培养自信心

有一项技巧能给你和他人的交流带来帮助，这就是自信。简单的自信心培训就能让很多人获益。谁没遇到过想要自己心仪东西，却又难以启齿的时候呢？谁没遇到过在与自己的同事或朋友意见不一致时，需要说“不”的时候呢？

培养自信心的第一步是**搞清楚自己希望发生什么事情**（或希望阻止什么事情发生）。当你搞清楚这一点时，就需要告诉相关人士你的感受和期望了。

---

① 如果想了解更多改善伴侣关系的信息，你可以翻到第14章。——作者注

坦诚地面对自己的感受，但不要忘乎所以。关注正在发生的事情。如果老板的行为令你不快，给他们举出具体的例子，不要把范围扩大化。

在你表达自己的期望时，一定要具体。例如，如果你希望你的伴侣与你分担家务，就要给对方一些具体的建议（例如，一周做三次饭），不要只是请求他付出更多的行动。

尽量让彼此的谈话保持冷静和友好的气氛。你不要指望别人在遭到你的数落后还能给你很好的回应。还要牢记：自信不等于蛮横。

你有权利说“不”，而且你没有必要非得解释原因不可。对很多人来讲，说“不”是一件非常困难的事情，但是如果你学会给自己争取时间，事情就容易多了。当有人要求你做某件事时，告诉他们你需要考虑考虑。当你准备回应时，要保持共情和建设性，但不要道歉。

坚持。自信与任何技巧都类似：你练习得越多，它就越容易掌握。所以说，如果你无法突然变得非常自信，那么你也不要气馁，坚持就是胜利。在脑中（或纸上）排练你某次谈话的经过，看看别人是如何对待争论和分歧的，此外，你还要尽可能多地使用你新学的自信技巧。

Know Your Mind

悲观有风险

让我们从坏消息开始：悲观的想法会严重影响到你的身体健康。1946年，心理学家克里斯托弗·彼得森（Christopher Peterson）、乔治·瓦利恩特（George Valliant）和塞利格曼对99名哈佛学生的悲观程度（当时他们全都20多岁）做出评估，并进行了长达35年的随访调查。研究者们发现，在他们45岁至60岁时，青年时期悲观情绪最严重的人出现躯体疾病的风险明显提高。

Know
Your
Mind

类似的研究也得出了类似的结论。悲观情绪最重的疾病患者去世的比率明显增高，而乐观的病患存活的相对较多。

没人知道悲观和躯体疾病为什么会有这样的关联，但是好消息是，你可以通过自我训练变得更加乐观。为此，你需要识别并改变你的思考过程。

当悲观主义者遇到某种消极事件时，他们一般会认为：

◎ 生活中的每件事都会越来越糟；
◎ 事情永远不会有转机；
◎ 这是我的错。

而乐观主义者则认为：

◎ 这不会影响到我的生活；
◎ 这是暂时的；
◎ 这不是我的错。

当你发现你有悲观想法时，试着改变它。想一想那些支持和否定这些想法的理由。对此你还有其他的解释方式吗？对境遇相同的朋友你会给出哪些建议？如果问题确实存在，问问你自己，它是否真像你当初想象的那样糟糕？你不但会因此省去很多顾虑，也能让自己更健康。

3. 饮食

就吃一口炼乳，或者，要是没有的话，舔一小口蜂蜜也行……

——小熊维尼

吃喝是人生的两大乐趣，正因为这样，它们也值得占用一方领地好好说说。古语说得好：来一点儿自己喜欢的食物对身体有益。

当然，“一点儿”这个词是这里的关键（除非你喜欢的是大杂烩）。偶尔的放纵可以改善你的情绪，而规律的健康饮食则会对你的身心健康产生更为深远和长久的影响。

明智合理的饮食（以及规律的运动）能让人保持良好的体能状态，而且躯体健康和心理健康是相互关联的。因此，调节身体健康也能使你的心理健康得到保证。

那么，健康的饮食到底是什么样的呢？面对成千上万本饮食书你可能会不知所措，而健康的饮食理念其实非常简单易懂，它可以概括为以下9个要诀。①

以淀粉类食物为主

面包、谷类、大米、面条和土豆等淀粉类食物应该占到你日常饮食总量的1/3。它们是能量的主要来源，富含纤维素、钙、铁和B族维生素。尽量每餐都要吃一点儿淀粉类食物。如果可以，尽量选择一些全麦或全谷物食品，这些食物中的纤维素及其他营养成分更高。

多吃水果和蔬菜

尽量保证每天吃5份水果和蔬菜。早餐可以来一杯果汁和一片水果，这样，你在午餐之前就完成当天几乎一半的任务了。如果你感到饿，可以吃点儿水果，另外，每餐至少要有一份蔬菜（土豆不算）。

多吃鱼

鱼中含有大量的蛋白质、矿物质和维生素，油性鱼类中还富含对人体心脏有益的Ω－3脂肪酸。因此，每周至少吃两次鱼，并保证其中一次是鲑鱼、鲭鱼、鳟鱼、鲱鱼、新鲜金枪鱼、沙丁鱼及其罐头、鳗鱼。（注意：正处于哺乳期、孕期、打算受孕或将来打算受孕的女性应该注意油性鱼类的摄入量。）

减少饱和脂肪酸的摄入

饮食中都应该包含一点儿脂肪，但你应该对饱和脂肪酸保持警惕，它可以增加血液胆固醇的含量，并增加心脏病的发病风险。而不饱和脂肪酸则可以降

---

① 由中国人民大学出版社出版的《像他们一样活到100岁》也能给您一些启发。——编者注

低血液胆固醇的水平。

含饱和脂肪酸较多的食物包括，肉饼、香肠、盐腌肉、硬质奶酪、黄油和猪油、油酥面团、蛋糕和饼干、奶油、酸奶油和鲜奶油。富含不饱和脂肪酸的食物则包括植物油（包括向日葵油、油菜籽油和橄榄油）、油性鱼类、牛油果、坚果和种子。

购买食物时要检查一下食品标签。如果每100克食物中脂肪的含量超过了20克，该食物就属于高脂食物；每100克中含3～20克脂肪，则属于中脂食物。尽量选择低脂食物，即100克食物中脂肪含量低于3克。某些食品标签还会标出饱和脂肪酸的含量。每100克食物中饱和脂肪酸含量超过5克则属于高饱和脂肪酸食物，1.5~5克之间属于中等水平。尽量选择低饱和脂肪酸的食物，即100克食物中饱和脂肪酸含量要低于1.5克。

少吃糖

含糖的食物和饮料会导致蛀牙，而且热量都很高。很多人都知道吃糖过多对健康有害，但还是照吃不误！食品标签确实会让我们大开眼界，我们原以为含糖不多的食物中，糖居然是主要的成分。对每100克含糖量超过5克的食物都要格外当心。

每天的盐摄取量不超过6克

吃盐太多会增加心脏病的发病风险。成人和11岁以上的儿童每天的盐摄入量不应超过6克，年龄更小的儿童还应进一步减少盐摄入量。

尽管我们已经逐渐认识到盐摄入量过多的危害，很多人也不再往食物中添加盐分，但实际上，我们摄入的盐中有75%早已存在于我们购买的食物当中了，或许这就是英国85%的男性和69%的女性日均盐摄入量超标的原因。因此，在购买食物之前先看看食品标签，选择低盐食物，即每100克食物中含盐量要低于0.3克。

大量喝水

为了防止脱水，每天应该喝大约1.2升的水（6～8杯）。如果天气炎热或者活动量较大，你的需水量还应该增加。白开水是最好的选择，其他饮料也可以，比如蔬菜汁或茶（但茶不应该成为你每天的主要饮品）。要尽量避免含糖的饮品。

注意酒精的摄入量

如果饮酒不多，酒精通常就不会成为你健康的绊脚石。男性每天饮酒量一般不应超过3～4个单位[①]，女性则不应超过2～3个单位。若长期超过限量，你的健康就会受到威胁了。酒精也含有很高的热量，减少饮酒量是减肥的好方法。

（注意：568ml普通浓度的啤酒或苹果酒中含酒精2个单位，568ml高浓度啤酒或苹果酒中含酒精3个单位。一杯175毫升的葡萄酒中含酒精2个单位，酒吧的一杯烈酒中含酒精1个单位。波普甜酒中通常含1.5个单位的酒精。饮料制造商如今会把这一信息印在饮料罐或饮料瓶的标签上。）

不要不吃早餐

人们在减肥时通常喜欢不吃早餐，他们以为不吃饭是最好的减肥办法。

实际上，不吃早餐只会让你不到中午就感到饥肠辘辘，为了缓解这种饥饿感，你很可能会用饼干、糕饼或巧克力之类的垃圾食品来填肚子，这比你吃一顿健康的早餐摄入的热量要多得多。三餐要规律，其中包括营养丰富的早餐（比如全麦面包和水果），拒绝垃圾食品！

4. 活动和运动

懒散是一种令人向往但又让人苦恼的状态，我们必须做点儿事。

——圣雄甘地(Mahatma Gandhi)

我们都有想犯懒的时候。有时，没有比整个下午都窝在沙发里打盹或在电视机前看肥皂剧，更让我们高兴地消磨时光了。

所有人都需要休息，但是，要保持心理健康，就必须将休息与其他多种活动达成平衡。

在这里，“多种”一词是关键。理想地说，你每周的活动中应该包括：

◎ 正当及有趣的工作；

① 1个酒精单位指10毫升纯酒精。计算方法为：酒瓶上标示的酒精浓度（只取数字）×酒的分量（以升计）=酒精单位（约数）。——编者注

◎ 社交活动；
◎ 娱乐；
◎ 体育运动；
◎ 学习新技巧；
◎ 放松。

你可能会问，我哪有时间做这些？ 答案是，**逐渐改变现状**。从记录每周的生活开始，以小时为单位，记录你做过的每一件事。然后，逐渐增加排名靠前的积极活动时间，即使每周只增加半小时也无妨。在你完成上述步骤后，你就可以试着做出一些改变了。

我们需要多种活动，但其中有两种活动需要我们更加重视。一是**体育运动**。人的心理和生理是紧密相关的，如果你能改善其中之一的健康状况，另一种也会相应提高。

体育锻炼对大脑的影响（特别是内啡肽的释放）已经得到了证实。若能持之以恒，运动就会让你变得更加快乐。[①]

尽量争取每天至少锻炼30分钟，每周锻炼5次。理想的状态下，锻炼能使你的心率和呼吸轻微加快。你感觉发热，并很可能会出汗。游泳、慢跑和网球等有氧运动当然是最好的选择，但不管你的选择是什么，它必须是你喜欢的运动。运动最好能成为你日常生活的一部分，这样，你就能很自然地完成每日的运动了。例如，不要开车去上班，走着或骑自行车去。或者坐公共汽车，提前几站下车，剩下的路程则选择步行。

我们要着重介绍的第二项活动是**"心流"**。实际上，心流并非一种具体的活动，它是对个人精神完全投注于某种活动时的一种描述。

"心流"一词是由心理学家米哈里·希斯赞特米哈伊(Mihaly Csikzentmihalyi)提出的。他认为，心流是幸福生活不可获缺的一部分，这也是积极心理学倡导者们推崇的观点。当你经历"心流"时，你所有的精神力量都集中在手头的工作上，周围的事物不再能引起你的注意，你失去了时间观念，你的焦虑感、你对身体的感觉、你全部的自我意识……在你成为心流活动的一

---

① 了解运动对心理健康的影响，推荐您阅读由中国人民大学出版社出版的《5公里的快活与智慧》。——编者注

部分时，所有这些感觉都会随之消失。

为了产生“心流”的感觉，你要完成的任务必须适合你自身掌握的技能和知识区间：不能太容易，否则你很容易感到无聊；也不能太难，否则会给你带来挫败感。较经典的心流诱导活动包括：演奏一种乐器或参加某种体育运动；绘画、写作或其他的艺术尝试；猜猜谜语或推断一些逻辑问题。想一想哪些活动能给你带来心流的感觉，就多从事类似的活动。

5. 睡眠

你在一夜睡眠不佳之后通常有什么感觉？疲惫？容易发火？还是总是无精打采？8小时充足的睡眠之后又是什么感觉呢？应该是感觉更加快乐吧！

睡眠能对人们的情绪和幸福感产生巨大的影响，但是现代生活的压力和约束却令越来越多的人无法获取自身所需的充足睡眠。

尽量把睡眠看做生活的重点。大多数成人每晚至少需要7~8个小时的睡眠才能保证自身的良好状态，而且睡眠的质量也很关键。在床上躺8个小时并不代表就能获得8个小时充足的休息。

如果你存在睡眠问题，你可以试试以下几个方法让自己睡一个好觉。

每天锻炼

身体的疲劳是保证良好睡眠的最佳方法。

晚上离咖啡因、酒精和尼古丁远点儿

咖啡因和尼古丁属于兴奋剂，而尽管酒精可能会使入睡变得更轻松，但是它会干扰到睡眠的自然周期。

养成放松的夜晚休息习惯

不管是洗个热水澡还是看一本令人放松的图书，你都需要在睡前半小时让自己平静下来。

吃夜宵

选择一些相对简单的食品，例如香蕉、一杯牛奶或一小片全麦面包。

创造舒适的睡眠环境

不管是睡床不舒服，还是房间太热或太冷，抑或是周围太吵、太安静，都会影响睡眠质量。

注意调节上述这几种因素，你的睡眠就会有很大改善[①]。

正如我们所说，在改善自身的心理及情绪健康方面，你还有很多事情可以做。**你完全可以通过自己的努力来提高自身的幸福感**。生活就是这样，问题总会时不时地闯入你的生活，而这些问题正是本书要探讨的主题。

① 如果想了解更多相关信息及其他改善睡眠问题的方法，你可以看看第16章关于睡眠问题章节。——作者注

第2章 成瘾 Addictions

本章为你提供了酒精、药物、赌博和吸烟等最常见的成瘾物质信息。虽然成瘾物不同，但戒除的方法却几乎没有差别。因此，你不必从头到尾把每个成瘾物的内容都阅读一遍，不妨挑出自己感兴趣的主题进行浏览，然后直接翻到第32页，寻找克服成瘾的建议和方法。

No.1 酒精成瘾

酒是个十足的叛徒，开始还是朋友，后来就变成了敌人。

——亨利·菲尔丁(Henry Fielding)，英国小说家

人类的饮酒史可追溯至数万年前。这并不奇怪，对很多人而言，饮酒是一种很好的放松方式，可以帮助人们忘却烦恼，也使社交变得更加容易。

酒之所以会对人们产生上述影响，只是因为它是一种抑制剂，但这并不是说酒会让我们感觉可怜（尽管它确实也有这种作用），而是说它会减慢和抑制人们的生理反应能力。最先受到影响的是令人们保持谨慎和紧张的那部分大脑组织。

在喝下足够多的酒后，用不了多久大脑组织的其他部分就也会变得无法正常工作。谈吐随即变得含糊不清，走路也开始摇摇晃晃。如果继续放纵豪饮，

最终可能会把命也搭上。

酒精还会给健康带来更多严重及长期的影响。脑损伤、胃肠疾病、癌症、肝硬化、肝炎、高血压，对咳嗽、感冒及其他感染缺乏免疫力，男子性能力下降、孕妇腹中胎儿健康受损，诸多医学问题均与酗酒相关。此外，饮酒后发生交通事故的风险也会大大提高，酗酒还会使人的寿命减少10～15年。

接下来谈到的是饮酒对社会的影响，这种影响通常是毁灭性的。在英国，20%的精神疾病求助病例，60%的自杀企图，40%的家庭暴力事件和15%的重大交通事故都与饮酒有关。一半以上的杀人犯与受害人在事发时都处于醉酒状态。英国每年因饮酒而浪费的工作日达1 200万日，因酒精滥用导致的费用高达60亿英镑。

酗酒可以表现为多种形式。如果你只是偶尔饮酒，但要是狂饮或者边开车边饮酒，后果就变成灾难性的了（某些医学专家曾把这种行为称为“偶然酗酒”）。“过量饮酒者”则是指，饮酒量经常超出日安全饮酒量（可能不会带来明显副作用的饮酒量）限制的饮酒者。在英国，男性的推荐饮酒量为每天不超过3～4个单位酒精（或每周21个单位），女性每天不超过2～3个单位（或每周14个单位）。1个单位等于284毫升正常浓度的啤酒或苹果酒、一小杯（120ml）葡萄酒或者1标准单位非发酵的烈酒。由于身体构造的差别，女性对酒精的作用更加敏感。

医生们所称的“酒精滥用”和“酒精依赖”则属于更为严重的饮酒问题。如果经常表现出以下一种或多种行为，就可以将其定义为**酒精滥用**：

- ◎ 因为饮酒而无法兑现工作或生活承诺（例如，因为宿醉而忘记工作，或是扔下伴侣和子女，独自去饮酒）；
- ◎ 在危险的场合饮酒（例如开车或操作机器时）；
- ◎ 因为饮酒遭到法律诉讼（例如因为醉态而被捕）；
- ◎ 因为饮酒而导致人际关系出现问题（例如与配偶吵架）。

酒精依赖过去曾被称为酒精中毒，只要表现出以下三种或三种以上的行为，就可以被称为酒精依赖：

- ◎ 对酒精的耐受性越来越强（需要更多的酒才能喝醉）；
- ◎ 饮酒量减少时，会出现生理和心理问题；

◎ 饮酒量和饮酒时间较预期的增加；

◎ 不断尝试减少饮酒量或戒酒，但总以失败告终；

◎ 花大把时间用于计划饮酒，不断重复饮酒和醒酒的过程；

◎ 把喝酒当做生活中的头等大事；

◎ 尽管知道饮酒有损健康，仍执迷不悟。

有一个问题至今尚不清楚原因，那就是为什么有些人喝酒后会出现严重的问题，而有些人则不会。不过，很多人的酒量都是逐渐增加的，开始只是在社交场合小酌一杯，后来便成为缓解压力的饮酒，慢慢地，喝酒的欲望也越来越大。

不过，饮酒只是一种暂时的解压方式。放松和快乐的感觉会很快消失，酒精实际上还会增加人们沮丧和紧张的情绪。不管对酗酒的定义是什么，这里有一个简单的底线：**不管你喝了多少，只要你或你周围的人认为你出现问题了，你就该考虑减少饮酒量或者戒酒了。**

生活实例

自我丈夫搬出去之后，我就变得很颓废。我只能靠每天一杯葡萄酒来压抑心中的绝望。然而，事情很快就失去控制了。我早晨要喝一杯伏尔加；中午，我会纠缠同事陪我去酒吧；晚上还要继续喝酒。一旦不喝酒，我就会觉得恶心。我脑子里想的都是如何才能再去喝顿酒。每个周末我都会主动买醉，忘了自己是谁。因为酩酊大醉，我通常会忘记下周一的工作。我的意识开始变得模糊，变得白昼不分。我想，如果不是我姐姐的偶然来访，发现我昏倒在地板上的话，我可能早就死了。我出院以后，姐姐和我谈了很长时间。从那以后，我开始戒酒了。开始我还偶尔喝一点儿，但到目前为止，我已经 8 个多月滴酒未沾了。

南希，40岁

饮酒问题普遍吗

2006年，英国饮酒习惯调查发现，23%的男性和14%的女性饮酒量超过了每周饮酒限量；50%的男性和35%的女性在接受调查前，每周至少有一次饮酒量超出了日饮酒限量；大约20%的男性和8%的女性在某种程度上承受着酒精滥用或酒精依赖带来的痛苦，其中，约5%的人终生依赖酒精。

大约有1.25亿的12岁以上（包括12岁）英国人饮酒，该数值超过英国人口总数的50%。5 700万美国人属于“酗酒者”，即在接受调查前每30天中至少有一次饮酒量超过了5杯，约有1 500万美国人存在酒精依赖。

在美国，饮酒程度处于危险水平的人口比例从1995年的8.2%增长到2001年的10.8%，到2004—2005年，该数字又增加到13.4%。

☆ 自测：饮酒问题调查

评估自己是否存在饮酒问题是一件非常棘手的事情。毕竟，我们的文化就是这样，把饮酒（即使饮酒过量）看做是再正常不过的事。如果你想知道自己的酒精消耗量，不妨做做下面这个问卷。

请在下列方框中选择适合你的答案。

题目	计分标准				
1. 你多久喝一次含酒精的饮料？	从不 0	1次/月或次数更少 1	2~4次/月 2	2~3次/周 3	4次/周或更多 4
2. 你每天喝的饮料中有几杯是含酒精的？	1杯或2杯 0	3杯或4杯 1	5杯或6杯 2	7杯或9杯 3	10杯或10杯以上 4
3. 一次饮酒量达到或超过6杯的情况多久会有一次？	从不 0	一月不到1次 1	1次/月 2	1次/周 3	1次/天或几乎1次/天 4
4. 一旦开始饮酒就无法停下来的情况，在去年出现过几次？	从不 0	一月不到1次 1	1次/月 2	1次/周 3	1次/天或几乎1次/天 4
5. 你去年有几次是因为饮酒而未能完成自己想做的事情？	从不 0	一月不到1次 1	1次/月 2	1次/周 3	1次/天或几乎1次/天 4
6. 在去年，因为酒瘾你清晨醒来需要先喝上一杯的情况出现过几次？	从不 0	一月不到1次 1	1次/月 2	1次/周 3	1次/天或几乎1次/天 4
7. 喝酒后感到自责或懊悔的情况，去年一共出现过几次？	从不 0	一月不到1次 1	1次/月 2	1次/周 3	1次/天或几乎1次/天 4
8. 因为饮酒而想不起昨天晚上发生的事，这种情况去年一共发生过几次？	从不 0	一月不到一次 1	1次/月 2	1次/周 3	1次/天或几乎1次/天 4

题目	计分标准				
9. 你因为饮酒而伤害过他人或自己吗？	没有 0	1	有，不过去年没有 2	3	有，去年就有 4
总分					

现在计算一下你的总分。8分以上意味着你存在潜在的饮酒问题；8～15分，说明问题不太严重；16～19分，说明你的问题严重；如果你的得分在20分以上，就说明你面临的饮酒问题非常严重了。

Know Your Mind

酒精和大脑

喝上一杯心爱的酒，似乎能让生活变得美好了很多，很多饮酒者对这种感觉已经习以为常了。不过，最近荷兰研究者们开展了一项研究，对导致这种现象的原因进行了深入的调查。

研究人员发现，当把那些令人不快的图片摆放在饮酒的被试面前时，他们的脑部活动要明显低于那些未饮酒的被试。酒精降低了负面图片对人的影响。

也就是说，酒精在神经学的层面上改变了你对世界的认知态度。在你饮酒后，那些在你清醒时令你感觉紧迫的事情，此时完全不会让你产生同样的感觉。当然，你或许早就体会过这一点了。

No.2 药物成瘾

让我们先来认识一下几种非法药物。

使用最多的当属大麻（marijuana），它还被称为cannabis或者hashish，此外，dope、skunk、grass、weed以及pot都是大麻的俚语说法。大麻属于一种“致幻剂”，是会令我们对周围世界的感知产生扭曲的药物。其他的迷幻剂还包括麦角酸酰二乙胺（LSD，俗称“蓝色之星”）和某些种类的蘑菇。

阿片类药物（opioids）会给使用者带来极度放松的感觉，甚至是欣快感。海洛因(heroin)是最为人们所熟知的阿片类药物，它还有许多别名：smack、brown、skag、gear和thunder等。

兴奋剂则会令服用者变得精力极度充沛、健谈和热衷社交。主要的非法兴奋剂包括可卡因（cocaine，也被称为Charlie、coke或blow）、安非他命（amphetamines，也称whiz、speed、meth、crystal meth、冰毒[ice]或者crank）以及迷幻药Ecstasy，简称E、XTC或亲密药[hug drug]）。迷幻药是一种最为人们关注的 “春药”，其他还包括甲基二乙醇胺（MDEA，夏娃[Eve]）、5-二甲氧基苯乙胺（BDMEA，六角[Nexus]）、苯环已哌啶（PCP，天使粉[angel dust]）、氯胺酮和γ-羟基丁酸（GHB，迷奸水[liquid Ecstasy]）。

如今，药物滥用已经成为社会的主要问题，尤其是像氧可酮（它的商品名奥施康定可能更为人们所熟知）、丙氧酚（达尔丰）和氢可酮（维柯丁）这样的止痛药，其滥用情况尤为严重。抗焦虑药物也经常被违规使用，尤其是像戊巴比妥（耐波他）这样的巴比妥酸类药物和地西泮（安定）、劳拉西泮（氯羟安定）以及阿普唑仑（赞安诺）这样的苯二氮平类药物。而右旋苯丙胺和利他林等兴奋剂也存在违规使用的情况（正常情况下，这些药物用来治疗肥胖、嗜睡发作和注意力缺障碍等问题）。

“我用药从来没碰到过麻烦”，滚石乐队的吉他演奏手基思·理查兹(Keith Richards)开玩笑道，“反倒是在警察那里遇到过麻烦。”事实上，如果仅仅是偶尔使用，上述药物可能就不会给人体带来长期的危害。而数以万计的人之所以服用这些药物，与他们使用酒精和烟草的理由相同：这些物质会令人们对自身及周围世界的感觉变得更加美好（至少在短期内是这样）。

不过，同酒精和烟草类似，非法药物的使用也有发展成药物滥用或药物依赖的风险。

若规律性出现以下某种或多种症状，就可被医生定义为**药物滥用**了：

- 因为服用药物而无法处理工作或生活中的事务（例如，因为药物的后遗效应而忘记工作，或者丢下伴侣和孩子独自去寻找药物）；
- 在危险环境中仍受药物的影响（例如开车或操作机器时）；
- 因服药导致人际关系出现问题（例如与伴侣争吵）。

药物依赖则是指出现了以下三种或更多的症状：

- ◎ 药物耐受性不断增加，为了获得快感就得不断加量；
- ◎ 当药量减少时会出现生理和心理问题（戒断反应）；
- ◎ 比预期的用药量增加，或用药时间延长；
- ◎ 不断尝试减少或停止用药，但都以失败告终；
- ◎ 将大量时间用在获取药物、服用药物或恢复的准备工作中；
- ◎ 将药物看得比生活其他部分都重要；
- ◎ 明知药物的危害，仍继续服用。

任何药物都能产生依赖。然而，尽管这些物质都存在成瘾性，但其中某些药物的成瘾性要明显高于其他药物。有专家组在1990年得出结论：最易成瘾的非法药物当属快克可卡因和脱氧麻黄碱（安非他命的一种）。巴比妥酸类和苯二氮平类药物排在第二位，紧随其后的是海洛因、安非他命和可卡因。大麻、摇头丸和“蓝色之星”的成瘾性最小。专家们还发现，尼古丁比任何非法药物的成瘾性都高，酒精的成瘾性也高于海洛因。

药物使用常见吗

药物的使用在西方非常普遍。英国政府于2003—2004年公布的一份调查报告显示，英国大约有330万人在过去的一年中使用过大麻；75万人使用过可卡因；60万人服用过摇头丸；48万人服用过安非他命。12%的成人在过去的12个月使用过非法药物，而在过去一个月内使用过非法药物的成人达到了总人数的7.5%。

在美国，2006年的一份关于药物使用与健康的国家调查发现，2 040万美国人，或者说8.3%的12岁以上美国人都属于非法药物使用者。1 480万美国人选择大麻，其中310万人有超过一年的时间每天或几乎每天都在使用大麻。近250万美国人使用可卡因；100万人使用“蓝色之星”或“致幻蘑菇”等致幻剂；52.8万人服用摇头丸。

大约有3%的美国人和英国人同时存在药物依赖，或者是存在医生所谓的药物滥用问题。其中，最常涉及的药物是大麻。

年龄是药物使用模式中较为重要的因素。年轻人比老年人使用非法药物的可能性更大，20~25岁是最易发展为药物依赖的年龄段。

☆ 自测：药物使用问题自检表

为了帮助你评估自己是否存在药物使用问题，你不妨回顾一下自己在过去12个月内的经历，然后回答下述问题。选择“是”或“否”。

1. 除了医疗所需，你是否还服用了其他药物？ 是/否
2. 你是否存在滥用处方药的情况？ 是/否
3. 你滥用的药物是否有时会超过一种？ 是/否
4. 你是否能一周不使用任何药物（医疗所需的药物除外）？ 是/否
5. 你能否按照自己的意愿停止服用药物？ 是/否
6. 你是否存在持续嗜药的情况？ 是/否
7. 你曾经尝试过仅在某些特定环境中用药吗？ 是/否
8. 你曾经因为使用药物而产生过“短暂失忆”或“幻觉重现”的情况吗？ 是/否
9. 药物滥用的情况是否曾让你感觉很糟糕？ 是/否
10. 你的配偶（或父母）是否曾因为你滥用药物而抱怨过？ 是/否
11. 你的朋友或亲戚了解或怀疑过你存在药物滥用的情况？ 是/否
12. 药物滥用是否令你和你的配偶产生过矛盾？ 是/否
13. 是否有家庭成员因为你药物滥用的问题而寻求过帮助？ 是/否
14. 你是否因为滥用药物而失去过朋友？ 是/否
15. 你是否因为滥用药物而忽略过你的家庭或漏掉了某项工作？ 是/否
16. 你是否因为药物滥用而在工作中遇到困难？ 是/否
17. 你是否因为药物滥用而丢过工作？ 是/否
18. 你是否因为药物的作用而卷入到某次争吵中？ 是/否
19. 你是否因为药物作用导致的某种异常行为而被捕过？ 是/否
20. 你是否因为药物作用导致的非法驾驶而被捕过？ 是/否
21. 你是否曾参与到非法获取药物的活动中？ 是/否
22. 你是否曾因为非法占有违禁药物而被捕过？ 是/否
23. 你是否曾因为服用药物的剂量过大而产生过戒断症状？ 是/否

第4题及第5题若回答“否”，则得1分，其余各题若回答“是”，则得1分。如果你的总分达到或超过6分，就证明你存在药物使用问题了。

No.3 赌博成瘾

所谓“常识”（horse sense），就是让马（horse）知道它们不应该把赌注押在人身上的那些知识。

——W.C.菲尔兹(W.C.Fields)，好莱坞影星

人类喜欢投机游戏。早在4 000多年前，古埃及人就使用膝关节骨制成的四面体骰子赌博。赌博几乎是历史上每个人类社会共有的特征。因此，当你每周去买彩票的时候，不妨把它想象成一次古老的传统仪式，这样一来，即使你选的数字没有被抽中，你多少也能得到一点儿安慰。

对大多数人来讲，赌博只是一种令人激动的娱乐方式，它跟去电影院看场电影或者跟朋友出去大餐一顿没什么本质区别。研究数据揭示了这项活动到底有多刺激：赌博时我们的心率每分钟可以增加50次！多数人赌博是为了娱乐，而不是为了获胜，他们投注的金额也不会超出自己的负担能力。

不过，对于小部分人而言，极大的赌博已经变成一种失控行为，它甚至与违禁药物一样，会令人成瘾并具有极大的毁灭性。事实上，从基础的生物学水平来讲，赌博对人体的影响与酒精、尼古丁或其他任何药物都非常相似，胜利（或接近胜利）带来的快感与我们从药物中获得的快感几乎相同，它们可在大脑中触发相同的反应机制。当不赌博时会出现戒断症状，而当追求赌博带来的快感时，赌博问题就出现了。

赌博有很多方式，乐透彩票、刮刮卡、赛马、老虎机、赌场游戏甚至网络博彩，这些都属于赌博。若该游戏存在以下一种或多种情况，就说明它们很容易令人成瘾：

- 下注和出现结果之间的时间很短（例如老虎机）；
- 再次下注的机会出现得很快（仍然是老虎机）；
- 有赢得高额金钱的机会（例如，赛马、赌场游戏）；
- 容易参与，可以匿名（尤其是网络博彩）。

若出现以下5种或5种以上症状，就被医生定义为**赌博成瘾**（也称“强迫性赌博”或“病理性赌博”）：

- ◎ 花费全部或大部分时间用来赌博，或考虑与赌博相关的事；
- ◎ 需要借助增加赌注来获得相同的快感；
- ◎ 反复尝试放弃或减少赌博行为，却都以失败告终；
- ◎ 尝试放弃或减少赌博行为时会变得烦躁易怒；
- ◎ 赌博是为了逃避问题或感情；
- ◎ 赌博是为了追回在赌博中输掉的金钱（即“追逐损失”）；
- ◎ 为了隐瞒赌博的事实而说谎；
- ◎ 为了筹集赌博的资金而实施犯罪行为（如偷窃）；
- ◎ 因为赌博而错失或影响人际关系或其他机遇；
- ◎ 因为赌博而造成了财政问题，需要靠向他人借钱过活。

成为一名强迫性赌博者一般需要经历三个阶段。首先是“获胜阶段”，人们在这一阶段开始接触赌博，逐渐喜欢上赌博带来的刺激，并通常会获得相对较大的胜利，这时他们得出结论：赌博很容易。接下来的“失败阶段”则证明事实并非如此，赌博者的损失逐渐增加，他们开始通过追加更多的资金以及增加赌博的次数以试图挽回损失，此时赌博就开始对家庭、人际关系和工作等多方面造成重大影响。最终，赌博者们会进入“绝望阶段”，这时，他们的赌博行为已经完全失控了。

强迫性赌博带来的后果通常都很严重，包括贫穷、赌博者身心受损以及家庭关系遭受沉重打击。几乎所有嗜赌者都认为他们的成瘾行为干扰到了自己的正常工作。不仅如此，研究者们还发现，接近2/3的强迫性赌博者依靠犯罪行为来筹集赌博资金，几乎75%的强迫性赌博者会遭受抑郁情绪的困扰，大约60%的人曾有过自杀的想法。赌博同样也给赌博者的配偶和子女带来了巨大的危害，以及持久的生理和心理问题。

生活实例

我最初是由朋友带到当地赌场里的。当时玩的是轮盘赌，看上去我们好像总也赢不完似的。我觉得自己当场就迷上了这种游戏。有一天晚上，我的朋友因为有事去不了，我就自己去了。我又赢了，我当时就想：“我非常擅长这种游戏，或许，我可以以此谋生。"当然，我的好运气很快就用光了。身边所有认识的人几乎都成了我的债主，可我还是无法停止赌博。我想赢回我输掉的一切。我不是在赌博，就是在想和赌博有关的事情。我的状态差到不能再差。因为焦虑，我难以入睡，我的朋友和家人都不再同我讲话，我还欠了流氓地痞的钱。这时我才恍然大悟，我已经成了一名赌徒。

丹尼，26岁

强迫性赌博行为常见吗

赌博是一类庞大的全球性产业，英国每年的赌博交易额为900亿英镑，美国则超过了1 000亿美元。英国大约有68%的成人（即3 200万人）在过去的一年中有过至少一次的赌博行为。英国普通家庭每年在赌博上花费的金钱都要高于新鲜水果（新鲜蔬菜的行情似乎要好一些，消费额要略高于赌博）。英国2007年最受欢迎的赌博活动是英国国家彩票（大约有57%的人参与其中）、刮刮乐（参与人数超过20%）、赛马（17%）和老虎机（14%）。只有6%的人选择网络博彩。

大约0.6%的英国人赌博成瘾（约为30万人）。参与差额投注或使用固定赔率投注终端以及参与博彩交易（一种网络博彩）的人成瘾风险最高。美国大约有3%～5%的成人（约100万）属于强迫性赌博者。

Know Your Mind

赌徒头脑中都在想些什么?

对于多数人而言，嗜赌绝不是一件令人愉快的事。它可以导致贫穷、家庭破裂、锒铛入狱以及自杀等各种问题。既然如此，嗜赌者为什么还执迷不悟呢？对这个问题并不能给出一个简单的答案，不过，嗜赌者思考问题的方式确实为我们了解强迫性赌博行为提供了独特的视角。

Know Your Mind

研究证实，强迫性赌博者的很多思维过程都非常相似（心理学家称之为“认知扭曲”）。例如，他们都坚信，不管是通过抓住某个“吉祥”物还是完成某种迷信的仪式，或者是通过祷告等任何方式，最终都能影响到自己投注的结果。此外，他们都高估了自己在赌博中的技巧，以及该技巧在取胜中起到的作用（与完全靠运气截然不同）。换句话说，强迫性赌博者都认为一切尽在自己的掌握之中。

他们还有一系列典型的思维模式来支持这一幻想。例如，强迫性赌博者都倾向于牢记成功而忘记失败（尽管失败的次数要远远高于成功的次数）；认为几乎取胜就意味着发财的日子马上就到；认为只要坚持不懈，一系列的失败后必然会出现一系列的成功。

不难发现，这种思维方式令强迫性赌博者们在泥潭中越陷越深。

☆ 自测：赌博行为自检表

接下来为你提供一种经过实践检验的方法，它可以帮助你评估自己的赌博行为是否已经失控。将注意力集中在你过去12个月的经历上，然后回答下列问题。

题目	从来没有 0	偶尔 1	大部分时间 2	几乎总是如此 3
1. 你的赌博支出是否曾超出过你的支付能力？				
2. 你是否需要投入更多的赌资来获取同样的快感？				
3. 当你赌博时，你是否总想着要把之前输掉的钱赢回来？				
4. 你是否曾通过借钱或卖东西来获取赌资？				
5. 你是否感觉到自己可能存在赌博问题？				
6. 赌博是否给你带来了紧张或焦虑等健康问题？				
7. 不管你认为是否正确，是否有人曾对你的赌博行为提出批评，或告诉你，你存在着赌博问题？				

8. 你的赌博行为是否给你或你的家庭带来了经济问题？			
9. 你是否对你赌博的方式或赌博时发生的事情绪到羞耻？			
总分			

现在加一下你的总分。3～7分说明你存在中度的赌博问题，8分或8分以上则提示存在着严重的赌博问题。

No.4 吸烟成瘾

吸烟会令鼻子生厌，令大脑受损，令肺脏遭险。

——英国国王詹姆士一世（King James）

如今，几乎人人都知道吸烟的危害，西方国家吸烟的人越来越少，有近70%正在吸烟的人坦言有过戒烟的念头。

与吸烟相关的健康问题可以说数不胜数。如果你知道一支香烟中含有600种毒性物质（焦油为其中危害性最大的物质），就不难理解为什么吸烟者罹患口腔癌、咽癌、喉癌、食管癌、膀胱癌、肾癌、胰腺癌、胃癌、肺癌、冠心病、慢性支气管炎及肺气肿等各种呼吸疾病的风险要远高于其他人群了。

半数吸烟者死于吸烟习惯。该数字非常庞大：英国大约为每年12万人，美国则大约为每年44万人。吸烟要为1/5的死亡负责。

然而，尼古丁带来的危害并不仅仅限于吸烟者自身，被动吸烟者罹患癌症、心脏病和呼吸系统疾病的风险也比常人高。例如，某项研究发现，从不吸烟但与吸烟者居住在一起的女性罹患肺癌的风险比一般的女性高出26%。被动吸烟同样是儿童面临的严峻问题，他们更容易感染支气管炎和肺炎。在双亲均为吸烟者的家庭中成长的孩子患上述呼吸相关疾病的概率为72%。被动吸烟还与儿童哮喘有很密切的关联。

接下来，我们来谈谈孕期吸烟的危害。其中不仅包括呕吐、流产和阴道流血等孕期并发症，孩子还很可能为早产儿或低体重儿，也可能体质羸弱或生长缓慢，他们罹患呼吸系统疾病和哮喘的风险也较高。**孕期的任何一个阶段都不适宜吸烟，前三个月是最不适宜的时期。**①

考虑到吸烟对健康产生的危害（暂且不提吸烟的成本、难闻的气味和它对皮肤、牙齿及头发的损伤），你可能很难理解为什么还会有人吸烟。不过，与多数药物类似，吸烟（尤其是尼古丁）会令大脑中对愉悦感做出反应的那部分脑细胞产生兴奋。尼古丁能让人感觉快乐，至少短期内是这样，因此，人们每吸一口烟，几乎就能体验到一种瞬间的快感。

不幸的是，尼古丁的成瘾性很强，甚至有医生认为它是最易成瘾的药物，成瘾性比海洛因、可卡因和酒精都要高。80%～90%的资深烟民都有烟瘾。

如果存在以下一种或多种特征的，就被定义为**尼古丁依赖**：

- ◎ 耐受性越来越强，烟量越来越大，而且并没有因为烟量的增加而感到恶心或眩晕，每天的第一只烟令你精神倍增；
- ◎ 24小时内不吸烟（或戒烟）就想抽一口，产生抑郁、愤怒、不安、焦虑、头晕眼花和食欲增加等一系列副作用；
- ◎ 回避禁止吸烟的场所，例如不待在无烟会议室；
- ◎ 花费大量时间用于吸烟或思考与吸烟有关的事情；
- ◎ 即使出现健康问题仍坚持吸烟；
- ◎ 很难做到不吸烟。

虽然戒烟很难，但戒烟带来的好处会让你觉得努力没有白费。而且，尽管多数吸烟者认为自己无法完成戒烟的任务，但最终还是有半数的人是成功了，戒烟者节省了金钱，气色和感觉也比原来更好，并且因此获得了巨大且当之无愧的成就感。

接下来谈谈戒烟给健康带来的益处。在你熄灭最后一支烟的时候，你就已经在收获了：20分钟内，血压和脉搏恢复正常；48小时内，所有的尼古丁都从体内排出，你的气味和味道都比原来有了很大改善；3～9个月之后，所有的呼吸问题开始逐渐消失，肺脏的工作也更加有效；一年以后，心脏病发作的风险降低50%，肺癌的发病风险也变为吸烟者的50%；15年以后，戒烟者心脏病发作

① 由中国人民大学出版社出版的《我即我脑》，对孕期吸烟给胎儿大脑造成的伤害有更详尽的科学证明。——编者注

的风险很可能就和从未吸过烟的人相同了。

人体的康复能力是很强的，你要做的就是给它创造一个复原的机会。

吸烟现象常见吗

由于政府推行了大量的健康运动，香烟的价格也在不断提高，发达国家烟民的数量正在逐渐下降。1974年，英国烟民的人数占总人口的45%，而到2005年，该数字已经下降到24%。在美国，目前约有20%，即4 500万的成人吸烟——当然，4 500万仍然是一个非常可怕的数字，但是这要比1965年烟民比例高达45%时要好多了。

不管是在英国还是美国，烟民均以年轻人居多，尤其是年轻女性。此外，吸烟状况与受教育程度、经济地位密切相关。英国约有29%的体力劳动者吸烟，而非体力劳动者仅占19%。在美国，拥有普通教育水平（高中学历）的人中约有41%的人吸烟，而该数字在拥有大学学历的人群中仅为6.6%。

生活实例

我从12岁开始吸烟，我这么做完全是为了让自己显得很酷。到了25岁时，我的吸烟量已经达到每天二三十支，不管是早上喝咖啡时，还是下班回家以后，我都喜欢抽上一支，我尤其喜欢与朋友聚会时边喝酒边吸烟。我知道吸烟总有一天会毁了我，不过我总是告诉自己：等两天再戒。当我开始尝试戒烟时，我发现自己根本控制不住烟瘾。另外，我的体重也在不断增加。42岁那年，我患上了非常严重的肺部感染，不得不停止吸烟，身体状况稍微好转后又开始吸烟。我丈夫恳求我戒烟，他认为，如果我继续吸烟，我的命就保不住了，他的举动给我很大震动。

我坐下来，开始认真考虑吸烟给我带来了什么，又从我这里带走了什么。直到这时我才真正明白，我必须要戒烟了。

希特，47岁

自制香烟的流行

如今，在英国几乎看不到使用烟斗吸烟的人了（2005年时仅有1%的人使用烟斗），但手卷式香烟正在悄然流行。1990年，18%的男性和2%的女性自已卷烟抽；2005年，该数字已经分别增长至34%和16%。此外，美国和加拿大自制手卷烟的人数也在不断增加。

数字背后最主要的原因是价格。由于香烟成品的价格在不断上升，因此手卷烟就成了价格低廉的替代品。不过，还有一些烟民认为手卷烟更健康。然而，因为手卷烟中所含有的焦油和尼古丁通常要高于成品香烟，所以手卷烟的成瘾性和对健康的危害也更高。

☆ 自测：烟瘾强度自测

你是否已经被烟瘾控制了？以下的测验可以帮你回答这一问题。

题目	计分方式
1. 你醒后多久开始吸第一支烟？	60分钟后(0) 31~60分钟(1) 6~30分钟(2) 5分钟以内(3)
2. 你是否觉得，在禁烟区内克制住吸烟的行为 是一件很困难的事情？	不(0) 是(1)
3. 哪支烟是你最不愿意戒掉的？	清晨第一支(1) 其他时刻(0)
4. 你每天吸几支烟？	≤10支(0) 11~20支(1) 21~30支(2) ≥31支(3)
5. 一天之中，你是否在刚刚睡醒后的几个小时内吸烟最频繁？	不(0) 是(1)
6. 你是否已经虚弱到要经常卧床了，却还在坚持吸烟？	不(0) 是(1)

© Fagerstrom（1991）.

现在，累积一下你的总分。如果你的得分在0～4分，就说明你对尼古丁的依赖性较低或非常低；5分代表中等程度的依赖；6～7分为高度依赖；8～10分则说明你对尼古丁的依赖性已经非常高了。

Know Your Mind

两个世界的故事

发达国家的吸烟率可能正在下降，但在发展中国家，情况却并非如此。

据世界卫生组织调查结果显示，全球大约有10亿烟民，其中70%居住在发展中国家。目前，每年大约有540万人死于吸烟，即每6秒就有一人因吸烟导致的疾病死去。除非能在全球范围内落实严格有效的戒烟措施，否则该数字到2030年将上升至800万。此外，这800万人中有80%将来自发展中国家。

吸烟在中国是一件非常流行的事情。2003年，中国男性中的烟民比例接近2/3，其他发展中国家为50%，发达国家则为35%。中国消费了世界上1/3的香烟。除非情况发生巨大改变，否则，中国将为此付出惊人的代价：在今后的50年中，将有一亿中国人死于吸烟。

如何克服成瘾

不管是酒精问题、赌博问题、吸烟问题还是药物滥用问题，克服成瘾性的方法都基本相同。

克服成瘾的方法

在接下来的内容中，我们将为你提供一系列克服成瘾性的方法，你可以独自付诸实践。不过，如果你的成瘾性非常严重，那么你需要先咨询医生，他们可以为你是否选择药物治疗提供相应的建议（这在帮助你应对戒断症状时尤为有用）。

1.改变的动机

人生中做出任何重大的改变都需要足够的动力和决心，克服成瘾也不例外。心理学家认为，人们在任何一个改变过程中都要经历以下6个阶段：

- 前意识阶段（尚未意识到需要改变）；
- 意识阶段（承认问题的存在，但并未准备好做出改变）；

◎ 准备阶段/决定阶段（准备要改变）；

◎ 行动阶段/行为阶段（改变行为）；

◎ 保持阶段（坚持新的行为）；

◎ 在某些情况下，进入复发阶段（回到旧的问题习惯上）。

只有你自己才能判断你正处于哪个阶段，以及你打算什么时候进入到下个阶段。

权衡“对问题行为做出改变”和“保持现状”这两者之间的利弊将有助于增强你自身做出改变的动力。你需要的就是一张纸和几分钟的思考时间：

	利	弊
维持现状		
减少或停止问题行为		
总结		

当你做这项练习时，试着想想你的朋友和家人对此会有什么看法，或者你对处境相同的人会提出哪些建议。设想一下今后一年内的生活会是什么样子。不要忘记成瘾在经济上给你带来的影响：克服成瘾后省下的钱你打算用来做什么？

2.监督你的行为

你一周喝几次酒？这个月你在赌马一项上花了多少钱？

你可能意识到自己存在着问题，但你很难意识到自己存在的问题究竟有多严重。因此，你要对自己的嗜好做一个书面记录，内容包括出现的频率、时间和地点。这不仅能让你对你的习惯有一个清晰的认识，还可以让你从中发现你的行为是否存在着某种固定的模式。例如，是否有某些特定的事件或感觉引发你喝酒的冲动？你最想在哪种环境下吸烟？

你对自己的成瘾行为了解得越透彻，越有可能对其进行有效地控制。此外，记录自己的行为还有一个好处：你能发现自己在哪些方面取得了进步。

3.减少次数还是完全戒掉

老话说的好：“如果你不知道自己要到哪儿去，你就永远都不可能知道自己什么时候能到达终点。”当你打算克服这些成瘾行为时，你需要先回答的一个关键问题是，你是打算完全戒掉（禁戒）还是仅仅想将其控制在安全范围内呢？

禁瘾是嗜酒者互诫协会等组织的目标，同时也正成为美国人倾向的模式。而在欧洲，适度减少次数则是更为常用的方法。对某些物质来说，例如烟草，戒掉是最好的方式。不过最终的决定权还是在你自己手上：找出你认为最适合自己的。

如果你决定减少次数，那么最重要的是为自己设定明确的界限，例如，你打算一周饮用多少个单位酒精，或者你打算在赌博上花费多少钱。

此外，要牢记：某些场合是绝对不能饮酒或服药的，如驾车或操作机器时，正在接受药物治疗时，此类物质会触发或加重既有疾病时。

4.改变你的行为

每种成瘾的形成都会伴随着某些令人们想要沉溺的场景。这些场景，或者说是“导火索”，既可以是与特定的人共度时光，或经过某个特定的地方（例如酒吧），也可以是某些想法、感觉和记忆。总之，什么都可以成为导火索。

记录你的习惯是一种识别自身导火索的好方式。在你将这些导火索找出来以后，你就需要想办法战胜它们了。你打算用什么来取代你戒断问题行为之后的真空？例如，如果是孤独感令你烟瘾越来越大，那么，当你孤独时你可以找些人来陪你聊聊天，或者做点儿事来驱除这种孤独感；如果你只是和某些朋友在一起时才会服用药物，那就试着暂时远离他们；如果你饮酒是为了摆脱不愉快，那么找人倾诉同样能帮助你改善心情。

除了要关注问题行为的导火索，还应该试着搞清楚这些行为的作用。例如，你这样做是为了获取快感吗？还是为了让你感觉更活泼和自信？或者是希望借此帮助自己应对困境？还有什么方法既能让你达到相同的目的，又可以免除这些成瘾行为给你带来的不利影响呢？

克服某种成瘾通常意味着改变已经形成多年的行为，这无疑是在你的生活中凿开了一个很大的洞。因此，每周寻找特定的时间从事你喜欢的事情，以此来填补这个空缺就显得尤为重要，但这些事情不能与你的成瘾有任何关联。这样，周边的环境会让你更加愉悦，对于改掉恶习而言，寻找其他令自己开心的事情是再好不过的方法了。

5.改变思考方式

“要是不喝一杯，我这一晚上就不知道该怎么过。”“今天感觉真糟糕，我应该来点儿大麻。”“我实在是控制不住自己想吸烟的念头。”“赌博是我唯一的爱好，如果不让我赌，生活就只剩下痛苦了。”

上述观念（心理学家称其为**“成瘾信念”**）在每种成瘾中都会出现。它们为成瘾行为打开了“允许入内”的大门，说到这里，我想你或许已经明白了，对，若想戒掉成瘾，就必须对这些成瘾信念宣战。以下5个简单的步骤将有助于你成功地拿下这场战役：

- 将你的“成瘾信念”记录下来；
- 评估你对它们的信赖程度；
- 找出支持和反对这些信念的证据；
- 认真考虑这些证据。若有可能，不妨同你的朋友讨论一下这些证据；
- 试着验证一下你的这些信念。例如，如果你认为自己不喝酒就无法在公共场合言行自如，那么不妨试一下不喝酒你到底会是什么样子，结果很可能会给你惊喜哦。

接下来，重新评估一下你对上述信念的信赖程度。你是否还觉得它们为你的沉迷行为提供了足够充分的理由？

6.应对渴求

不管你打算打破什么恶习，迟早都会体验到什么叫做“渴求”，它就是你对想要戒掉的恶习的一种强烈渴望。

戒断症状或导火索都可以引发人们对成瘾的渴求。某些时候，当你很怀念那些恶习给你带来的愉悦感时，这种渴望就会给你带来沉重的打击。无论引发渴求感的原因是什么，你都需要做好战胜它们的准备。以下就为你提供一些经实践证实切实有效的措施：

- 跟别人聊聊天或者做些体力活来转移你的注意力；
- 同自己的内心交谈，坚信自己能战胜这些渴求感，相信自己绝不会放弃；
- 尝试选择替代品，如果你想喝啤酒，不妨尝试换一种无酒精类饮料；如果你很想吸烟，嚼嚼口香糖可能会对你有帮助；
- 向你的成瘾信念宣战；
- 做放松运动；
- 坚持不屈从于内心的渴求感，时间至少不应少于20分钟（20分钟以后，你就会发现这种渴求感已经消失了）；

◎ 当渴求感侵袭时，请在脑海中回忆某种特定的影像。例如，有的人会想象一个标有“停止”标志的大型标牌，借此成功地压制了内心的渴求感。

不管你打算采取哪种策略，都应该认真思考并提前练习。将这些策略记录下来并随身携带，这样当渴求感入侵时你就有所准备了。

即使你发现自己在按照内心的渴求行事，这也不意味着你已经没有希望了。你仍然有机会制止自己。例如，喝啤酒包含着多个步骤：拿杯子、开冰箱以及找开瓶器等，这是一连串的行为，每个环节都为你提供了改变主意的机会。不妨提前将每个环节都考虑清楚，看看你是否能提前做点儿什么来提高自己打破恶习的概率（例如，冰箱里不存放啤酒，或者随时都控制家里存放啤酒的数量）。

7.正确处理与他人的关系

如果能得到朋友、家人、同事和伴侣的支持，改掉恶习就将会变得容易许多。不过，很多人的成瘾其实都与他们的社交生活密切相关的。例如，如果你的朋友是一名嗜酒者或者烟民，那么你很可能也是。因此，当你试图改掉某种恶习时，你很可能会在某种程度上感受到周围人群带给你的压力。你可能需要使用自我肯定技能，或不得不跟身边的人解释为什么你与他们相处的时间变少了，至少在某一阶段你需要这样做。

8.正确认识偶尔的“失足”

战胜成瘾行为的征途漫长而艰难，其中的风险也显而易见。某些时候，这更像一场阻止自己退回到恶习的持久战。不过，你要相信自己最终会赢得这场战役的胜利，而正确认识偶尔的“失足”（如计划外的一杯酒，本以为早已抛在脑后的一支烟）则是其中较为关键的一步。某些人把这些小的失误看做是他们无法改掉恶习的象征，认为不久他们就将回到原点，但事实并非如此。

要明白，偶尔的失误是不可避免的，切勿让它带你偏离了你的整体目标。换句话说，要学会如何驾驭“失足”这匹顽皮的小马！

其他治疗措施

1.支持团体

嗜酒者互诫协会（AA）、麻醉药品滥用者互诫协会以及尼古丁滥用者互诫协会等组织，都使用一套包含12个步骤的治疗方案以完成最终的戒瘾计划。这些团体认为，自我节制对于克服成瘾来讲是毫无意义的，因为成瘾是一种靠自身力量无法戒除的躯体、心理和精神疾病。

AA及相关组织最初是通过小组会议的方式共同解决问题。目的是让会员接受他们自己无法控制自身饮酒行为的事实，并将自己托付给“更伟大的力量”（在AA中，这种力量代表上帝）。成千上万的人在这些组织的帮助下改掉了自身的恶习。他们至少会为你提供一套现成的支持系统，因为那儿的人们更能体会你所经历和承受的痛苦。

2.药物疗法

只有最严重的酒精和药物问题才会考虑使用药物疗法。戒酒硫（antabuse）是嗜酒者们常用的药物，它会令嗜酒者在饮酒时感到恶心。药物滥用者有时会用到一些替代性药品，美沙酮（methadone）是其中较为知名的一种药物，通常用于治疗海洛因成瘾者。

然而，药物疗法在帮助烟民戒烟的过程中扮演着更为重要的角色。烟草中的尼古丁是使人成瘾的罪魁祸首，而尼古丁替代疗法（NRT）则用来帮助人们治疗戒烟时产生的戒断症状，有贴剂、口胶、舌下含剂、吸入剂和鼻雾剂等多种形式，它们为戒烟者提供了等量的尼古丁，但去除了烟草中所含的焦油、一氧化碳和其他毒性物质。一旦你逐渐习惯了没有香烟的生活，你就可以逐渐停止尼古丁替代疗法了。在非处方药柜台和处方药中都可以买到尼古丁替代疗法中的药品。

医生可能还会为你推荐另一种药物——安非他酮（bupropion，它的商品名“耐烟盼”更为人们熟知）。它同样是通过减少尼古丁的戒断症状来发挥作用的，与NRT类似，它可以增加你成功戒烟的概率。不过，这种药物有时会给人带来不适的副作用。

相关问题

成瘾者通常会有**抑郁**、**焦虑**、**担忧**、**紧张**和**创伤**的不幸史。而这通常会演变成一种恶性循环，因为成瘾行为可以导致或强化这些问题。

药物滥用还会增加**偏执**和**幻想**两种症状的发生概率。

第3章 生气和发怒 Angers and Irritation

抓住愤怒不放就像手里拿着一块烧红的煤炭意图扔给别人一样，而烧伤的恰恰是你自己。

——佛陀

大多数人都很熟悉生气和发怒这两种情绪，生气是一种完全正常、绝对基础的情绪。每一位父母都知道，即使是再小的婴儿也会生气，它就是人类自身不可或缺的一部分。

当然，从轻微的被激惹，到中等程度的发怒，再到勃然大怒，生气可以表现为很多形式。一般情况下，生气是针对个人而言，而发怒则由周边事物和环境所引起。此外，同其他情绪一样，生气也会影响到我们的基本生理状态：血压和心率增加，肌肉收缩，感到紧张不安。

每个人表达愤怒的方式不尽相同，不过一般而言，这些方式最终都可以归为以下两类。一类是“怒气内抑者”，他们总是将怒火发在自己身上，尽管这好像意味着生气的人拥有更好的自制力，不过真实的情况是，他们的内心可能早已火冒三丈了，甚至挖空心思想出了各种报复的方法。“怒气内抑者”遇事喜欢生闷气或者选择逃避。一类是“怒气外泄者”，他们更倾向于大吵大闹，习惯争吵、叫嚷，甚至可能表现出暴力行为。

无论你是“怒气内抑者”还是“怒气外泄者”，解决问题的关键都是要控制自己的情绪。每个人都有烦恼的时候，但你必须清楚，你的老板是你自己，而不是你的怒火。如果你做不到这一点，各种不良的后果就都很可能会纷至沓来了：怒火会有损你的身体健康，令你罹患心脏病和中风的风险增高，也能使你发生车祸和工作失误的概率明显增高。一项研究发现，出现工作失误的人有1/3在事故发生前刚刚发过火。此外，愤怒还会破坏你的工作和生活关系，让你将爱人当做你的出气筒。这些伤害有时会表现在身体上，但更严重、更常见的则是你给对方的情绪和心灵造成持续数年的伤痛。

本书中涉及的所有问题发展到最后，几乎都会表现为一种需要专业人士帮助的“临床疾病”。有趣的是，并不存在什么“愤怒障碍”，愤怒发展到极端通常会被看做是其他问题，而当它演变成暴力行为时，就需要警察出面了。不过，这种情况即将发生改变：由于与生气相关的问题太常见了，并且还很严重，因此，已经有很多心理健康专家商议着应该给它一个“头衔”了。

No.5 路怒症

愤怒驾驶已经不是什么新鲜事了，不过，在过去的10年里，路怒症似乎在逐年增加。在美国，每年有1 000多人在因路怒症造成的交通事故中丢掉了生命，有1/3的伤害事故和2/3的死亡事故与愤怒驾驶有关。而在英国，60%的司机承认他们在开车时曾发过火。在一项调查中，英国成了欧洲公路愤怒驾驶最严重的国家。

不过，是什么原因使得这些正常的人一开车就变得疯狂起来呢？研究者们发现，男性比女性更易出现公路愤怒行为，而与年长者相比，45岁以下的人患路怒症的风险更高。高峰时间是公路愤怒事件出现最频繁的阶段，而炎热、噪声、空气污染、路况和精神紧张都是导致司机情绪失控的原因。默默无闻的汽车真是这世界上最好的驾驶工具（请原谅我讲了反话），你可以在里面尽情发泄你的怒火。

不幸的是，随着汽车这种驾驶工具使用量的不断增加，路怒症似乎更加不会减少，不过，你可以通过以下几种方法来保护自己：

- ◎ 行程安排尽量充足，以此缓解自己的紧张程度；
- ◎ 无论其他驾驶者表现如何，你一定要保持冷静和礼貌；
- ◎ 绝不报复；

◎ 避免与愤怒的司机对视；

◎ 如果你给其他司机造成了困扰，就要真诚地道歉；

◎ 练习下文中列出的愤怒管理技巧。

与生气相关的问题常见吗

每个人都有烦恼的时候，以下这些数据可以充分地说明这一点：

◎ 45%的人经常在工作中发火；

◎ 80%以上的英国司机曾卷入公路愤怒事件中；

◎ 5%的人曾与邻居发生过争吵；

◎ 1997—2000年，“空中发飙”事件的发生率增加了400%；

◎ 20%的英国人曾在购物时发过火（该数字在年轻人中高达33%）；

◎ 50%的人会因为计算机的问题而摔打机器，乱扔零部件或冲同事大喊大叫。

大喊大叫是表达愤怒最常见的方式（50%的人会这样做），不过只有5%的人会在生气时表现出肢体上的攻击行为。男性和女性生气的概率没有差别，但男性的反应一般更为极端，他们的怒火更易演变成勃然大怒。

☆ 自测：愤怒程度自检表

如果你想了解你的愤怒程度，不妨看一看下面这份表格。

题号	A	B	C	D	我的选择
1	我没感到生气。	我感到生气。	现在我大部分时间都感到生气。	我无时无刻不感到生气，这让我难以忍受。	
2	我对我的未来并不感到恼火。	每当我想到我的未来，我就感到恼火。	我对未来感到恼火。	我对未来感到非常恼火，因为未来的生活无法得到改善。	
3	这次很失败，这让我感到恼火。	我比一般人失败的次数要多，这让我感到恼火。	当我回顾人生时，过去的失败总让我感到恼火。	我感觉自己做人彻底失败，这让我感到很恼火。	
4	周围的事情并不总能令我感到恼火。	过去习以为常的事情如今越来越令我感到厌恶。	最近的一些事情总令我感到非常恼火。	周围的任何事情都令我感到恼火和厌恶。	

题号	A	B	C	D	我的选择
5	我并不特别厌恶或敌视他人。	在很多时侯我都对他人怀有敌意。	我在大部分时间都非常敌视他人。	我每时每刻都在敌视他人。	
6	我并不觉得别人在惹我生气。	有时我会认为别人是在惹我生气。	越来越多的人开始惹我生气。	我认为别人时常故意惹我生气。	
7	想到自己时，我并不感到恼火。	如今，每当我想到自己时，都会比过去更恼火。	大部分时间我都会对自己感到恼火。	当我想到自己时，我会感到非常恼火。	
8	我不会因怀疑别人试图破坏我的生活而心生愤怒。	由于怀疑别人正在试图破坏我的生活，我开始心生愤怒。	我感到愤怒，因为我觉得别人在妨碍我的幸福生活。	我认为是别人令我的人生变成了悲剧，这一直令我感到愤怒。	
9	我并没有因为愤怒而伤害到他人。	有时，我感到自己非常愤怒，以至于想要打人，但我从未真正这样做过。	有时，我火冒三丈，以至于感到自己真的要打人了。	我非常恼火，很想打人。	
10	与过去相比，我对别人大喊大叫的次数并没有增加。	与过去相比，如今我对别人大喊大叫的次数增加了。	如今，我总是对别人大喊大叫。	我对别人大喊大叫的次数太多了，以至于有时都难以停下来。	
11	我并不比过去更容易烦躁。	我感到自己一些比过去容易烦躁。	大部分时间我都很容易烦躁。	如今，我无时无刻不感到烦躁。	
12	我的怒火并未影响到我与他人交往的兴趣。	我的怒火有时会影响到我与他人交往的兴趣。	我变得非常愤怒，以至于我不希望别人待在我身边。	我非常愤怒，以至于我无法忍受别人在我身边。	
13	我没有那种持续愤怒的情绪，不会影响到个人决策能力。	我的愤怒情绪偶尔会降低到我的决策能力。	我非常愤怒，这种情绪对我做出正确的决定产生了干扰。	我非常愤怒，以至于我再也无法做出正确的决定了。	
14	我的愤怒和敌视程度还不足以招致别人的厌恶。	有时，大家会因为我的愤怒而讨厌待在我身边。	因为我的愤怒和敌意，大家和我越来越疏远。	因为我持续愤怒，大家再也不喜欢我了。	
15	我的愤怒情绪并未影响到我的工作。	有时，我的愤怒情绪会影响到我的工作。	我感到非常愤怒，这种情绪影响到了我的工作能力。	我的愤怒情绪使我根本无法工作。	
16	我的愤怒情绪不会影响到我的睡眠。	我有时会因为生气而睡眠欠佳。	我很生气，以至于入睡时间比过去减少了1~2个小时。	我非常愤怒，以至于几乎整晚都难以入睡。	
17	我的愤怒情绪不会令我感到更劳累。	我的愤怒情绪开始令我感到劳累。	我的愤怒情绪足以令我感到非常劳累。	我的愤怒情绪令我感到非常劳累，以至于无法做任何事情。	
18	我的愤怒情绪并未影响到我的食欲。	我的愤怒情绪开始影响到我的食欲。	我的愤怒情绪令我食欲大受影响。	我的愤怒情绪夺走了我的全部食欲。	

题号	A	B	C	D	我的选择
19	我的愤怒情绪并未影响到我的健康。	我的愤怒情绪开始影响到我的健康。	我的愤怒情绪减少了我为健康投入的时间和精力。	如今，我对任何事情都感到愤怒，以至于根本无暇顾及自身的健康和生活。	
20	我的愤怒情绪并未影响到我清晰思考的能力。	我的愤怒情绪有时会影响到我清晰思考的能力。	我的愤怒情绪令我难以思考任何事。	我非常愤怒和恼火，以至于根本无法思考。	
21	我的愤怒情绪并未影响到我的性兴趣。	我的愤怒情绪令我的性兴趣减低。	我目前的愤怒情绪在逐渐减弱我的性兴趣。	我非常愤怒，以至于丧失了全部的性兴趣。	

© Snell（1995）

计算一下你的得分，A为0分，B为1分，C为2分，D为3分。

0～13分代表你的愤怒情绪非常轻微；14～19分说明你属于轻度愤怒。如果你的得分在20～28分之间，代表你属于中度愤怒；而得分在29～63分则预示着你的愤怒情绪非常严重了。

如何应对生气及发怒的问题

注意你的情绪

保持愉悦和乐观的心情能有效地抵御你的愤怒情绪。此外，你还可以通过很多方法来管理自己的情绪，比如保证充足、有效的睡眠，开展规律的锻炼，避免摄入过量的酒精、咖啡因或其他药品，规律、合理的饮食，学习如何应对压力，懂得娱乐，以及保持积极的社交生活。

愤怒日记

多数人并不会一直都在生气或发怒，但日常生活中的某些事情会激起他们的怒火。因此，如果你希望有效应对你的怒火，你首先应该找出导致自己发火的事情和原因。要想做到这一点，写愤怒日记是最好的方式。当令你发怒的事情过去之后，不妨立刻将导致你发火的原因（导火索）、你当时的想法以及你的表现记录下来。

不妨把你在生气之前的情绪也记录下来，因为情绪在很大程度上决定了你对事情的反应方式。例如，配偶对你的评论有时会令你勃然大怒，有时则根本不会给你留下任何印象，这完全取决于你当时的心情。

生活实例

我的父亲是个容易愤怒的人，我负责照顾他的生活。我觉得自己支撑了整个家庭，我非常坚强。我本以为，我虽然严厉，但却不失公平，然而后来我才发现，我在他人眼里竟然是个傲慢的恶霸。我的妻子最终失去了耐心，并告诉了我一些家庭实情。这令我感到震惊，但好在我并未因此而一蹶不振。我开始逐渐意识到自己到底有多愤怒。我没有什么亲近的朋友，我对妻子和孩子过于严厉，有时我会因为精神紧张而失眠。我还知道，一旦我喝醉了，我就很可能会变成一名随时准备登台的拳击手。我知道自己不能再这样继续下去了。我需要找出令我时刻感到愤怒的原因，并进行有力的还击。我阅读了一些与该主题有关的书籍，并报名参加了一项愤怒管理课程。如今，我感觉自己已经能够控制自身的愤怒情绪了。

道格，40岁

识别导致你愤怒的导火索

写愤怒日记的好处之一，就是它能帮助你找出那些导火索，即那些使你分散注意力的事情。

这些导火索一旦被挖掘出来，你就可以采取相应的步骤来应对你的愤怒情绪了。首先，想办法将你的攻击行为扼杀在摇篮里。例如，如果你发现同事率直的表达方式是引发你愤怒的导火索，你可以平静而自信地（但不要咄咄逼人）与他就此进行沟通。

识别出导火索之后，你不仅有机会改变别人的行为方式，还可以据此调整自己的应对方法。如果你在导火索出现时将其识别出来，并发现了因内心不断高涨的怒火而引发的身体反应，你就可以在心理上保护自己免受怒火的伤害了。愤怒早期远比你已经火冒三丈时要好应对得多。

找出导火索让你愤怒的原因

谁都有发火的时候，但有些人愤怒的频率和程度要明显高于其他人。令一些人抓狂的事情，在其他人看来可能是微不足道的。这给我们指出了问题的关键所在：引发怒火最重要的因素并非促发它的情景，而是人们对这种情景的理解。

当你翻看你的愤怒日记时，你是否发现，你对事件的反应背后都有一些共同点？是的，十有八九是因为你想当然地用你的思考方式误解了别人的行为。例如，有些人会因为在站台上被人碰撞而恼火，因为他们认为撞他的人对自己非常粗鲁无礼，而其实很可能是这些人在急着赶车。当同事开会迟到时，有些人会把这看做是目中无人的象征，而实际情况很可能是，这位同事就是个时间观念很差的人。

改变你对恼人环境的看法

当你识别出那些隐藏在你愤怒背后的想法时，你就可以考虑向这些想法以及你的愤怒情绪宣战了。以下这些小技巧将有助于你完成这项工作。

- 回顾你对恼人环境的看法，想想支持这种看法和反对这种看法的的理由。
- 问问你自己，是否对这些情景有了新的看法。
- 试着对别人更加宽容。接受现在的生活，提高你的耐心，多关注生活中美好的事物，不要把精力过多地投入在那些令人不快的事情上。
- 想一想，在这种情况下，你的那些值得信赖的朋友会给你什么建议，或者你会建议你的朋友怎么做。
- 说出这些事情，然后就把它忘掉吧！纠缠于这些事情只会加深你对它们的印象，而这不会给你带来任何好处。一旦你平静下来，你的怒火就会随之消失了。这时你便会发现，你已经彻底忘记这件事情了。不过，如果此时它仍然困扰着你，不妨与给你带来困扰的那个人谈谈，这可能是个消除怒火的好办法。要谨记，在你开始这场谈话的时候，一定要保持冷静。不要指责对方。谈话的重点是让对方明白，他在哪方面给你带来了困扰，并与其讨论如何避免这类情况再次发生。当然，这类谈话不一定都能顺利进行。这时，你不妨把这件事拿来跟你的朋友讨论一下，看看你能从中获得哪些经验和教训，并让你的怒火随着这些讨论烟消云散。

如果你对管理导火索有了更积极的方法，记得下次遇到同类情况时将其付诸实践。

改变你的应对方式

发怒包含了一系列的反应过程。首先，某些事情发生了（导火索出现），其次，你对该情景形成认识，接下来就是你的反应，可能是大喊大叫或者乱扔东西。

如果你无法通过管理导火索来消除你的怒火，你就需要让你的反应尽量积极些。因此，在你做出反应之前，先“暂停”。有些人此时会在头脑中想象一个巨大的红色“停止！”标牌，你也可以尝试做一些放松运动，或者在内心不断重复某些让自己平静的话（如“放松”或“不要上当”）。想想那些你尊敬的人此时会怎么做，或者做点儿别的事来分散你的注意力，例如跑步、游泳、做家务，甚至可以找一处安静无人的地方，将心中的愤怒大声地喊出来。

顺便说一句，与普遍观点相反的是，将怒火发泄在惹怒你的人身上并不是什么好主意。这种做法不会令人平静，它只会强化你的愤怒情绪。

愤怒会引发很多疾病，如神经症、失眠、成瘾、抑郁和人际关系障碍等疾病，反过来也可以促进这些疾病的形成和恶化。

Know Your Mind

控制你的脾气，拯救你的生活

心理医生们都很熟悉这种场景：面红耳赤、大腹便便、脾气暴躁的客户在他最近一次（也是最后一次）的咆哮怒吼中被致命的心脏病发作打倒了。

Know Your Mind

事实上，这个情景背后隐藏着很多真相，大量的研究证明了暴怒和冠心病之间确实存在着联系。在冠心病的发病过程中，愤怒比吸烟、高血压和高血脂的作用更大。愤怒阻碍了心脏正常有效地工作，过度刺激了免疫系统，从而导致了动脉管出现炎症和阻塞。

我们对374名美国年轻成人进行了长达10年的追踪观察，结果发现，愤怒和敌视程度较高的人更多出现了心脏病的早期征兆。还有一项研究发现，经常发怒的人在50岁时死亡的风险比其他人高出7倍。

第4章 焦虑 Anxiety

大胆地去做你恐惧的事，你就能将恐惧置之死地。

——拉尔夫·瓦尔多·爱默生（Ralph Waldo Emerson）,美国作家、诗人

本章为你提供了所有焦虑问题的相关信息及内容。如果你想了解寻求专家建议的时机、焦虑的药物治疗及其他相关问题，就可以从本章中找到答案。

No.6 恐惧及恐怖症

我的妻子害怕黑暗。不过，在她看到我裸体的样子之后，她就开始害怕灯光了。

——罗德尼·丹泽菲尔德（Rodney Dangerfield），美国喜剧演员

富兰克林害怕飞行；麦当娜害怕雷声；约翰尼·德普害怕蜘蛛、幽灵和小丑……

几乎每个人都有自己恐惧的事物，但有些人的恐惧则可以发展为恐怖症——一种与人们面临的威胁完全不符的极度恐惧和焦虑。

当恐怖症患者面对（甚至仅仅是想到）他们恐惧的场景（或事物）时，恐怖症就会发作。他们担心自己会因此受到伤害，例如，害怕自己从高处摔下来或被狗咬伤；或担心、恐慌，或难以自控，他们的反应甚至会吓到他们自己，即对恐惧本身产生担心。因此，他们会尽一切可能去逃避那些令自己心生恐惧的场景。

恐惧是令人很不愉快的感受，你很可能也希望通过本章讲述的方法来应对自身的恐惧问题，不过，恐怖症才是真正影响日常生活的大问题。

世界上有无数种恐惧和恐怖症，但它们可以归为5类。

- **动物恐怖症**：昆虫亦包括在内，多发病于童年。
- **自然环境恐怖症**：例如，恐惧暴风雨、高度、水。该病同样多于童年发病。
- **血液/注射/受伤恐怖症**：其中包括对看到血液或外伤、或接受注射及其他医疗操作时的恐惧。因害怕而感到恐慌的人通常感到自己要晕倒了，但实际上他们并未晕厥。科学表明，当血压下降时人才会晕厥，而恐惧则会令血压升高。不过，血液/注射/受伤恐怖症的情况与此不同，它们确实能使血压降低，并常导致晕厥。这种恐怖症经常发生在家庭之中。
- **情境恐怖症**：例如，害怕飞行、密闭的场所、公共交通工具、隧道、电梯和驾驶。情境恐怖症多形成于童年或二十几岁。
- **其他恐怖症**：可以包括任何事物！其中最常见的是害怕窒息和害怕患病，后者不同于疑病症，疑病症是一种真实体验到疾病的恐惧。

恐惧或恐怖症的原因是什么？在某些情况下，可能是自然进化的结果，例如，对野兽的强烈恐惧给我们祖先带来的可能是生存或死亡的区别。更具体地讲，恐怖症有时会由某种不愉快的经历触发，如童年时代被狗咬的经历或某次可怕的飞行之旅。它还可以起源于你看到的某些场景：或许你的家人在某个特定的场景中曾受到惊吓或受到伤害。恐惧和恐怖症也可以是接受教育的产物：父母教导我们要警惕动物、暴风雨或其他任何事物。有时，给当时的社会带来恐惧的事物也会在我们个人身上引发恐怖症。例如，当艾滋病流行时，人们对于疾病的恐惧就会增加。

恐惧和恐怖症常见吗

每个人都有自己害怕的事物：25%的人害怕蛇，12%的人恐高，11%的人害怕飞行。当害怕发展为恐怖症时，这些数字就会相应地减少，不过总数仍然很多。11%的人在其一生中都会罹患某种程度的恐怖症，这也使得该疾病成为全球最普遍的心理疾病之一。

女性罹患该病的风险是男性的两倍。尽管无人知晓其中的原因，不过有人认为，正是两性间这种明显的失衡导致男性不愿承认自身存在的恐惧。

最常见的恐怖症包括：

- 动物（动物恐怖症）5.7%；
- 高度（恐高症）5.3%；
- 血液（晕血症）4.5%；
- 密闭场所（幽闭恐怖症）4.2%；
- 水（恐水症）3.5%；
- 飞行（飞行恐怖症）3.5%。

你可能也发现了，该列表中的患病者百分率相加已经超过了11%，这是因为，有的人不止患有一种恐怖症。

生活实例

在我小时候，我家附近有一座诺曼城堡。8岁那年，我曾经和我的同学去过那里一次。这个城堡共包括三栋塔楼，沿着一条长长的旋转石梯，可以登上其中一栋塔楼的顶端。在我们爬楼的过程中，我最好的朋友开始变得惶恐不安。当我们到达顶端时，她已经边哭喊边呻吟了，完全是歇斯底里的样子。我吓呆了。她惊恐的哭喊声让我误以为她从塔楼上摔了下去。我认为，正是这次经历诱发了我对高度的恐惧。我被吓到了，从此以后，我对高空的反应也变得跟这位朋友一样，甚至仅仅是看到高楼也会让我感到不安。我觉得自己快疯了。我从来不去拜访那些住在公寓里的朋友。在剧院或电影院看戏时，我必须坐在正厅前排。直到我因不敢在15楼上班而丢掉一份工作时，我才意识到自己该改变了。我鼓起勇气找到我的家庭医生，她为我推荐了一位非常优秀的治疗师。仅仅通过几次课程的治疗，这位治疗师就帮助我逐渐适应了高空的感觉。你可能认为这令人难以置信，但我对高空的所有恐惧确实已经消失不见了。

丽莎，29岁

☆ 自测：你有恐怖症吗？

如何判断某种恐惧是否已经发展成为真正的恐怖症了呢？不妨先回答以下这几个问题。

1.当你身处某种场景、或想到要身处某种场景时，你是否感到非常恐惧？ 是/否

2.当你身处这些场景时，你是否立刻变得焦虑不安？ 是/否

3.你是否认为自己的恐惧过分激烈或不合实际？ 是/否

4.你是否总在试图逃避你所恐惧的那些场景？ 是/否

5.你的恐惧或焦虑是否明显地影响到了你的日常生活？ 是/否

如果上述问题中，有5项或5项以上答案为“是”，你很可能就已经患上了恐怖症。

如何应对恐惧及恐怖症

恐惧及恐怖症非常常见，但它们也很容易治疗。事实上，我们现在就有一种几乎百发百中的治疗方法。这就是**“暴露法”**，意指让你暴露于你最恐惧的场景之中进行治疗。

恐怖症A–Z

恐怖症	恐惧对象	恐怖症	恐惧对象
花生酱恐怖症	怕花生酱沾到嘴角上	恐蛙症	青蛙
筷子恐怖症	筷子	决策恐怖症	做决定
鼻血恐怖症	流鼻血	发烧恐怖症	发烧
膝盖恐怖症	膝盖	长单词恐怖症	长单词
医生恐怖症	看医生	广场恐怖症	空旷的空间
诉讼恐怖症	诉讼	恐鼠症	老鼠
名字恐怖症	名字	牙科手术恐怖症	牙科手术
泛恐慌症	所有事物	长皱纹恐怖症	增长皱纹
公婆恐怖症	公婆	海洋恐怖症	海洋
天堂恐怖症	天堂	美女恐怖症	美丽的女性
巫女恐怖症	巫女	剃刀恐怖症	剃刀
动物恐怖症	动物		

暴露法

这听上去似乎有些疯狂，在实际的治疗过程中，你可能也会有一小段时间感觉不舒服。不过，如果能坚持下来，你就能够学会如何应对恐惧，并最终战

胜它。暴露法对某些恐怖症是无效的，例如长时间飞行恐怖症。不过，虚拟实境、视觉化和某些特别设计的课程等，一些以暴露法为基础衍生出来的替代疗法也有不错的疗效。

暴露法必须系统、规律地实施才能达到最佳的疗效，如每周3～5次，每次45分钟。在接受暴露法的治疗之前，你要先将你恐惧的场景按恐惧程度从轻到重依次写下来。例如，如果你害怕蜘蛛，那么你可以列出下面这种表格：

恐怖程度最轻	看到蜘蛛的图片
↓	看到罐子里有一只小蜘蛛
↓	手上有一只小蜘蛛
↓	看到罐子里有一只大蜘蛛
恐怖程度最重	手上有一只大蜘蛛

从列表中恐惧程度最轻的任务开始，当你对该场景的恐惧消失时，进入到下一任务。在你开始之前，首先按照恐惧程度给每项任务打分，分值从0分到10分不等，完成上述任务之后，按照你当前的恐惧程度，重新给自己打分。你会吃惊地发现，两次的分值是如此不同。你还可以请朋友跟你一起完成列表中的任务，让他们先做，你紧随其后，这对你顺利完成任务也很有帮助。

在完成每阶段任务的过程中，你肯定会感到些许的紧张不安，不过，要设法坚持下去。如果你感到自身的恐惧已经到了无法控制的地步，可以先休息一会儿，也可以再回到上一项任务，或者尝试一项恐怖程度介于两者之间的新任务。不要认为自己已经失败了：几乎所有接受暴露法的人都有感到困难的时候。在自身的能力范围内尽快地完成列表中的任务，但不要急于求成。

在你完成暴露法（有时也称脱敏法）的各个步骤之后，问问自己，在这些你恐惧的场景中，你最担心出现什么情况？你是否担心会晕倒、难以自控或出现濒死体验？你会发现，经过几节暴露法课程，上述问题再也不会出现了。①

避免"安全行为"

人们一般通过逃避令其恐惧的场景或事物来应对自身的恐惧或恐怖症。不

① 若想了解有关暴露法的更多案例以及更详细的治疗过程，可参考由中国人民大学出版的《心理学与我》。——编者注

过，如果你不得不飞行或必须接受注射时该怎么办？很多人会采用一系列的"安全行为"帮助自己度过，例如，在飞行之前，他们可能会喝上几杯，然后服用一片安定，他们还会在机舱里不停地祈祷。那些害怕注射的人则很可能会劝说朋友陪自己一起去看医生。

找出你的"安全行为"，并尽量避免在暴露法治疗课程中使用它们。只有这样，你才能明白，这些所谓的"安全行为"并不能帮助你永远免除伤害，你不过是在逃避，选择了一些不会令你恐惧的场景罢了。

与选择"安全行为"相反，你应该尝试着克服你的恐惧。不断提醒自己：我是绝对安全的，所有的一切不过是恐怖症搞的把戏罢了。立志成为一名不偏不倚的观察者，你甚至可以把自己的感受记录下来，就像科学实验那样（从某种意义上讲，你确实是在做一项实验）。你可以从中看出你的焦虑情绪是如何爆发的，又是如何慢慢消退的。一开始可能会很难，不过你很快就能掌握其中的窍门了。

如果你患有血液/注射/受伤恐怖症，而且容易晕倒，那么你需要在同时结合某些升高血压的训练，即主动收缩肌肉。我们建议你在接受暴露法治疗之前，向相关的治疗专家学习该训练方法。主动收缩肌肉训练是这样的：先绷紧臂肌，保持20秒，然后绷紧胸肌，保持20秒，继而放松30秒。接下来，绷紧腿部肌肉，维持20秒。不断重复该过程，总训练时间是5分钟。一旦你掌握了这种方法，你就可以很好地应对晕厥症状了。

自我奖励

要记住，每完成一次暴露课程，就给自己一个小小的奖励。你当之无愧！

No.7 惊恐

> 勇敢是抵制恐惧，克服恐惧，而非没有恐惧。
>
> ——马克·吐温（Mark Twain），美国作家

对大部分人而言，"惊恐"这个词代表着一种短暂却让人惶恐不安的焦虑情绪。例如，它就是你在机场找不到护照或者错误删除了电脑中某个重要文件

时的一种心理反应。

这样的经历虽然与真正的惊恐有些类似，但在程度上已经打了折扣。真正的惊恐包括强烈的恐惧感和极度的紧张不安。此外，真正的惊恐通常还伴随许多令人不适的身体感觉，如气短、大汗、胸痛、战栗、窒息感、眩晕、四肢麻木、四肢刺痛、恶心、寒战以及潮热。心率也会每分钟增加20次。

这些似乎还不够，惊恐还会让你产生一系列让自己恐惧的想法：你可能会感到自己即将晕厥或虚脱，或者将要发疯，甚至是即将面临死亡。惊恐发作可以在瞬间发生（这本身就令人恐惧），通常会持续10～20分钟，但在患者看来，这种疾病好像永远都不会结束。

毋庸置疑，惊恐是一种令人极度不适的体验，但它并非毫无意义;惊恐是人类面对威胁时的一种古老的内在反应，它促使人们奋力地逃跑或战斗（应对或逃跑反应）。不过，即使没有令人恐惧的事物或场景，惊恐发作也可能会出现，就像阳光一出现火警警铃就会响起一样，都是预警系统出了问题。

虽然很多人都有过偶尔惊恐发作的经历，但只有少部分人会发展为惊恐障碍（Panic disorder，PD）。惊恐障碍必须包括反复且突然的惊恐发作，且以下症状持续一个月或更长时间：

- ◎ 对下一次惊恐发作的恐惧；
- ◎ 对惊恐发作代表的意义焦虑不安（例如担心会发生心脏病或脑瘤，甚至担心自己会发疯）；
- ◎ 因惊恐发作而导致的行为改变（例如因害怕惊恐发作而导致气短，从而放弃锻炼）。

有些人会在特定的场景下出现惊恐发作，如看到蜘蛛时，或者想到要站在高处时。然而，这些惊恐发作其实是恐怖症的一种症状，而惊恐障碍大多与具体的事物联系不大。

广场恐怖症通常可以作为惊恐障碍的典型案例。大多人认为广场恐怖症是对空旷场所的恐惧，事实是，当惊恐发作时，我们恐惧的对象可能是我们自认为无力应对的任何场所或情境（例如，某些广场恐怖症患者会害怕待在自己的家里）。

惊恐障碍可不是什么好玩的疾病，患者会变得易怒且孤僻。他们通常会抑郁消沉，通常不愿离开房间，或因为害怕惊恐发作而放弃了所有的业余爱好和社交活动，所有这一切都给他们的工作和人际关系造成了巨大的破坏。

惊恐障碍常见吗

大约20%的人曾有过至少一次惊恐发作的经历，而且通常发生在压力较大的时候。不过，真正遭受惊恐障碍影响的人只占总人数的2%。大约5%的人在一生中会经历一次惊恐障碍，而且通常发生在丧亲、离婚或患病等人生的重大磨难时。大多惊恐障碍患者也会成为广场恐怖症患者。

惊恐障碍和广场恐怖症更常见于女性（占总病例的2/3），而且年龄在25～44岁之间的疾病发病率是45～64岁人群的两倍。惊恐障碍患者惊恐发作的时间通常在夜间，尤其是后半夜。

惊恐障碍似乎世代相传，惊恐障碍患者的直系亲属发生惊恐障碍的风险是正常人的8倍。然而，我们尚不清楚遗传和后天家庭环境分别在其中发挥了多大作用。

生活实例

我24岁时开始出现惊恐发作。我先是感觉有些烦躁和焦虑。接下来的几秒钟内，我感到无法呼吸。我觉得自己要死了。这种感觉非常可怕。我一周会犯病好几次。我做了很多医学检查，都证明我的身体没有问题。不过，当下一次惊恐发作时，我仍然确信自己即将死去。我讨厌患病时孤立无助的感觉。我害怕别人看到我惊恐发作的样子。我也不喜欢外出，因此，我的社交生活逐渐减少。回过头去看看，我认为是因为压力过大导致了惊恐发作。我曾经因为母亲的去世而悲伤不已，一位亲密的朋友在一场车祸中严重受伤，而我自己又过于迫切地希望成为一名优秀的教师。当我意识到问题的原因时，我开始逐渐能控制惊恐了。

美耿，30岁

☆ 自测：你有惊恐障碍吗?

如果你担心自己可能患有惊恐障碍，不妨做做下面这份测试。

1. 在过去的6个月中，你是否因为突然感到害怕、焦虑或非常不安而有过一次惊恐发作的经历？

是	否

2. 在过去的6个月中，你是否在无缘无故心跳突然加快、自我感觉要晕厥或感觉无法呼吸时有过一次惊恐发作的经历？

是	否

如果问题1或者问题2中有一项你的回答为“是”，请继续下面的问卷。而如果上两个问题的回答都是“否”，你就可以停下了。

3. 当你并未身处险境或并未成为关注焦点时，你是否也曾有过惊恐发作的经历？

是	否

4. 过去的一个月中，你有过几次惊恐发作的经历？（选择一项）

一次都没有	一次	2～3次	4～10次	10次以上

5. 在过去的一个月中，你对惊恐发作可能会再次出现的担忧到了什么程度？

一点都不担心	有些担心	非常担心

患有惊恐障碍的人对前三个问题的答案通常都为“是”，他们在过去一个月内至少有过一次惊恐发作的经历，而且非常担心会再次出现惊恐发作。

如何战胜惊恐发作

惊恐发作有时是因为身体的原因（例如内耳或甲状腺的问题），因此，你应该先到你的家庭医生那里，排除可能存在的身体疾病。

压力在惊恐发作的过程中扮演着非常重要的角色。本书第18章为你提供了如何应对压力的方法。此外，还要保证你能为了幸福和健康的生活，积极地做到有充足的睡眠，规律的锻炼以及合理的饮食。而且，你还要避免摄入过多的酒精、咖啡以及其他药物（这些物质摄入过量有时也足以诱发惊恐发作）。

下面，就让我们看看应对惊恐发作的具体方法。

1.对你的惊恐进行全面了解

与本书中讨论的其他问题类似，应对惊恐发作的第一步就是要全面地了解它。完成该项任务的最佳方法是**写惊恐日记**。把惊恐发作的时间、地点、强度、惊恐发作前你的感觉，以及惊恐发作时和发作后你的感觉和想法都记录下来。

尽量精确地识别出你最担心的事物和你认为可能出现的最坏情况：心脏病发作？大出洋相？还是失控？之所以这么做，是因为应对焦虑最关键的就是，能意识到这些事情根本不会发生。

惊恐发作时，人们会把某些身体感觉（心跳加速、呼吸困难等）错误地理解为大难临头的前兆，而这只会令他们更惊恐。在你熟悉了该章节为你提供的这些方法之后，你就能逐渐适应这些身体感觉了，而且还能明白，这些感觉虽然令人厌恶，但它们都是短暂且无害的。

2.识别你的行为

问问你自己，为什么你恐惧的事情没有发生？为什么你没有在惊恐发作时晕倒？你怎么还活着？

许多惊恐障碍患者认为，灾难之所以能够避免，是因为他们积极地采取了行动，这类行动可能是指逃离了某种场景或召唤来某位朋友。心理学家将其称为“安全行为”。我们自认为这些安全行为会给自己提供帮助，事实却是它们起到的全部作用只是阻止我们发现这样一种事实：离开了它们，我们也会安全无恙。

例如，如果你担心自己会晕厥，你可能就会选择坐下或者紧紧抓住某物以避免摔倒。当然，你不会真的晕倒。不过，这并不是因为你坐了下来，而是因为惊恐发作时你根本不会晕倒。血压下降时人们才会晕倒，而惊恐发作时，你的血压是升高的。然而，除非你放弃那些所谓的“安全行为”，否则你永远都不会明白这一点。许多人在惊恐发作时会出现呼吸短促（或“过度换气”），这意味着进行了很多次快速而表浅的呼吸。这会造成血液中二氧化碳含量的减少，从而令你感觉眩晕或即将晕厥。不过，不要紧张，你绝不会晕倒。

使用呼吸训练让自己镇静属于另一种安全行为，但尽量坚持不使用这些行为，否则你永远都没有机会明白：惊恐发作根本不会对你的身体产生伤害。

3.挑战你的恐惧

既然你已经了解了自身的恐惧，并识别出了自己的安全行为，接下来，你就可以准备对其宣战了。以下就是一些经过证实确实有效的方法。

◎ 将那些支持和反对自身恐惧的证据都记录下来。例如，你因感觉到胸痛而确信心脏病即将发作，但是医生已经给你做过全面的检查，并未发现你存在任何心脏问题，这又是怎么回事呢？

◎ 同别人讨论你的经历。

◎ 想一想，你会对存在类似情况的朋友说些什么。

◎ 尝试换一种角度来解释你在惊恐发作中的思维和感觉方式。

◎ 寻找更多关于惊恐发作的信息。你了解得越透彻，对它们的恐惧程度就会越轻。

◎ 提醒自己，惊恐发作时你不会受到任何伤害。就像我们看到的那样，你绝不会因此而晕倒。

4.学习安然度过惊恐发作期

惊恐发作只不过是身体的一次短暂的波动，并不意味着你的身体或精神出现了问题。你还要牢记：你的感觉仅仅是惊恐发作的一种产物，而不是什么其他的不祥预兆，你不会遭受任何不幸。

因此，当你感到惊恐来临时，不要试图从那种场景中逃脱，也不要让它把你压垮，更不要求助于你的安全行为。相反，你要学着与它进行正面对抗。逐渐习惯惊恐发作时的那种感觉，坚持住，并坚信这次袭击很快就会过去。这并不容易完成，而且需要你勤加练习，但你最终必会成功。

尝试着在惊恐发作的过程中同自己说话："跟你拼了……我能行！""我可以的……没人能伤害到我"尽量让自己成为一名超然的观察者，或者把自己正在经历的这一切想象成一次无害的科学实验。你甚至可以在惊恐发作的过程中把自己的感觉记录下来，这能有效地帮助你把自己从这次惊恐发作中抽离出来。

有些人发现，"**精神性**"方法也很有效。所谓的"精神性"方法意指，认可你在惊恐发作时的想法和感觉，但不要对其念念不忘。你要懂得放手。

某些治疗方法则以主动激发惊恐感觉为基础，以循序渐进的方式系统地体验这一过程。这种方法非常有效，能让人们逐渐适应并最终战胜惊恐发作。

5.战胜广场恐怖症

许多存在惊恐问题的人同时还伴有广场恐怖症。战胜广场恐怖症的方法是，学会从容地面对你恐惧的场景。

你首先要将你感觉难以面对的场所罗列出来，并根据自身的紧张程度为每一项评分。然后，从压力最小的那项开始，依次体验列表中的每一处场所，并逐渐增加在某种场景中所处的时间。不要急功近利，循序渐进的效果要明显好于急于求成。

适当在治疗的过程中给自己一点儿奖励（可以见见朋友，或者从超市买一些自己心仪的物品）。这样，治疗过程更像一种娱乐，不会显得那么枯燥了。每次的治疗时间至少要达到20分钟。一开始你可能会感到有些焦虑，因此你不能着急，要允许自己用足够的时间来克服这种恐惧。

（这种方法适用于任何场景，而不仅仅是广场恐怖症。）

6.自我奖励

战胜惊恐发作是一项大成就，因此一旦你完成了这项工作，就可以做一些喜欢的事情来奖励自己。此外，惊恐发作过后，不要试图逃离刚才的场景：待在那儿，并继续做你在惊恐发作之前正打算做的事情。

No.8 强迫症

强迫症只是一种最无用的人类活动，因为在强迫观念的影响下，你不断地重复再重复同一问题，却始终得不到答案。

——诺曼·梅勒（Norman Mailer），美国作家

你是否（可能还不止一次）曾经在离开房间以后又匆匆赶回来检查自己是否忘了锁门？在去机场的路上，你是否发现自己不止一次地打开包检查是否忘了带护照？是否曾经有一些莫名其妙的想法毫无征兆地突然钻进你的脑海里？

几乎每个人都有过类似的经历，这通常不会造成什么问题。然而，对于一小部分人而言，这些想法和冲动会控制他们的生活，发展成一系列异常顽固且令人痛苦的强迫观念和强迫行为，统称为**强迫症**（obsessive-compulsive disorder，简称OCD）。

我们一般使用“痴迷”（obsession）一词来描述对某物的浓厚兴趣，如“他痴迷足球”，但放在OCD中则有着完全不同的意义，它指的是那些反复出现的、令人痛苦却又毫无意义的观念、想象和冲动，有时，这些观念和冲动会不分昼夜地持续出现。这令人异常不安，以至于强迫症患者选择采取一系列复杂、持久的行为来减弱这些观念给他们带来的痛苦，这些行为就是**强迫行为**。

典型的**强迫观念**包括：

- 害怕被污物或细菌污染；
- 毫无意义的攻击性观念（例如，扔掉或者伤害你的孩子）；
- 令人烦恼的性幻想；
- 污秽的念头；
- 担心破坏社会规则（例如，在教堂里尖叫）；
- 担心自己做事的方法是否恰当（例如，是否关上了烤箱，邮件中是否存在拼写错误，同某人交谈时是否说了冒犯的话）；
- 害怕失去某些物品。

最常见的**强迫行为**包括：

- 强迫清洗（一般是对“害怕被污染”的强迫观念的反应）；
- 强迫检查（通常是因为强迫性疑虑）；
- 强迫按照特定方式摆放物件；
- 按照固定的次数重复某些行为或观念（例如，强迫计数或祷告）；
- 强迫藏匿（因为担心丢失物件）。

有时，强迫行为和强迫观念之间存在着某种逻辑上的联系，而有时，两者之间并不存在因果关系（例如，某些人不断重复计数行为，目的是保护他们心爱的人免受伤害）。大部分存在强迫观念的人都同时伴有强迫行为，但这两者均可以独立存在。

一般而言，强迫观念都以担心自身安全或他人安全及情绪为主要内容，患有强迫症的人通常对他人的幸福有着强烈的责任感。强迫症患者不能容忍生活中不可避免的那些小风险或小威胁，为了清除这种危险，他们陷入持续且无谓的战斗中难以自拔。

存在以下表现的人很可能会被诊断为**强迫症**：

◎ 经常存在一些毫无意义且并不合理的观念、冲动或想象，这令人痛苦，而且担忧的主题不仅仅是现实问题，这些念头是他们努力想要摆脱或忽略的，是被他们视为自身观念的产物；

◎ 为了应对自身的强迫观念，他们卷入到重复和仪式化的行为或观念中（即强迫行为）；

◎ 强迫行为旨在缓解强迫观念造成的压力，或为了阻止某些可怕事件的发生，但这些行为都是极端且不切实际的；

◎ 已经意识到这些强迫观念和强迫行为是不合理的（这种认知也经常发生变化，这取决于当事者当时的感觉）；

◎ 这些强迫观念或强迫行为给患者造成明显的困扰，每天占用的时间超过了一个小时，或是对患者的正常生活产生了明显的影响。

发展到最严重的程度时，强迫症可以毁掉一个人的生活，让患者在大部分时间都被强迫观念和强迫行为占据，以至于自身的正常生活难以继续。例如，每天因为害怕被弄脏而花费大量时间洗手和淋浴。

强迫症也会对当事者身边的人产生巨大的影响。强迫症患者不仅要通过不断地重复来确保事情的完好（其实他们担心的事情根本不会发生），他们还会将自身的习惯和规矩强加在身边人身上。强迫症患者离婚和分居的比率在心理疾病患者中几乎是最高的。然而，值得庆幸的是，如今我们已经有了非常成功的治疗方法了。

强迫观念和强迫行为常见吗

存在令人困扰的想法并不是什么不正常的事情。事实上，80%的人都有过这类想法。据统计，人每天会产生大约4 000个想法，其中有13%的想法是自发的，即这些想法是未经我们的允许擅自出现在我们脑海里的。许多自发的想法都与占据强迫症患者脑海中的那些强迫观念类似：它们很奇异，不合常规，有时甚至令人震惊。在某项研究中，50%的人说自己曾有过伤害家庭成员的荒唐想法，32%的人曾幻想过抢劫银行，25%的人曾幻想过“令人不耻的性行为”。

然而，强迫症并不常见，大约只有3%的人一生中曾遭受过强迫症的困扰。强迫症发病年龄通常较早，主要开始于青春期早期和25岁左右。并且，与其他很多焦虑问题不同，男性和女性在该病上的发病率几乎相同。

☆ 自测：强迫症自查表

每个人都曾经有过强迫性想法，但是，如果你担心自己是否存在强迫症的话，那不妨做做下面这份测试。回顾你过去一个月的经历，然后回答下述问题。

计分方式：选“一点也不”计0分；选“有一点儿”计1分；选“有过”计2分；选“很严重”计3分；选“极其严重”计4分”。

题目	我的得分
1. 我保留了太多物品，以至于它们已经给我的生活造成了障碍。	
2. 我用于检查核对的次数已经明显超出了实际需要。	
3. 如果物品的摆放不符合我的想法，我就会变得坐立不安。	
4. 我做事时总强迫自己计数。	
5. 如果某件物品被陌生人或某些人摸过，我就不愿意再碰它。	
6. 我发现我很难控制自己的思想。	
7. 我总收集一些自己并不需要的物品。	
8. 我反复地检查门及窗、抽屉等。	
9. 如果别人改变了我摆放物品的方式，我就会非常烦躁。	
10. 我感觉自己必须不断重复某些特定的数字。	
11. 有时，我会想当然地认为自己被弄脏了，因此就不得不反复清洗。	
12. 有时，某些与我自身意愿相悖的糟糕想法会突然蹦进我的脑海中，这令我感到不安。	
13. 我从不敢扔东西，因为我担心总有一天会用到它们。	
14. 在我关闭煤气、水龙头和电灯开关之后，我总会再反复确认一下。	
15. 我要求物品必须按照特定的顺序摆放。	
16. 我认为数字也有好坏之分。	
17. 我洗手的时间和次数超出了正常需要。	
18. 我经常会冒出一些污秽的想法，而且难以自拔。	

计算你的总分，如果你的得分为21分及21分以上，就预示着你可能患有强迫症。

如何战胜强迫观念和强迫行为

找到出路最好的方法通常是穿行。

——罗伯特·弗罗斯特（Robert Frost），美国诗人

强迫症通常会令人非常痛苦，因此强迫症患者会尽一切努力来摆脱强迫观念的束缚。这时，凭借能短期缓解痛苦的优势，强迫行为就乘虚而入了。此外，有些人则选择逃避那些给他们带来担忧的情景，并试图在强迫观念侵入时转移自己的注意力，极力制止或压制强迫观念的出现。不幸的是，这些方法不仅不会有效，反而会增强“强迫观念”对你的控制。例如，一项研究发现，某些强迫症患者每天要花至少3.5个小时来压制自己的强迫观念，而这些努力通常都以失败告终，更糟糕的是，这些失败让他们感觉更加沮丧不安。

值得庆幸的是，我们已经掌握了一种战胜强迫症的方法，经实践证明，这种方法非常有效，即使是在那些最严重的患者身上也取得了明确的疗效。你可以独自使用该方法，但是由于强迫症有时会成为一种非常严重的问题，因此我们建议你最好咨询专业认知行为治疗师的意见，你的医生还可以为你推荐药物治疗。

作为治疗的准备工作，你首先应该学会记日记。把你每天花费在强迫观念和强迫行为上的时间记录下来（简单记录就可以）。这样，当开始治疗强迫症时，你就能随时了解自己的进程了。

该治疗共包括以下两部分。

1. 了解强迫观念和强迫行为的“工作”方式

当我们曲解了某种“丑陋”想法的意义时，强迫观念和强迫行为就产生了。任何人都会有这类想法，但只有少数人会关注到它，当他们坚信该想法意义重大时，强迫症就产生了。例如，他们确信，如果同他人接触之后不进行彻底清洗，自己就会患上癌症，或者因为头脑中突然冒出打骂孩子的想法，他们就坚信自己对孩子的安全造成了威胁。这些想法当然会让人感觉非常不适和痛苦，因此，他们会尽一切努力赶走这些想法，有时便是通过强迫行为。然而，正如我们看到的那样，这种方法只会把患者牢牢地困在强迫观念的漩涡里，所有试图甩掉强迫观念的努力最终都成了加深记忆的帮凶。

在明白了强迫观念和强迫行为的“工作”方式之后，我们就可以换一种方

式来思考那些“丑陋”想法的意义了。要记住，**所有的人都可能产生这样的想法，你只需把它们想象成你的头脑中漂浮而过的垃圾**。它们不具有任何意义，你不需要刻意控制它们，有这些想法并不代表你就成了坏人（否则我们都变成坏人了）。有这些想法并不意味着你就会将其付诸实践，想法和实践之间还隔着一条宽阔的银河呢！

尽量不要过分关注 “一天不洗8遍澡”或“出门前不反复检查开关就很危险”等这类的想法。没人能保证100%的安全，也没人能100%地保证自己任何事情都能完成得很完美。这也根本不值得人们花费那么多时间和精力去尝试。一次就够了。

2. 将你暴露在你恐惧的情景中

暴露法必须以一种可控的，系统的方式进行，而且最好是能得到朋友或家人的帮助。将你恐惧的情景记录下来，并按照紧张程度自轻到重的顺序依次排列。下面，以一名担心因为污垢和细菌而感染疾病的强迫症患者为例。

紧张程度最轻 ↓ 紧张程度最重	
	触摸门把手
	在公交车上共享座位
	同陌生人握手
	让陌生人到自己家里来
	使用公共卫生间

选择一项你认为既具有挑战性又可以承受的任务作为起点，让自己反复暴露在这种场景下，并坚持不去做强迫行为或其他能令你感觉安全的行为。你需要正面迎击你内心的恐惧，这是战胜它的唯一方法，在你完成了某项任务后，请按照列表中的顺序继续下去。不要停下来去做那些更简单的任务。

你必须在每项任务上投入足够的时间，直至你对该场景的焦虑彻底消失，这点非常重要。只有这样你才能懂得，该场景根本不具有威胁性。此外，治疗必须有规律，最好能保证每周4次。

如果无法进行真实的体验，**想象暴露法**也是个不错的主意。尝试着描述这样一幅场景：将你恐惧的情景记录下来，然后反复通读，激发身临其境的感觉。如果想做得更好，你可以将你的描述录下来，然后一遍遍回放给自己听。

虽然暴露法有效，但它确实不易完成，尤其是刚开始时，你毕竟是在跟自己的恐惧作斗争。**请按照你的速度进行，坚持住！**

自我奖励

完成某项任务之后，不要忘了给自己一点儿奖励，这是你应得的。此外，不妨设想一下，在你彻底战胜强迫症之后，你打算用多出来的那些时间干点儿什么？

Know Your Mind

强迫症飞行员

霍华德·休斯（Howard Hughes，1905—1976）在商业领域，尤其在航空业和好莱坞电影界是鼎鼎有名的人物。他制作了著名的黑帮电影《疤面煞星》（*Scarface*），创下了无数的飞行速度纪录，设计了具有开拓意义的飞行器，并经营管理过美国最大的航空公司之一——美国环球航空公司（TWA）。这位已经离世的亿万富翁是众多图书和数部电影的主角，尤其以莱昂纳多·迪卡普里奥主演的奥斯卡获奖影片《飞行家》（*The Aviator*）最为人熟知。

然而，霍华德也因其强迫症而闻名于世（或者说声名狼藉）。霍华德的强迫症在其晚年已经发展到非常严重的程度。由于害怕被弄脏，他触碰任何物品之前都必须先包上几层卫生纸和玻璃纸。任何助手要是想唤醒他，就只能触碰他的脚趾，而且必须隔着8层卫生纸。

No.9 羞怯及社交焦虑

糟糕的羞怯，让我什么喜欢的事情都做不了。

——史密斯乐队(The Smiths)，英国知名摇滚乐团

所有人都知道羞怯是什么感觉。它就是对他人的畏缩和逃避，当我们感觉别人认为我们笨拙、迟钝或愚蠢，或者认为我们很焦虑时，我们就会感到羞怯。

羞怯是一种很正常的情绪。很多羞怯的人（一般指程度相对轻微的）都能

正常生活和工作。然而，羞怯也可以很严重，当它发展到无法控制的地步时，就是心理学家所谓的“社交焦虑”（或社交恐怖症）了。

社交焦虑可以表现为多种形式。有些人在所有的社交场合都会感到紧张，而有些人只在公共场合出席某项活动时才会恐惧。公开演讲是最易令人紧张的活动，然而，任何事情——从约会到当众用餐，甚至是使用公共厕所，都会使人产生社交焦虑。最后一种又称为“膀胱害羞症”，主要影响男性，但不是绝对。

同羞怯一样，所有类型的社交焦虑都有一个共同的特点：患者都担心别人会对他们产生不好的印象。社交焦虑会给患者的生活造成巨大的影响。他们用大量的时间担心可能遇到的问题，并殚精竭虑地寻找逃避这些问题的方法。如果他们躲不过出席宴会或当众演讲的命运，就会因焦虑而心劳神疲。他们会心跳加速、面色潮红，还会感到眩晕。事后，他们会陷入长时间的沮丧中，坚信自己成了别人的笑柄，并认为所有人都看出自己有多焦虑。他们懦弱、懊悔、紧张不安，而且自我感觉很糟糕。

医生通过以下几种症状来判断某人是否患有**社交焦虑**：

- 对需要暴露于陌生人面前或需要接受他人评价的社交场合感到非常恐惧，他们担心暴露出自身的焦虑，或者担心自己会做出令人蒙羞或尴尬的举动；
- 在某些特定的场合总是焦虑不安；
- 认识到这些恐惧是不切实际或过分夸大的；
- 避免接触令自己恐惧的场景，或不得不痛苦地忍受；
- 因为焦虑而无法正常生活或工作。

羞怯和社交焦虑常见吗

40%的人认为自己羞怯。几乎所有人都有害羞的时候，尤其是儿童和青年。

假如你正在同社交焦虑作斗争，振作起来，你并不孤独。实际上，社交焦虑是最常见的心理问题之一，大约13%的人在人生的某个阶段会受到社交焦虑的影响。同羞怯相似，社交焦虑也多开始于青年时期。

☆ 自测：社交恐怖症量表

羞怯是一种很正常的表现。如果它发展到无法控制的地步你该怎么办？下面的测验能很好地帮助你判断自己的羞怯是否已经发展成社交焦虑，请根据过去一周的经历来回答下述问题。

计分方式：选“一点儿也不”计0分；选“有一点儿”计1分；选“有过”计2分；选“很严重”计3分；选“极其严重”计4分。

题目	我的得分
1. 我害怕权威人士。	
2. 我因在人前易脸红而备受困扰。	
3. 聚会和社交活动都令我恐慌。	
4. 我尽量避免与我不认识的人谈话。	
5. 他人的批评让我坐立不安。	
6. 因为担心出丑，我避免同他人接触或谈话。	
7. 在他人面前出汗令我感到紧张。	
8. 我逃避出席宴会等活动。	
9. 我逃避会让我成为焦点的活动。	
10. 同陌生人讲话会令我惶恐不安。	
11. 我逃避当众演讲的机会。	
12. 我会尽一切努力逃避指责。	
13. 当我处于人群中心时，我会感到心慌。	
14. 我害怕在别人的注视下工作。	
15. 出丑或被别人当作笨蛋是我最恐惧的事。	
16. 我尽量避免与权威人士交谈。	
17. 在人前颤抖或哆嗦让我非常苦恼。	

19分或19分以上预示着你可能存在社交焦虑。

如何战胜羞怯和社交焦虑

我是这世上最害羞的女人，但我的内心却有一只永远张着血盆大口的狮子！

——英格丽·褒曼（Ingrid Bergman），好莱坞女星

羞怯是一种再正常不过的人类情绪，因此它无药可医。不过，虽然你无法将羞怯从你的生活中彻底清除出去，但你确实可以学习如何处理这种情绪，接

下来的几页就将为你提供相应的方法。此外，你还可以使用同样的方法来应对社交焦虑。

说到底，**社交焦虑和羞怯就是某种负面情绪不断发展的产物**。你先是产生了消极的想法，随后这种消极的观念改变了你处事的方式。反过来，这又让你产生更多消极的观念，周而复始。因此，如果你想对付羞怯和社交焦虑，你就需要反思你的思考方式，并改变自身的处事模式。

重新评价个人的思考方式

首先，请关注你的想法。人们之所以会害羞，会产生社交焦虑，是因为他们认为别人会因为自己的处事方式而看不起自己。不管事实的真相如何，他们坚信自己出了洋相或者成了别人的笑柄。在羞怯和社交焦虑产生以后，事实就无法在你心里插足了。

然而，这些情绪并不能反映他人的观点，它只揭示了他们对自我的认识。而且，当身处压力较大的社会环境中时，他们的关注点通常会立刻转向自己的内心。他们会变得极其局促不安，过分关注自己的焦虑情绪，还认为周围的人会注意到自己的焦虑不安，继而更加不知所措。这种消极想法正是你要宣战的对象。

同前几节中处理其他焦虑问题的方法类似，我们首先应准备一本日记本。把触发你胆怯情绪或社交焦虑的场景以及你的想法和感觉都记录下来。同时，回答下列关键问题。

- 人们真是那样看待我的吗？
- 我的焦虑情绪真的那么引人注目吗？
- 即使我的焦虑情绪被人察觉，或者人们认为我的谈话很无聊，再或者认为自己低人一等，甚至是在很多场合都表现很差，这又有多大关系呢？

当你准备回答上述问题时，尽可能找到所有的理由（无论是正面的还是负面的）。与你信任的人讨论这个问题。他们了解别人对你的看法吗？他们注意到你的焦虑了吗？

某些治疗师会让当事人把他们内心恐惧的情景用表演的方式展现出来，例如，在公共场合穿一件湿衬衫，就像被汗水浸透的那样，或者发表一次演说，处处进行刻意夸张的停顿（这被称为“**羞怯大爆发**”）。通过这种方法，人们就能够明白：*即使别人注意到了你的焦虑，他们也不会对此产生任何看法*。

消极观念通常以“精神意象”的形式出现（脑海中的一些关于你在特定场合下样子如何吓人、声音如何刺耳的生动图像）。这些意象只会增加你的焦虑情绪，因此你需要用积极或更加现实的图像取代它们。当你准备向某种紧张情境宣战时，请把注意力集中到这些替代性的意象上，一旦消极意象试图钻入你的脑海，就立刻用这些替代性图像抵御它们的进攻。治疗师们经常会把当事人在社交场合中的表现录制下来，然后回放给他们看。通过这种方法，你就会发现那些消极意象并不能正确地反映现实了。

改变你的行为

接下来，来看看负面观念是如何影响你的行为的吧。对于那些因羞怯和社交焦虑而感到难以面对的情境，人们通常会选择逃避，还会采用一系列“安全行为”帮助自己应对特定的社会活动。安全行为有成千上万种，最常见的包括：预先演习讲话内容，避免眼神接触，监测自身的表现和焦虑症状，用头发遮住脸，附和别人的讲话，从不大胆提出自己的观点，只跟自己认识的人交谈，紧紧地抓住某件物体以免被别人看出自己在颤抖。

一旦你采用了“安全行为”，你就无法明白，即使没有“安全行为”的帮助，你也可以表现得很好。而且，你也无法改善自己应对社交场合的方式。除此之外，“安全行为”还有很多弊端。毕竟，对于那些从不注视你的目光或忙于寻找下一话题而根本不管你说什么的人，我们似乎很难与其进行良好的沟通。“安全行为”令人看起来冷淡疏远，在这些行为的影响下，别人对你的感受都是一些错误的信息。

因此，你需要改变自己在社交场合中的处事方式，对你的恐惧做出正面还击。你需要学会在面对令人恐惧的情境时，不使用“安全行为”。只有这样，你才能明白这些行为是在帮你还是害你。把你认为难以面对的情境列出来，并按照困难程度对其进行排序。例如，如果你害怕参加陌生人较多的聚会，你可以列出下面这样一份表格。

按照对你产生的困扰程度给每项任务打分，分数从0～10分不等，然后选择一种对你而言既有挑战性又可以接受的情境作为起点，按列表中的顺序依次体验。在完成任务的过程中，不要借助任何“安全行为”的帮助。你也可以先使用“安全行为”，然后舍弃它，并进行前后对比。在完成某项任务之后，把过程进展记录下来，再根据这种经历对你的困扰程度进行打分，并与之前的分值进行比较。与使用“安全行为”相比，舍弃它们的做法令你感觉如何？你很快就会发现，没有它们的帮助，你同样能做得很好（甚至是更好）。

压力最小	与朋友一起参加聚会，感觉很舒服。
↓	朋友在场的情况下，与陌生人交谈。
	单独与陌生人交谈。
	独自参加聚会，与三个陌生人交谈，并停留45分钟。
压力最大	独自参加聚会，与五个陌生人交谈，并停留90分钟。

以下这4点小技巧可以帮助你在不使用“安全行为”的情况下顺利完成任务。

- ◎ 把自己当成一个自信的人。
- ◎ 把注意力集中在周边的人身上，以此抵制对自身情绪的关注。
- ◎ 不要担心尚未到来的社交活动。多关注参加活动的原因，以及活动是否有趣或能否增进你和同事之间的了解，不要把注意力放在如何避免焦虑情绪上。不要在事后不断懊悔，要懂得从经历中获取积极的经验，并斗志昂扬地迎接下次挑战。
- ◎ 培养你的自信，这有助于你更加自信地应对各种社交场合。①

No.10 创伤及创伤后应激障碍

悲伤若不说出嘴，就会向负荷过重的心窃窃私语而令其破碎。

——莎士比亚，《麦克白》

人生充满了压力和束缚，而只有真正的磨难，如强奸、暴力殴打、严重疾病、自然灾害、严重车祸、亲人突然离世、恐怖事件、战争、拷打或身体虐待

① 克服羞怯与社交焦虑，著名心理学家菲利普·津巴多会给你提出怎样的建议？推荐阅读由中国人民大学出版社出版的《害羞心理学》。——编者注

及性虐待才能被称为“创伤”。

没人能够轻松适应这些事情，凡是经历过这些事件的人，身心必然会受到很大的冲击。他们或许会否认这些事情曾经发生过；他们可能很难入睡，即使好不容易睡着了，也很可能会被噩梦惊醒；他们或许整日回想那些发生在自己身上的事情，消极的想法和意象也会不停地冲进他们的脑海中；他们会尽一切努力摆脱对创伤事件的记忆。他们通常会感到烦躁、抑郁，也可能会愤怒或内疚。

这些反应都是非常正常和自然的：人们用这种方式来应对可怕的事件，直至它们对内心的影响完全消失。一般而言，这些不快的感觉会在几周后逐渐消失。不过对于少数人来讲，这种感觉会残留下来，甚至变得更加糟糕。当这些情绪在你体内存留一个月以上，并导致真正的问题时，它们就成为创伤后应激障碍（post-traumatic stress disorder，简称PTSD）了。

当人类发现自己身处过度紧张的环境中时，就会变得恐惧和焦虑。这是一种古老且与生俱来的促使人们战斗或逃跑的生物反应。一旦解决了那些令我们产生压力的事情，恐惧和焦虑就会随之消失。然而在PTSD案例中，尽管紧张的情境已经消失，恐惧和焦虑仍然存在，就像发生故障的警铃不停地报警一样。PTSD通常包括以下三个主要特征。

创伤事件的再体验。一般以噩梦的形式出现，有时表现为幻觉重现，让人感觉自己又回到了惨剧当中。无论怎么努力想要忘却，创伤体验总是反复地闯进他们的脑海中。很小的事物就可以激发起人们对于创伤的回忆，例如，一种特殊的声音或气味，某个场所或某人的长相。

逃避与创伤事件相关的任何提示物。PTSD令创伤的回忆如此不快，因此，受害者会尽最大的努力来避免触发这些回忆。他们拼命把有关创伤事件的思绪赶出大脑，避免接触可能会触发创伤记忆的一切人物和场景。可以理解，他们也不愿讨论自己的那段经历，若发展到一定程度，这甚至会让亲人觉得此人冷淡、疏远和孤僻。受害者似乎发现了创伤引发的情绪令人非常不适，因此，他们试图压制自身的全部感情。最终，PTSD患者常会使用酒精或药物来麻木自己的感情。

持续紧张。心理学家称这种持续紧张为“兴奋”期，即始终感觉焦虑、易怒和紧张。PTSD患者始终对与创伤有关的想法或提示物保持高度警觉，这种状态夜以继日地占据着他们的全部生活（睡眠障碍是PTSD患者的典型症状）。

PTSD彻底压垮了人们的意志。除了上述特征以外，受害者经常会体验到内疚、愤怒或悲伤等强烈的情绪。因此，PTSD会导致成瘾、抑郁、身体疾病或自残等一系列其他问题也就不足为奇了。

直到1980年，PTSD才被正式认定为一种疾病。越南战争导致成千上万例PTSD患者的出现，这也进一步证明了退伍军人组织中一部分人的观点，使他们在为PTSD争取独立名号的战争中取得了胜利。

当然，尽管世界上有无数人遭受过创伤，却只有少数人会发展为PTSD。原因何在？这在一定程度上与人的个性及生活经历有关。之前经历过创伤或存在抑郁及自卑等心理问题的人容易罹患该病。另外，那些不善于表达个人情绪及社会支持系统不健全的人发病的风险也较高。

但决定某人是否会发展为PTSD的主要因素还是创伤本身的特性。如果创伤本身非常严重、持续时间很长或者让人无法预料，或者创伤发生在人生早期，则更容易发展为PTSD。由他人造成的伤害（例如强奸或凌辱）破坏性最大。此外，距离灾难发生地点越近，出现PTSD的风险越高。例如，在“9·11”事件发生后，有人对纽约人进行了调查，结果发现，居住在曼哈顿区110街以外的人群中，7.5%出现了PTSD症状，而居住在世贸中心附近的人群中，该数字则增长到20%。

生活实例

几年之前，我曾经当街遭遇严重殴打。在那之后的很长时间内，我都不敢在晚上独自出门。要不是因为我不得不工作，我可能根本不会出门。我在网上购物。没有任何社交生活。我希望搬到别的地方去，这样就再也不会看到我被打的那个地方了，也看不到那天晚上我到过的任何地方了。我严重失眠，即使好不容易睡着了，也会被可怕的噩梦惊醒。尽管我拼命想要忘记，被打的场景还是会时常浮现在我的脑海中。我精神紧张，对袭击我的人充满了仇恨，对自己则满怀鄙视。如果我不是最终鼓起勇气去看家庭医生，我真不敢想象我现在会在哪儿。

菲尔，28岁

PTSD常见吗

半数人一生中会经历一次严重的创伤。正如前文所述，我们是否会发展为PTSD样症状，在很大程度上取决于创伤本身的性质。在最严重的创伤反应中，这些症状也会在数周后逐渐消失。不过，大约有1/3的人会出现遗留问题，而5%～10%的人在一生中会出现某种程度的PTSD。

☆ 自测：事件冲击量表

如果你想知道自己是否患有PTSD，不妨做做下面这个问卷。以你在创伤事件后一周内的经历为依据，选出适合你的答案。

计分方式：选“一点儿也不”计0分；选“有一点儿”计1分；选“有一些”计2分；选“很严重”计3分；选“极其严重”计4分。

题目	我的得分
1. 任何提示物都会唤起我的痛苦记忆。	
2. 我难以保持睡眠。	
3. 其他事情也会让我不断想起它。	
4. 我感到急躁易怒。	
5. 当我想到它或别人提到它时，我需要压制自己不安的情绪。	
6. 我总会在无意中想到它。	
7. 我感觉它好像从来没有发生过，或者不像真的。	
8. 我有意远离能唤起我回忆的事物。	
9. 与它有关的图像经常闯进我的脑海中。	
10. 我神经过敏，很容易受到惊吓。	
11. 我尽力不去想它。	
12. 我意识到自己对它仍然存在很多感受，但我未对此做出反应。	
13. 我对它的感觉多少有些麻木。	
14. 我发现自己的行为或情绪和创伤发生时一样。	
15. 我入睡困难。	
16. 我对它有强烈的感受。	
17. 我试图把它从我的记忆中删除。	
18. 我很难集中注意力。	
19. 对它的回忆导致我出现了身体反应，如大汗、呼吸困难、恶心或心悸。	
20. 我会梦到它。	
21. 我高度警惕。	
22. 我尽量不去讨论它。	

Impact of Event Scale -Revised © Weiss，D.S.,&Marmar.C.R.（1997）

计算你的总分，30分以上表明你可能存在PTSD。

如何战胜创伤及PTSD

在创伤后的几周内存在某些PTSD的症状是很正常的。它们通常会自动消失，而下面这几个步骤可以帮助你更顺利地完成这个过程。

简单地说，你需要照顾好自己。这意味着获得朋友和家人的支持，获取充足的睡眠，合理地饮食，以及规律地锻炼。尝试着回到正常的生活轨道上去，还有别忘了留出娱乐和放松的时间。如果安全，再去创伤事件发生的地点看看，你肯定不希望养成逃避的习惯。同样，不要压抑自己的情绪，向你信任的人倾诉。如果你仍然有再次受伤的危险（例如，你正处于某种受虐待的关系中），那么你首先应该改变这种处境。

同你的医生沟通，以保证他们对你的经历有明确的认识。做日常工作时要加倍小心，例如，当你开车时尤其应该注意，因为人们在压力过大时更容易发生交通事故。此外，对待自己要宽容。产生紧张的情绪并不意味着你很脆弱，也不代表你会发疯。不要奢望你的困难会在一夜间消失，但要坚信，**它们总有一天会消失的。**

如果你的症状非常严重，或者它们已经持续了一个月或更长时间，你就应该考虑PTSD认知疗法了。

认知疗法

创伤事件的记忆之所以会令PTSD患者如此痛苦，有其必然的原因。这些记忆不仅令人不快，而且与人们传统的人生观及世界观大相径庭，于是就使人们不知道该怎样面对它们。正因为如此，它们才会一直盘旋在人们的脑海中，无法被其他记忆取代，从而令人们深陷恐惧和焦虑的泥沼中无法自拔。这些记忆通常都是不完整的，因此人们只能回忆起某些时刻和特定的细节，而不是完整的情节。

PTSD认知治疗师将帮助你勇敢地面对你的记忆，并将这些记忆串联在一起。这样，你就可以拼凑出整幅图像，并正确理解当时的经历了。在这个过程中，你还将学会如何应对自己的愤怒、内疚和羞愧等情绪。你会发现，你已经可以像别人那样，将那段痛苦的创伤记忆抛置脑后，它们再也不会卷土重来伤害你了。

如何克服创伤引起的失眠

1666年，在伦敦的那场大火发生6个月后，一位当事者在日记中写道：

> "在过去的这段日子里，我没有一个夜晚不是在那场大火的可怕回忆中度过的。很奇怪，我竟然还走到了今天。昨天晚上，我也因为满脑子都在想着那场火灾，所以直到凌晨两点才入睡。"

类似的经历在PTSD患者中是极具代表性的。实际上，**睡眠障碍**是PTSD最常见的症状之一。一项研究发现，在1995年俄克拉何马城恐怖袭击幸存者中，70%的人在爆炸发生6个月之后出现睡眠障碍，50%的人为噩梦所折磨。1992年开展的调查发现，在第二次世界大战大屠杀中幸免于难的生还者中，95%的人存在睡眠障碍，83%的人经常遭受噩梦的折磨。

创伤为什么会对睡眠造成如此强烈的影响？尽管有不少理论试图解释这一问题，但真正原因尚未明确。可能是因为PTSD令患者的精神过度紧张，使得他们很难入睡；也可能因为他们总在有意无意地抗拒睡意，以避免被PTSD最常见的特征——梦魇困扰；还可能是因为，PTSD最容易影响到用于恢复情绪和记忆的睡眠阶段（快速眼动睡眠期或REM睡眠期），因此PTSD患者才会经常做噩梦。此外，有的科学家还提出，人们困乏时对恐惧的耐受性更差，因为此时他们的警觉性下降，无法得心应手地运用平时应对困境的各种策略。如此一来，PTSD患者不仅入睡时间延长，他们对困意的恐惧也会逐渐形成。

不管是什么原因引起的噩梦，都可以尝试用下面这种措施来治疗。意象预演治疗包括三步：将你的噩梦记录下来，把它改变为你所期望的任何形式，每天花15分钟来演练这种新的形式。研究发现，这种方法不仅能有效地解决梦魇问题，对PTSD的其他症状似乎也有效。

暴露法

暴露法是治疗专家会用到的关键方法之一。在这里，暴露给你的是你对创伤的记忆，只不过是采用了一种非常平缓和系统的方式。你可以采用"真实再现"的方式，例如，重新回到创伤事件发生的地点；也可以借助想象的力量，例如，治疗专家会要求你把创伤经历记录下来，或者把你对创伤的回忆录制下来回放给你听。不管这种暴露是依靠想象还是“真实再现”，两者的效果是相同的。通过这些过程，你可以把创伤的记忆碎片拼接在一起，构建出完整的记忆图像。你还会发现，记忆仅仅就是记忆，它并不是仍然身处险境的一种象征。**你不需要压制这些记忆，只要你愿意，随时可以拿出来回忆，它跟其他任何记忆一样，不会对你造成任何伤害。**这里你说了算，而不是你那些痛苦的记忆。

通过这个过程，你就会发现，你根本没有必要使用什么策略来压制自己对于创伤的回忆，它们毫无用处，而且还会使事情变得更加糟糕。例如，用药物和酒精麻醉自己只能增加你的焦虑和抑郁。时刻提醒自己远离创伤的回忆只会让这种记忆越来越深刻。此外，如果你不对自己的恐惧发出正面攻击，你永远也不知道，它们其实就是纸老虎。

改变你的思维模式

最后，治疗专家会帮助你改变那些加重你恐惧情绪的观念和想法。

创伤会在瞬间改变你的人生观。周围的世界突然变得非常危险，灾难好像随时会发生。别人似乎都非常邪恶且不可信赖，你突然变得非常脆弱，任由冥冥中未知的黑手摆布。随后，消极的观念（以及令人不快的记忆）紧随这些负面认识的脚步，悄悄混进来了。你会因为自己在创伤事件上的表现而自责，担心这些PTSD症状是自己即将发疯的征兆，或者对自己无法尽快从创伤中恢复而心生不满。你的思想会因为这些消极的观念（或“认知错误”）而发生扭曲，例如，做任何事情都先想到最坏的结果，夸大消极事实而忽略积极因素，歪曲对现实的理解，思考问题喜欢以偏概全。

你需要重新认识并改变这些想法，治疗专家会为你提供一些切实有效的方法。例如，对支持或反对你这些想法的各种理由进行重新评估，换一种角度来看待创伤情景，想想你会给有类似经历的朋友什么样的建议。此外，花时间想想你在创伤之前的人生观和世界观，学习着用这些观点来看待你的这次创伤记忆。

同自己的记忆作战并不是一件轻松的事。挖掘出那些试图深埋在心底的不快记忆有时会让人很痛苦，但只有这种方法才能在PTSD患者身上取得了明显的成效。**坚持住，总有一天，恐惧会离你而去。**

No.11 忧虑

规则一：不要为小事担忧。

规则二：所有的事都是小事。

——罗伯特·艾略特（Robert Eliot）

我们都知道忧虑是种什么感觉。生活中的某一方面占据了我们的头脑，我们常试图预测出哪些地方会出现差错，如果真的出了差错，对我们又会产生什么影响。然而，忧虑并不是一种可以帮助我们解决问题的积极活动，它更有可能令我们产生焦虑、抑郁和恐惧的情绪。一旦我们开始忧虑，就很难停下来，忧虑会不断加剧，并最终脱离我们的控制。

什么事情容易引起我们的忧虑呢？这通常没什么规律可循。健康、人际关系或工作等人生大事会让我们担心，在别人看来微不足道的日常琐事也可以成为我们担忧的对象。对于那些总是忧心忡忡的人来说，任何事情都可能成为他们忧虑的原因，生活也因此变得疲惫不堪。

爱杞人忧天者凡事总看到消极的一面，他们喜欢把时间浪费在可能根本不会发生的事情上。他们善于（并极具想象力）"如果…怎么办"式的思考，在这个过程中，他们总是能预见到最坏的结果。心理学家称之为**"灾难化"**，当然，这会令人焦虑和抑郁也就不足为奇了。

广泛性焦虑障碍（Generalized Anxiety Disorder ,GAD）是忧虑的最严重的形式，它包括以下几个特征：

◎ 极端、脱离现实、不受控制的担忧；

◎ 忧虑时间持续超过6个月；

◎ 极度焦虑；

◎ 严重影响了个人的日常生活。

生活实例

我是一个爱发愁的人，几年前，我还能控制这种情绪，但随着工作中不断出现严重问题以及婚姻走向破裂，这一系列的变故让我遭受了沉重的打击。我似乎陷入了真正无法自拔的忧虑当中。我开始担忧身边的一切事情，不管它有多微不足道。即使是好事，我也总感觉灾难就在附近。我既不能集中注意力，也无法安然入睡。我认为自己就是个彻头彻尾的失败者，再做什么也是无济于事。偶尔刚刚睡醒的时候，我能得到片刻的安宁，然而，在瞬间的幸福过后，那种令人反胃的忧虑又会再次袭来……

克莉丝蒂娜，29岁

忧虑常见吗

医生及作家刘易斯·托马斯（Lewis Thomas）曾经说过："我们可能是这星球种种生物中，唯一一种会忧虑的动物。我们忧虑我们的生活。"虽然这种描述多少有些夸张，不过，确实几乎所有人都有担忧的时候。然而，某些人的忧虑会更频繁、更强烈。有一项研究发现：

- 38%的人报告说自己每天至少忧虑一次，19.4%的人2～3天忧虑一次，15%的人则大约一个月忧虑一次；
- 9%的人每次忧虑的时间大约持续2～3小时，11%的人持续1～2小时，18%的人每次忧虑的时间大约为10～60分钟，38%的人为1～10分钟，令人高兴的是，大约24%的人说自己每次忧虑的时间不会超过一分钟;
- 清晨和夜晚入睡前是忧虑发生的"高峰期"，或许是因为我们在这两段时间内比较悠闲。工作、健康、金钱和人际关系是最常见的忧虑内容。
- 大约3%的人患有广泛性忧虑障碍，女性的发病率是男性的两倍。人们首次出现症状的时期多集中在16～19岁和接近30岁时，而且这些症状可以持续很长时间。

☆ 自测：忧虑问卷

你多久会忧虑一次？你是否担心自己的忧虑已经不受控制？不妨做做下面这项测验，看看忧虑对你的影响有多大。

根据每个选项的典型程度进行打分，分数为1～5分，计分方式为：“不典型”计1分；介于“不典型”和“有些典型”之间，计2分；“有些典型”计3分；介于“有些典型”和“非常典型”之间，计4分；“非常典型”计5分。

题目	我的得分
1. 除非我忙得不可开交，否则我就会忧虑。	
2. 我被自己的忧虑打倒了。	
3. 我不喜欢庸人自扰。	
4. 许多场合都会令我忧虑。	
5. 我明白自己不应该担忧，但总是控制不住。	
6. 感受到压力时，我会非常担心。	
7. 总有事情会令我担忧。	
8. 我发现自己很容易打消某些令人烦恼的念头。	
9. 令我担忧的事情刚刚结束，我就开始担忧起其他的事来。	
10. 我从不因为任何事担忧。	
11. 如果除了担心，我什么都改变不了话，我就不会再担心了。	
12. 我从小到大都是个爱发愁的人。	
13. 我意识到自己总是杞人忧天了。	
14. 我一旦开始忧虑，就无法停止。	
15. 我始终忧虑。	
16. 我的担忧会贯穿整个事情的始末。	

Reprinted From Meyer, T.J., Miller ,M.L., Metzger ,R.L.,& Borkovec ,T.D.(1990).Development and validation of the Penn State Worry Questionnaire. (*Behaviour Research & Therapy*),28,487,~495 with the permission of Elsevier.

问题3、8、10、11为反向计分题，即，如果你在这几个问题上的得分是5分，那么你在计分时就计1分。总分50分以上代表你可能存在忧虑问题，60分以上则预示着你可能患有广泛性焦虑障碍了。

注意：上述问卷的结果并不能代表你最终的诊断，同其他问卷的作用类似，你应该把它看成一份指南，用来帮助自己判断是否需要进一步的帮助。

如何克服忧虑情绪

不管是广泛性焦虑障碍患者还是单纯习惯忧虑的人，忧虑已经成为很多人生活中必不可少的一部分，驱除忧虑的想法似乎令他们很难接受。

担忧似乎是一种解决问题的方式，一种为困难提前做准备的方式。然而，它通常发挥不了任何作用。生活中充满了挑战，而在我们迎接挑战的过程中，困难也会随时变换出新的花样。

忧虑需要得到控制，下面就为你提供相应的方法。

减少你在忧虑上投入的时间和精力

忧虑是一种消极的思想，它只会让你面临的困难看起来更加严重。在预测未来这件事上，它更是臭名昭著、不可信赖。你到底浪费了多少时间来担心那些根本不会发生的事？尝试着时刻提醒自己，忧虑是一种没有意义的举动，这样，当忧虑的情绪再次侵入你的脑海时，你就有了应对之策了。

不要惊慌！

对于很多人来说，对忧虑的担心成了大问题：他们害怕自己的忧虑会令自己的身心受损。然而，尽管忧虑会在短期内令人心情不快且毫无用处，但它并不具有危害性。所以说，不要在忧虑的列表中徒增上“为忧虑而忧虑”这一项了，忧虑是很正常、自然的事情，它不会给你带来伤害的。

使用忧虑期

将你的忧虑储存在每天特定的20分钟“忧虑期”内。如果你发现自己在忧虑期之外的时间里出现了忧虑情绪，把它记录下来，等到忧虑期再去思考这件事。尽量把忧虑期安排在每天的同一时间内，但是，不要选择每天晚上入睡前。

关注问题的解决

在开始阶段，你可以使用“忧虑期”，然而，当你一切准备就绪时，就应该尝试着把它转变成解决问题的时期了。具体方法如下：

- 尽量详细地描述每个问题；
- 设想问题所有可能的解决方案，想想看哪些方案在过去曾经发挥过作用？如果别人遇到了同样的问题，你会给他提供哪些建议？
- 权衡所有方案的利与弊；
- 选择你认为最好的解决方法，考虑如何将其付诸实践。推测在这一方案实施过程中，你会遇到哪些困难，并思考相应的解决办法；
- 将你的选择付诸行动，随后，对其有效性进行评估。如果事情未能按照计划得以解决，尝试下一方案。

不要与你的忧虑发生正面冲突

这听起来似乎有些古怪：摆脱忧虑的控制难道不是你的全部目的吗？话虽然没错，但正面冲突不会给你任何帮助，这只会令它们在你的记忆中重现，从而进一步加重你的焦虑和不安。

所以说，面对焦虑，你要做的并非正面迎击，而是顺其自然。你只需要在忧虑期认真思索与忧虑有关的问题。其余的时间里，你要做的就是看着焦虑闯进你的脑海里，承认它的存在，但不要让它对你造成困扰。尽可能保持平静，将注意力集中在你的行动而非思想上，这样，你就会发现忧虑的情绪渐行渐远了。

接受事物的不确定性

正如我们所说，忧虑似乎是我们为未来做准备的一种方式，好像为我们恐惧的事情担忧就能降低它的发生概率一样。事实上，忧虑当然不会有这种作用。

你应该明白，生活总会有起起落落，无论你有多焦虑，你都无法获知前方等待你的是什么。所以说，与其浪费精力担心那些可能会在不确定的未来出现的灾难，不如把目光放在当下，多关注生活中那些积极美好的事物。

寻找更多乐趣

通过改变你的行为，你可以令自己的思维发生巨大变化。每周多增加一些快乐元素就是应对忧虑最有效的方法之一。与你的朋友和家人共度时光，外出就餐或看电影，在业余爱好上投入更多时间等，任何能令你快乐的事情都可以。如果你找到了自己喜欢的体育活动，那就更好了：运动是一种改善情绪、减轻忧虑及焦虑的好方法。

向周边的人学习

我们很容易陷入到被困难包围的想象中无法自拔，也经常会误以为只有自己在跟忧虑孤军作战，别人都在轻松地享受生活。

其实，所有人都有忧虑的时候，也就是说，人们在这方面都拥有共同的经历。如果你正被忧虑所困扰，不妨问问你信赖的朋友和家人，看他们有什么处理意见，或许他们会给你提供一些有用的建议。此外，你也可以更加清楚自己的处境。对问题展示讨论通常能帮助你对自身的问题有更加准确的看法 。①

① 赶走你的忧虑情绪，推荐阅读由中国人民大学出版社出版的《让你快乐起来的心理自助法》。——编者注

No.12 身体意象焦虑

很多人都对自身外表的某一方面不满意。几乎所有人每天都会花费一定的时间来整理自己的外在形象。然而，对于一小部分人而言，对自身外貌的关注占据了他们的全部生活。他们坚持认为自己的身体是畸形、丑陋或者残缺不全的，而问题其实微不足道或者根本没有问题。这种担忧发展到一定程度，就是我们所说的**身体意象障碍**（Body Dysmorphic Disorder, BDD）了。

人们最受关注的部位（降序排列）主要集中在鼻子、头发、皮肤、眼睛、下巴、嘴唇和体型。而从屁股到生殖器，从手指到脚趾（绝不夸张），身体的任何部分都会成为BDD患者忧虑的对象。而且，他们焦虑的对象通常不止一个（如果焦虑的对象是体重，那问题就是饮食障碍而非BDD了）。

生活实例

我17岁的时候，班里所有男生好像都有了女朋友。我没有，因为我太害羞了，不敢邀请女孩子外出。我担心自己的外貌是否非常丑陋。我每天不停地照镜子却看到镜子里的自己皮肤坑坑洼洼、头发凌乱不堪，连鼻子都是歪斜扭曲的。我开始讨厌出门。周末我几乎不会离开卧室，上学也成了最可怕的事。我经常装病请假。我不再学习，而是整天盯着镜子里的自己，尝试着寻找到一种最能有效掩盖外貌缺陷的发型，或者是翻看各种杂志，试图从中找到和我一样难看的人。直到我在某个电台节目中听到某些青少年与我有着相同的担忧时，事情才有了转机。我开始意识到，不管在我身上发生了什么事，它们都与我的外貌无关。

马克，30岁

BDD会让人们的处事方式发生很大的改变。例如，BDD患者通常：

◎ 逃避社交场合，不得不出门时，他们会感到非常不自在；

- ◎ 掩盖他们的“缺陷”，例如，化浓妆或者选择特定的发型；
- ◎ 不断地跟别人做比较；
- ◎ 要么在镜子前照个不停，要么从来不敢照镜子；
- ◎ 为了使皮肤变得光滑，反复地清洁；
- ◎ 忙于复杂而冗长的“梳妆”仪式（例如，洗漱、化妆、梳头）；
- ◎ 不断地就自身的外貌寻求家人、朋友或医生的肯定；
- ◎ 在衣着和美容产品上投入巨资；
- ◎ 做整容手术。

同本书中的所有问题一样，身体意象问题也包括从轻微到非常严重的多个级别。只有当对外貌的忧虑给当事人造成了很大的困扰，或者对他们的生活产生了很大的影响时，医生才会将其诊断为BDD，即使这样，某些患者同样能过上相对正常的生活。当然，BDD也严重扰乱了某些人的正常生活轨迹：社交场合令他们痛苦不堪，经常花费大量的时间整理自己的容貌，为此，他们的教育或工作都受到了很大影响；人际关系也遭到破坏，患者经常感到孤立无援；羞愧、内疚和抑郁的情绪有时会非常强烈，以至于自杀成了他们唯一的出路（25%的BDD患者曾试图自杀）。

然而，幸运的是，BDD的治疗措施在很短的时间内就取得了很大进展。

身体意象问题常见吗

人们对自身外貌感兴趣是一件再正常不过的事。任何人（或大部分人）都会如此。例如，一项涉及3万人的调查发现，82%的男性和93%的女性都会尽力改善自身的外貌。

我们对自身的外貌感到不满也是很正常的事。一项研究发现，43%的男性和56%的女性对自身的整体外形不满，当问到身体的具体部位时，这种不满的程度会更高。而且，如此多的人厌恶自己的外表或许也不是什么奇怪的事，因为很多人对自身容貌的认识似乎非常不准确。在一项研究中，高达95%的女性对体型估计过高，真正肥胖的人只占到25%。

然而，这种对身体的不满升级为躯体变形性精神障碍的概率到底有多高，我们很难对此做出精确地回答，因为很多患有BDD的病人都羞于讨论他们的问题，或不愿因此而就医。大约1%的人患有BDD，男性和女性的发病概率相同。

BDD可以在任何时期发病，但通常开始于青少年，并持续到25岁左右。

☆ 自测：躯体变形性精神障碍问卷

由于人们都会或多或少地关注到自己的外表，因此，很难判断出人们对自身外貌的关注是一种普通的焦虑状态，还是可能存在着更严重的问题。如果你感到不确定，那么下面这个问卷可能会给你一些提示。

1. 你是否感觉身体的某个（些）部位特别丑陋，并令你非常担忧？ 是/否
2. 这些忧虑是否占据了你的思想？你是否对此投入了过多的精力并希望自己能减少对它们的关注？ 是/否

如果你对以上两个问题的回答都是肯定的，请继续下面的问题。

3. 你对外表最主要的担忧是抱怨自己不够瘦或害怕自己变太胖吗？ 是/否
4. 外表的缺陷给你带来了很大的压力或精神创伤吗？ 是/否
5. 你的社交生活是否因此受到了明显的干扰？ 是/否
6. 外表的缺陷是否明显影响到你的学习、工作或你对自身社会角色（例如，家庭主妇）的扮演能力？ 是/否
7. 你是否因自身的缺陷而逃避某些事？ 是/否
8. 你对外貌的关注是否影响到家人或朋友的正常生活？ 是/否
9. 你平均每天一共要花多少时间来关注自身的缺陷？

A. 少于1小时/天	B. 1～3小时/天	C. 超过3小时/天

如果你对问题1和问题2的答案为“是”，而且问题4到问题8中有任一问题的回答为“是”，问题9的回答为“C”或者“B”，你就可能患有躯体变形性精神障碍了。此外，如果你对问题3的回答也是“是”，你很可能患有饮食障碍，而非BDD。

如何应对身体意象焦虑

身体意象焦虑有时会令患者大伤元气，不过幸运的是，目前该病在治疗方面已经取得了很大的进展。下文中列举的这些策略是目前BDD的标准治疗方法，并且通常会取得很好的疗效。

挑战你的消极观念

你首先要做的就是，找出积极的观点来取代那些令自己焦虑不安的想法

（例如，糟糕的皮肤、丑陋的鼻子）。为了完成这项工作，你需要把自己的消极观念写在纸上，然后按照你对它的笃信程度给予评分（从0到100）。接下来，把支持或否定你这种想法的所有证据都罗列出来，尽量多寻找积极的证据。问问自己，如果别人与你处境相同，你会给他什么建议？与你信赖的朋友讨论你的恐惧。然后，在你对所有的证据进行权衡之后，再重新为你的消极观念打分。

暴露在你恐惧的情境中

这听起来有些恐怖，你也很可能会在中途遭遇某些令人不安的时刻，然而，它又确实能让你懂得，你恐惧的情境其实没什么好怕的。

鉴于暴露法的风险性，你必须在充分准备之后，以一种循序渐进的方式付诸实践。首先，把各种令你不安的情境写下来（例如，素颜出门、游泳、与朋友外出买衣服），并按照它们给你带来的困扰程度分别予以打分。从列表中恐惧程度最轻的那项任务开始体验，当这种体验不再令你感觉不安时，进入下一项。制作列表时，把你认为可能会发生的那些事情简单记录下来（例如，人们会注视着你，或者会因为厌恶而躲开）。稍后，把这些猜测与真实发生的事情进行比较。开始体验之前，根据恐惧程度给每项任务进行打分，分值从0到10分不等，体验结束后重新进行评分。你会吃惊地发现，两次的分值差别太大了！

每个阶段都或多或少令人感到不安，但要尽量坚持。如果你感到自己的焦虑已经达到无法控制的地步，不妨先停下来休息一会儿。你可以回到上一项任务，也可以选择另一项恐惧程度在两者之间的新任务来体验。不要认为自己已经失败了，几乎所有采用该方法的人都曾感到过困难。尽自己的努力去体验，但不要急于求成。

抛开你的“安全行为”

在你体验这些暴露任务时，切记不要求助于你的“安全行为”，不要试图掩盖身体“有缺陷”的那部分，这点尤其重要。你很快就会发现，你根本不需要这些安全行为的帮助，没人会盯着你的嘴唇看，这并不是因为你用手遮住了嘴唇，而是因为你的嘴唇看上去非常正常，没什么可引人注意的。

有人认为采用“那又怎么样”或者“要么接纳我，要么离我远点”的态度对此会有所帮助。你对自己说："是，我的鼻子可能是有点儿大，但这又有什么关系呢？即使别人不喜欢它，那又怎么样呢？那是他们的问题。"然而，你很可能会发现，你根本没有必要采取这种立场，因为根本没人注意到你的鼻子！

不要再关注你的身体

你形成的检查、打扮、寻求安慰或其他各种固定仪式似乎都是为了克服自身的恐惧，然而，所有这些固定仪式只会让你对自己的身体更加关注，从而加重你的焦虑。抛弃这些仪式确实有些困难，毕竟它们已经形成一种习惯，不过这却非常重要。从那些你认为最容易放弃的习惯开始，先逐渐减少仪式的次数，最终将其彻底抛弃。想一想哪些情境会激发出这些习惯，可以提前准备相应的策略，例如，寻找某些有趣的事情来分散自己的注意力就是个不错的办法。

开心地玩

上述所有方法都为我们揭示了这样一条真理：真正的问题并不在于你的外貌，而在于你对自身外貌的焦虑。

在你逐渐克服了自身的BDD之后，你会发现自己获得了很多空闲的时间，而空闲时间一多，你会自然而然地再次回来关注自身的外貌。因此，不妨想一想，你希望用这些空余时间来做点儿什么。不管你打算做什么，一定要有趣。这不仅是对你完成任务的一种奖励，而且只有有趣的事情才能更有效地帮助你转移对身体意象的关注。

No.13 健康焦虑

> 说来真怪，每当看到有关各种疾病的描述时，我都会意识到自己也有——而且还病得很重。每次的诊断似乎都跟我所有的症状完全符合。
>
> ——杰罗姆·K·杰罗姆（Jerome K.Jerome），英国小说家

大部分人都曾有过为健康担忧的时候，都曾担心自己可能患上了某种严重的疾病。然而，如果这种焦虑非常严重且持续存在，就是“**疑病症**”了。

我们通常认为，患有疑病症的人会想象出各种症状。而实际上，他们更常把身体某些正常的变化错误理解为某种严重疾病的表征。例如，患有疑病症的人如果想不起把房间钥匙放到哪里，他们就会认为自己得了阿茨海默氏病（即老年痴呆症）；胸部或臂膀的普通疼痛会被看做是心脏病的症状。因此，他们会感到焦虑，而焦虑所带来的身体症状（例如，出汗、呼吸急促、呼吸困难）又会成为他们的另一种担心。

在旁人看来，疑病症者似乎都很傻。然而，同所有焦虑一样，疑病症也会给患者的生活带来很大的危害。他们浪费大量时间来检查各种身体症状，搜集网络上各种关于疾病的信息，因为他们需要别人不断地证明自己并未患病，而这会令他们的朋友和家人抓狂不已。他们成了医生候诊室的常客，反复到那里检查自己的各种症状。或者，他们会避免接触一切与疾病或死亡相关的信息。不幸的是，尽管这些习惯会给他们带来暂时的解脱，但终究不能真正缓解他们的焦虑，相反，只会令其焦虑加重。

☆ 自测：健康焦虑程度自检表

你是否想知道自己对健康的焦虑是否过度？下面的问卷会带给你答案。

1. 你是否担心自己可能得了某种严重的疾病？ 是/否
2. 你是否因各种各样的疼痛而苦恼不堪？ 是/否
3. 你是否经常担心自己的健康？ 是/否
4. 如果某种疾病引起了你的注意（不管是通过电视、广播、报纸，还是你认识的人），你是否担心自己会患上这种疾病？ 是/否
5. 你是否发现自己被多种不同的症状所困扰？ 是/否
6. 当医生告诉你不用担心时，你是否很难相信他的话？ 是/否
7. 你是否认为自己的身体在某些方面出现了严重的问题？ 是/否

以上问题若答案为“是”，则加1分。与该书中其他自测问卷一样，该问卷并不能给你明确的诊断，但如果你的得分为2分或2分以上，而且你的家庭医生已经为你排除了各种躯体疾病，你很可能患上疑病症了。

如果对疾病的焦虑持续6个月以上，经医生检查不存在生理问题，且这种焦虑给他带来了巨大的压力，或者严重干扰到他的正常生活，他就很可能会被诊断为疑病症。顺便说一句，尽管有相似之处，但我们不应该把疑病症和恐病症混为一谈，**恐病症**是害怕会罹患某种疾病，而**疑病症**则是认为自己已经得病而产生的恐惧。

生活实例

我人生的黄金时期大多用来担心自己的健康了。我想，这可能是与我父亲在我13岁那年就因为心脏病去世了有关，他当时只有48岁。我的父亲是个烟鬼，而且从来不锻炼，还经常酗酒。

我不想像父亲那样早早结束生命，因此，我从不吸烟，也很少喝酒。不过，我还是时刻警惕着各种健康问题的征兆：头痛、疲乏、周身不适、红疹、肿块等。多年来，我一直认为自己患有各种疾病：心脏病、癌症、帕金森氏病、脑瘤、糖尿病、肺炎，甚至包括艾滋病和疯牛病。我反复检查身体，尽管我通常不知道自己想查什么。直到有一天，我妻子质问我到底还想浪费多少时间来担心死亡，我才被惊醒。经过训练，我的心态在几周之后完全改变了。

布莱恩，55岁

健康焦虑常见吗

几乎所有人都曾有过为健康担忧的时候。然而，大约只有3%患有疑病症，男性和女性发病率没有差别。

如何战胜健康焦虑

疑病症是曲解的产物。当人们把正常、无害的身体表征错误理解为疾病症状时，疑病症便产生了。因此，如果想战胜健康焦虑，你首先需要改变这种错误的理解方式。

话虽如此，你首先还是应该进一步确定自己确实不存在身体疾病。因此，跟你的医生谈谈你担心的症状。确定无误之后，你就可以开始讨伐疑病症的战役了。

改变错误观念

首先，向你对身体变化的理解方式发出挑战。把你的观念记录下来，这会让你对它们有更清晰地认识。因此，把你担心自己已经罹患的疾病记录在纸上，并按照确定程度进行排序和打分（分值从0～100）。接下来，把支持和否定你的恐惧的所有证据都记录下来。为了完成这项任务，你不妨想一想你的医生会对你说什么，或者跟自己信赖的朋友说说自身的忧虑，设想一下，有没有其他的方式可以解释身体的这些变化。例如，你之所以会恐惧，是不是因为受过去某段经历的影响，例如，你身边的某个人曾经患过严重疾病？在你仔细考虑过所有证据之后，再对你认为自己患病的确定程度重新评分。

改变你的行为

对身体正常感觉的错误理解会对你自身的行为方式产生巨大影响。患有疑病症的人会花费大量时间来阅读与疾病有关的信息，不断从朋友、家人和医生那里寻求安慰，并反复因自身“症状”而就医检查。然而，这只会加重他们的恐惧，他们开始对身体的正常变化变得异常敏感，这通常有害无益。例如，如果他们过度关注吞咽，难免就会让他们感觉吞咽困难进一步加重，从而更加确定自己患上了食管癌。如果人们不断戳或者捅身体的某个部分，这个部位就会不可避免地发红或者出现肿块，而这又会加重他们的恐惧。所以说，**消除这些无益的行为至关重要**。

让注意力远离你的身体

这并不是说，你应该对自身的健康置之不理，而是说，**任何事情都应该恰如其分**。与你的医生商议一套可行的体检计划（可以一年一次），并用合理的饮食和规律的锻炼来支持这份计划。如果你发现自己又在检查自己的身体，或者又试图寻找与疾病相关的信息时，先放轻松，将注意力慢慢转移到其他事物上，当然，**最好是转移有趣的事情上去**。

培养更均衡的观念

患有疑病症的人经常把身体的某些变化看做是疾病的表征，而且，他们会密切关注身体内各种最细微的变化。他们认为，如果不赶紧就医来检查这些症状，一切就都来不及了。最有趣的是，他们需要别人的肯定：肯定他们没有生病，有时甚至是肯定他们以后也绝对不会生病。

所有这些观念都需要改变。重新审视这些观念，并思考各种支持和否定它们的证据。尝试建立一种均衡的观念，想想你会对同样担忧所困扰的朋友说些什么。例如，我们不应该把人生都浪费在担忧将来可能出现的问题上。相反，均衡、健康的生活方式是我们的最佳选择，着眼于现在，享受现在的生活才是关键。

暴露法

患有健康焦虑的人会竭尽全力逃避接触某些信息，它们通常与他们想象自己罹患的疾病相关。例如，如果电视上出现任何与癌症相关的信息，他们可能就会关掉电视，或者回避阅读包含有健康信息的报纸。如果你出现了类似的问题，你需要让自己暴露在你恐惧的情境中，这样你就会发现，它们其实没什么可怕的。

最后说一句，由于疑病症是一种典型的忧虑症，因此之前提到的针对忧虑症的方法和策略在这里同样适用，它们会非常有效。

焦虑的治疗方法

应对焦虑对每个人来说都是一种挑战。从羞怯到惊恐发作，从日常焦虑到创伤后应激障碍，焦虑的形式可以说是包罗万象。不过，现在请你从整体的角度重新思考一下焦虑相关问题。

> “我自己能应对这些问题吗？我还是应该寻求治疗师的帮助？药物治疗怎么样？”

我们之前列举的各种方法都是用来帮助你独立克服焦虑问题的，很多研究也证实了独立治疗的可行性。不过，正如本书中所有心理问题一样，焦虑问题也分为不同等级，既有轻微焦虑，也存在非常严重的病例。如果你认为自己的焦虑已经发展到严重的程度，也就是说，如果你在克服焦虑问题的过程中感到很困难或者压力很大，你或许应该寻求专业治疗师的帮助。近年来，认知行为治疗取得了不少激动人心的进步，如今，它已经成为焦虑问题的标准治疗方法（也适用于其他很多心理和情绪问题）。该书中的建议就来源于认知行为治疗。

先去拜访你的家庭医生，让他为你推荐一位认知行为治疗专家。你的家庭医生可能也为会你推荐药物治疗。多年来，人们习惯使用“弱安定剂”来治疗焦虑问题。所谓的弱安定剂，就是苯二氮平类药物，其中最著名的当属地西泮（安定），然而，如今已经很少使用这些药物了。因为它们只在短期内有效，人体会很快对其产生耐药性，所有需要增加剂量达到相同的疗效的药物，人们通常都有产生依赖的风险。此外，如果你突然停药，就会产生很多令人不适的副作用。

如今，人们倾向于使用一种新型的抗抑郁药物——选择性血清素再摄取抑制剂（SSRIs）来治疗焦虑问题，氟西汀（商品名为“百忧解”）是其中较为著名的药物。由于市场上此类药物的种类很多，医生会帮助你找出最适合你的那种。尽管存在相应的副作用（通常较轻微），人们在停药时焦虑症状也会反弹，但这些药物确实能有效地治疗焦虑问题。

“如果我存在一种焦虑问题，这是否意味着我很可能还会出现其他焦虑问题？”

出现其中一种焦虑问题，并不代表你就必然会罹患其他焦虑问题。所以说，*不要再火上浇油了，你本来忧虑得就够多了！*

然而，话虽如此，某些人确实存在不止一种焦虑问题。这也没什么奇怪的，因为所有的焦虑问题都有着密切的联系。此外，**抑郁**、**应激障碍**、**失眠**以及**酒精和药物滥用**也是常见的相关问题。

第5章 丧亲之痛和哀伤
Bereavement and Grief

很奇怪：越是在最悲伤的时刻，人们往往越能忍住泪水并强装笑颜。然而，当有人在窗外温柔、怜悯地注视着你时，或者，当你发现昨天还含苞欲放的花儿突然间盛开了，再或者，某封信突然从抽屉中滑落出来……一切都崩溃了。

——科莱特（Colette）,法国女作家

No.14 丧亲之痛

人在一生中难免要经历丧亲之痛，虽然这种感觉很痛苦，但要是强行压制这种感觉可能就会更糟糕。毕竟，**哀伤是我们在失去亲人时的正常反应**。正如心理学家埃里克·弗洛姆(Erich Fromm)所说："不惜一切代价让自己远离丧亲之痛的做法只会令你变成极度冷漠之人，从而让你丧失快乐的能力。"

当然，仅靠上面这几句话并不能减轻我们的丧亲之痛。丧亲的人会变得极度悲伤、愤怒、恐惧或者自责。他们发现自己深陷痛苦之中无法自拔，眼泪随时都会流出来。丧亲者感到非常孤独，深深地思念着逝去的亲人，不愿意承认亲人已经离去的事实。身边的世界也突然间变得危险并难以预测，灾难似乎随时都会降临。

因为丧亲之痛给人们的心灵带来了巨大的冲击，所以承受这种痛苦的人很难妥善地应对日常工作或社交生活。在一段时间内，他们还会变得孤僻、离

群。这些似乎还不够，经历丧亲之痛的人通常会在悲痛过后健康出现问题，因为严重的应激会损害到人体的免疫系统。

虽然丧亲之痛经常会以上述方式对人们产生影响，但是凡事皆有意外。简言之，**每个人对哀伤的经历和体会都是不同的**。

对某些人而言，丧亲就像一次致命的锤击，而有些人则几乎不会因此而流露出悲痛的神情。这种痛苦可能很快就会自行消失，也可能会长年累月地盘旋在丧亲者心中。大部分人会在一年内走出丧亲之痛，重新回到正常的生活中。然而对于少数人而言，这种丧亲之痛会持续存在（有些人会持续存在多年），

生活实例

我的丈夫亚历克斯在18个月之前突然去世了。我们结婚29年了。我只记得自己好像接了个电话，从那之后直到葬礼，所有事情似乎都变得不再真实。我就好像被打了麻醉针，大部分时间都在发呆，不相信这是真的。接下来的一周或两周以后，我开始号啕大哭，而且连续几周都无法控制自己想哭的冲动。我只好依赖于自己最亲密的朋友，整日跟他们喋喋不休地讨论我的亚历克斯，诉说上天对我如何不公，说多么希望死的是自己，而不是亚历克斯，我想他们一定早就厌烦了我的絮叨。当然，我也会和儿女们一起悲痛，我们不停地回忆他们的父亲，并沉迷于这种感觉中无法自拔。亚历克斯的去世确实令我和儿女的关系变得更加亲密。不过，如今（尽管我在18个月之前从不相信自己会有这一天）我已经有了一些新变化。尽管我非常希望亚历克斯能继续活在这个世上，但我毕竟已经成了一名单身女人，我应该接受自己的新生活了。

克莱尔，56岁

Know Your Mind

丧亲之痛的六个面向

每个人都有自己独特的哀伤方式，那么这些方式是什么呢？丧亲之痛都以哪些形式表现出来？加利福尼亚州的一项研究则旨在为该问题寻找答案：研究者们对来自圣迭戈的350名丧偶人士的生活进行了随访观察。他们发现了丧亲之痛的六个“面向”（不过我们还是要牢记，人们表现丧亲之痛的方式是不同的）：

1. 情绪和想法

包括震惊和随后的生理痛（经常会出现），而生理痛经常由对已逝亲人的回忆所触发。其他典型的情绪和想法包括思念、失落感、愤怒、自责、对未来的焦虑、不知所措，以及痛苦减轻等积极的情绪。

2. 应对痛苦的心情

经历丧亲之痛的加利福尼亚被试以多种方式来应对痛苦的心情，其中包括逃避与逝者有关的回忆、利用幽默和宗教信仰、保持忙碌、利用电视或收音机转移自己的注意力，或是用冷淡、疏离的态度看待自己的经历。

3. 保持与逝者的关联

丧亲者往往倾向于通过回忆来保持与已逝亲人的联系，而非“放手”。很多丧亲者会梦到已故的亲人（尤其在丧亲早期），幻觉通常会相伴而生。

4. 改变运转方式

丧亲之痛往往会破坏丧亲者原有的日常生活，令他们很难正常地工作或社交。他们的健康有时也会受到影响。

5. 关系改变

就像圣迭戈研究中的被试一样，失去伴侣并不仅仅意味着生活中最重要的那个人被夺走，你同其他家人和朋友的关系也会随之发生改变。家人和朋友的作用发生了改变。朋友和家人们需要学习着帮助丧

Know Your Mind

亲者走出这段阴影。

6. 身份的改变

爱人的去世会改变丧亲者的个人观和世界观。对于这些来自加利福尼亚的丧偶被试来说，最大的改变是，他们现在变成了单身。起初他们发现这让人很难接受，但随着时间的流逝，他们逐渐学着适应，也乐于做出这种改变。

或者非常难以应对，这时他们就需要健康专家的帮助了。通常，当丧亲者过去曾罹患过抑郁症，或是他们与已故者的关系非常复杂时，抑或是亲人是因为外伤而去世时，最容易出现这种情况。

由于哀伤是一种非常个体化的反应方式，因此我们要牢记，**丧亲之痛的任何表现方式都无关对错**。这有时很难做到，因为人们对丧亲有很多约定俗成的看法。例如，人们通常认为，如果你没有因此而痛苦不堪，你要么就是不正常的，要么就是你在“掩盖”你的哀伤。事实上，**很多人可以不悲伤或不太悲伤，这不仅是完全正常的，还是一种非常健康的标志**。他们并非掩盖了自己的悲伤，只是很好地应对了这种情绪。

你不要因为自己在丧亲之后表现出积极的观念和情绪而产生负罪感，这也是完全正常的。丧亲者感到放松和解脱是非常常见的现象，尤其是当他们的爱人是在经历数月的痛苦折磨后辞世时。丧亲者通常会在回忆中体验到快乐，或者逐渐喜欢上这种新的单身生活。**这并不代表着他们有什么不对，反而说明了他们正在康复，而这恰恰是哀伤的最终目的**。

你或许也听说过丧亲之痛的所谓“阶段”之分。随着时间的推移，这种阶段的划分也发生了多次变化。然而，由于人们对于丧亲的感受千差万别，因此我们没必要投入过多的精力来讨论所谓丧亲之痛的“正常”过程。你经历的就是正常的。你与朋友或其他家人的哀伤方式可能会不同，你甚至和自己在过去丧亲时的表现也是不一样的。没什么不好的，这就是你度过此次丧亲危机的方法。

出现丧亲之痛常见吗

丧亲是人类经历中难以逃避的一部分。英国每年去世大约有36万人，即几乎每天有1 000人丧偶。每年大约有18万儿童失去双亲之一，大约12万儿童死亡。

80%～90%的丧亲者会在一年内回到原来的生活轨迹，过着相对正常的生活。然而，丧亲会对10%～20%的人产生更为严重的影响，他们或许需要专业人士的帮助。

☆ 自测：丧亲之痛量表

计分方式：选“从不”计0分；选“几乎没有”计1分；选“有时”计2分；选“经常”计3分；选“非常常见”计4分。

题目	我的得分
1. 我经常想到已故的亲人，这令我无法完成正常地工作。	
2. 我感到自己无法接受亲人的去世。	
3. 我发现自己总在想念已故的亲人。	
4. 与已故亲人有关的场合和事物都令我沉迷其中，难以自拔。	
5. 亲人的离世令我非常愤怒。	
6. 我无法相信发生的一切。	
7. 发生的事情令我震惊或眩晕。	
8. 自从亲人离世之后，我很难相信别人。	
9. 自从亲人离世之后，我好像失去了关心他人的能力，或与原本关心的人之间变得疏远。	
10. 我出现了与已故亲人相同的症状，或是在身体的同一部位出现疼痛。	
11. 我竭尽全力逃避与已故亲人有关的一切事物。	
12. 我感觉失去亲人后生活变得很空虚。	
13. 我听到已故亲人跟我讲话的声音。	
14. 我看见已故亲人站在我的面前。	
15. 亲人已经去世，而我还活着，我就会认为这不公平。	
16. 亲人的离世令我痛苦不已。	
17. 我羡慕那些没有痛失亲人的人们。	
18. 自从亲人离世后，我经常会感到孤独。	
总计	

要牢记，丧亲之痛不是一种疾病，人们在丧亲之后的表现也无对错之分。因此，下面的问卷与本书中很多自测问卷不同，这份问卷不是用来诊断“疾病”的。不过，如果你的得分在25分以上（包括25分），就说明你的哀伤非常严重，你可能需要专业人士的帮助了。

如何应对丧亲之痛

即使你不担心你的哀伤方式是否“合适”，丧亲之痛本身也已经很难对付了。然而，丧亲之痛的表现方式没有什么所谓的合适不合适。因此，如果你感到哀恸，就尽情地把你的情绪表现出来吧。跟随你的直觉和本能，不要被别人牵着鼻子走。

如果你发现自己难以战胜这种悲伤的情绪，或是这种情绪对你的影响已经超过了一年，不要羞于寻求帮助。与你的家庭医生讨论你的问题，或是联系专业的丧亲扶助团体的帮助。如果你找不到合适的人来诉说自己的哀伤情绪，那么你不妨寻求他们的帮助。

助你渡过难关的策略

如果你最近刚刚经历丧亲之痛，不妨采取以下几个步骤来帮助自己顺利渡过这次难关。

1.利用家人和朋友的支持

与流行的观念相反，如果你不想，就无须将自己的感觉说出来。然而，许多人认为这对自己很有帮助。事实上，跟他人一起痛快地哭一场就是一种很有效的办法。如果你不想同别人交谈，把自己的想法写下来也是个不错的办法。你还可以利用家人和朋友的帮助完成一些实际的工作。

2.照顾自己

保证充足的休息和规律的运动。尽量合理饮食，避免使用酒精、药物、咖啡或尼古丁来逃避痛苦。此外，时不时地对自己好一点儿：给自己买张喜欢的CD，或是去看场电影。

3.放慢节奏

要对自己宽容，允许自己用自身的方式悲伤。不要想当然地认为自己目前应该“战胜悲伤”了。如果你还无法舍弃爱人的衣服和其他物品，就先不要这样做。暂时不要在生活中作出重大改变，例如开始一段新的关系或者改变工作，直到你感觉自己已经接受了亲人离去的事实。

许多丧亲者从与已故亲人的愉快回忆中得到了很多安慰和快乐。因此，不要因为胆怯而逃避这些回忆，尽管它们有时会给你带来痛苦。

4.将自己放在第一位，而不是工作

除非你已经准备好，否则不要过早地将自己拖回到日常的繁重工作中去。让你的老板知道你正在承受的痛苦。在亲人刚刚去世之后，你需要暂停工作，彻底休息。在你重新回到工作岗位之后，你也需要先减少自己的工作量和工作

压力。与你的老板讨论一下，如何顺利完成这种转变。

5.为周年纪念日和其他艰难时刻做准备

丧亲之痛在某些节日或其他特殊的日子会变得异常剧烈（例如，已故亲人的生日或者他们的忌日）。提前准备好应对这些时刻的方法。不妨与家人或朋友相伴，共同缅怀你们已故的亲人，日子就会好过得多。

6.思考如何纪念你的爱人

纪念是回忆逝者的一种不错的方式。我们可以有多种选择，例如开追悼会、种一棵树、建一处花园，或者为某个相关的慈善会捐款。

7.帮助你的孩子度过丧亲之痛

儿童与成人的悲痛方式非常相像。向孩子们解释所发生的一切（尽可能真诚并以他们能理解的方式）。如果孩子们愿意，让他们也参加葬礼，认真地与孩子们交流，看看他们愿意做些什么（例如，写封信放在灵柩里，或者当众朗读）。倾听孩子们的诉说，或者让他们用自己感觉最舒服的方式来表达自身的哀恸，这样能帮助孩子们顺利渡过这个难关。有些孩子喜欢通过画画、写作或是表演舞台剧的方式来表达自己的情绪。

与成人一样，失去亲人的儿童也会从回忆中获取巨大的精神安慰。因此，抽时间与他们一起看看过去的相册，一起谈谈逝去的亲人，鼓励他们把与逝者相关的纪念物放在同一个纪念盒里。

帮助丧亲者

人们在痛失亲人时最需要朋友和家人的陪伴。正如朱迪·登奇在与其相伴30年的丈夫迈克尔·威廉斯去世之后所讲的那样："朋友和同事是我坚强的后盾。他们帮助我顺利渡过了难关。"如果你知道有人最近刚刚失去亲人，你可以通过以下几种方式为他们提供帮助。

1.守候在他们身边

该对丧亲者说些什么来安慰他们呢？事实上，这并不重要，*此时最重要的就是守候在他们身边*。当他们向你诉说时，你可以静静地聆听，也可以在他们需要一个拥抱时，你及时伸出你的臂膀。不要因为丧亲者哭泣而感到尴尬或不安，这是他们在康复过程中的正常表现。

2.让人们按照自己喜欢的方式表达哀恸

要牢记，*哀伤是人们在丧亲后一种非常个体化的反应方式*。不要期望你的朋友会与你曾经的表现方式相同，也不要告诉他们“应该”怎样表现。给他们充分的自由，让他们按照自己的选择表达自身的情绪。此外，给他们充足的时间。让他们自己来安排度过悲痛需要的时间，而不是由你替他们决定所需时间的长短。

3.不要假装事情没有发生

当人们情绪低落时，我们希望他们能够振奋起来，这很正常，但是如果对方想哭出来，或者想谈谈他们的经历（即使连续几个小时），请给他们足够的空间。不要因为害怕会令丧亲者不安而不敢提到他们去世的亲人。事实可能是，谈论逝去的亲人可能会让他们感到安慰。此外，不要让他们感到你无视发生在他们身上的一切。

4.周年纪念日和节日时守候在他们身边

对于丧亲者来说，周年纪念日和节日可能是他们最伤心难过的时刻，因此要确保此时守候在他们身边。

5.提供切实可行的帮助

在丧亲之后让一个家庭正常运转起来不是一件容易的事情，因此你不妨从帮忙他们做一些实际的家庭琐事做起。你可以偶尔帮他们去超市购物，或是帮他们看看孩子。如果你这位失去亲人的朋友或亲戚是一位年长者，那么，从缴费到打扫浴室等各种家庭杂务（这曾经是他们已故爱人的工作），他们可能都需要你的帮助。[①]

相关问题

丧亲之后感到情绪低落和焦虑是很正常的，但丧亲之痛有时候会诱发**抑郁症**、**严重焦虑**和**创伤后应激障碍**。如果你认为自己可能正在遭受上述疾病的侵扰，请务必与你的家庭医生联系。

① 平静地面对死亡、理解死亡的真意，推荐阅读《最后的舞蹈：关于死亡》，该书已由中国人民大学出版社出版。——编者注

第6章 儿童及青少年的问题
Children and Young People Problems

如今，人们逐渐认识到，成年人遭遇的许多情绪和心理问题也同样会在儿童及青少年身上出现。接下来，我们将依次分析那些在儿童及青春期最为常见的问题。不过，你仍然需要阅读本书中其他涉及成年人的部分。你的孩子越接近成年，这些内容对你的帮助就会越大。

No.15 抑郁、恐惧和焦虑

世界上最重要的问题是，“孩子为什么要哭？”

——艾丽丝·沃克（Alice Walker），美国知名女作家

不久之前人们还认为，儿童不会出现抑郁、焦虑或非理性恐惧等问题。这类问题被看做是长年压力过大和生活艰难的产物，而儿童是天真无邪、逍遥自在的，他们还没有经历过生活太多的洗礼和磨难，不足以形成这些问题。

如今，我们可以更清楚地认识到：虽然焦虑和抑郁更容易在青春期发病，恐怖症通常开始于儿童早期，但是这些问题可以出现在任何年龄段。事实上，儿童（主要集中在6岁～14岁）的焦虑及抑郁与成人的表现非常相似，因此你不妨将本节内容和本书其他相关章节（见第4章及第7章）结合在一起阅读。

有一种焦虑症最容易影响到儿童。一想到要和父母或亲人分离，有时甚至仅仅是想到要离开家，患有**分离焦虑症**的儿童就会变得非常悲伤。分离焦虑是一种正常的表现，所有的儿童都有过这种经历，尤其是在蹒跚学步的幼童时期（当然，较大的儿童也容易受此影响）。只有当这种焦虑异常强烈、令儿童非常痛苦，而且持续时间超过一个月时，分离焦虑才会被当做疾病来看待。

一般而言，儿童的焦虑及抑郁症状与成人非常类似，但是，两者也有差别。抑郁的儿童通常急躁易怒，有时则非常好斗，而不像成人那样情绪低落。年龄较小的儿童出现焦虑情绪时，通常表现为大发脾气、哭闹不止，或者特别喜欢黏人或苛刻。

当你的孩子出现下列症状时，他可能就出现焦虑问题了：

- 经常担忧；
- 需要别人不断地鼓励和安慰；
- 形成过于追求完美的性格；
- 存在睡眠问题；
- 经常抱怨浑身不适；
- 经常哭泣；
- 因想到会与父母分离或担心会失去父母而变得非常痛苦；
- 在社交场合中极度不安；
- 某种物体或场合会令其非常恐惧，例如高度或动物（这是恐怖症的一种标志）。

若孩子存在下述症状，他可能就出现抑郁问题了：

- 存在睡眠障碍，或是睡眠时间比以前明显增加；
- 不再喜欢那些曾经给他们带来乐趣的事物；
- 大部分时间看上去都情绪低落；
- 易怒、好斗；
- 较以前食量减少或增加；
- 经常感到疲劳；
- 经常冒出死亡或垂死的念头。

当然，问题是，多数孩子（特别是青少年）都会偶尔表现出这样的行为。如果你们家那个14岁的孩子经常乱发脾气，你又怎么才能知道他是出现了抑郁症呢，还是仅仅是青春期的表现呢？此外，由于儿童和青少年往往羞于讨论自己的情绪，这也使得家长们更加不好判断自己的孩子是否存在问题。

与成人类似，儿童对于焦虑和抑郁的体验也千差万别。对于很多儿童来说，他们的感觉并不特别强烈，且这种感觉很快就会消失。然而，对于小部分儿童而言，这种感觉会持续存在并导致真正的痛苦，有时甚至会诱发自残或自杀的念头。

父母经常会想当然地认为自己对孩子的焦虑或抑郁负有不可推卸的责任。这种想法也很正常，但是尽管教育会对此产生一定影响，但问题绝不只是这么简单。与成人一样，儿童的心理问题也是由多种因素共同作用而产生的。虽然每个人的致病因素不同，但一般都包括以下几项：

- 个性和遗传基因；
- 从身边的人身上学到的经验。心理学家认为，儿童可以从最亲近的人那里习得焦虑或抑郁的行为；
- 不快的生活经历，如家庭矛盾、丧亲或遭受欺凌。

情绪低落或焦虑的儿童通常不需要借助外界的帮助，自己就能很快地从这种消极情绪中走出来。然而，如果几周之后这种情绪仍然存在，他们的问题就需要引起我们的注意了。如果未能给予恰当的处理，严重的抑郁或焦虑不仅会影响儿童目前的生活，还会影响孩子们成年后的生活。不过，有个好消息：如今，我们已经掌握了一些非常有效的心理治疗策略（见第105-109页），不妨一试哦！

生活实例

本是个脾气很急的孩子。他不喜欢被我们放下，并且也不喜欢陌生人。当他18个月大的时候，如果我不在他身边，他就会撕心裂肺地哭闹。所有的人都告诉我，等他长大就好了，不过事情似乎越来越糟糕。直到他5岁时，他只要想到会和我或者他爸爸分开就会大发脾气。让他上学更是一件非常恐怖的事。他会不顾一切地大吼大叫，并且不是嚷嚷着肚子疼就是头疼，还威胁我们说，如果我们不把他带回家，他就再也高兴不起来了。晚上，我们陪他躺下，不管多长时间都要陪在他身边等他睡着。好不容易睡着后，不过10分钟，他又醒了，哭着找我们。我们就快要支撑不下去了。多亏了我们的家庭医生，她为我们推荐了一位儿童心理学家，情况竟然很快就有了好转。

唐，31岁，一位母亲

对儿童及青少年而言，抑郁、恐惧和焦虑常见吗

每个孩子都经历过焦虑、恐惧或悲伤。55%的青少年说他们感到情绪低落。从进化发展的眼光来看，儿童时期的恐惧是成长过程中非常正常的一种表现。例如，所有的婴幼儿都曾有过一段非常讨厌和父母分离的时期，而年纪较小的孩子通常会对他们不熟悉的动物心生恐惧。只有当这些正常的情绪持续过长的时间、或是对儿童的日常生活产生重大影响时，它们才会发展为心理问题。

焦虑、恐惧和抑郁是儿童和青少年面临的最常见的心理问题。4%的儿童和青少年存在临床焦虑障碍，大约有1%的儿童及青少年患有严重的抑郁症。

☆ 自测：儿童焦虑障碍筛查量表

只有专业的医疗专家才能做出心理疾病的诊断，面对儿童时更是如此。如果你非常担心自己的孩子患有这方面的疾病，你应该去咨询家庭医生，不过之前你可以通过下面这两个问卷得到一点儿提示。

题目	不符合或几乎不符合	有些符合或有时符合	非常符合或经常符合
1. 当我的孩子感到恐慌时，他会出现呼吸困难。	0	1	2
2. 我的孩子在学校里会感到头痛。	0	1	2
3. 我的孩子不喜欢和自己不熟悉的人相处。	0	1	2

题目	不符合或几乎不符合	有些符合或有时符合	非常符合或经常符合
4. 如果不在家里睡觉，我的孩子就会感到害怕。	0	1	2
5. 我的孩子总担心别人是否喜欢他。	0	1	2
6. 当我的孩子害怕时，他就会感觉自己要昏倒了。	0	1	2
7. 我的孩子神经过敏。	0	1	2
8. 不管我走到哪里，我的孩子都要跟着我。	0	1	2
9. 别人告诉我说，我的孩子看起来很紧张。	0	1	2
10. 我的孩子在与和他不熟悉的人相处时就会非常紧张。	0	1	2
11. 我的孩子在学校里会感到胃疼。	0	1	2
12. 当我的孩子害怕时，他/她看起来似乎快要疯了。	0	1	2
13. 我的孩子害怕一个人睡觉。	0	1	2
14. 我的孩子总担心自己是否能跟其他孩子一样优秀。	0	1	2
15. 当我的孩子害怕时，他总感觉事情变得不真实。	0	1	2
16. 我的孩子会做一些父母遭遇不幸的噩梦。	0	1	2
17. 我的孩子害怕上学。	0	1	2
18. 当我的孩子害怕时，他的心跳会加速。	0	1	2
19. 我的孩子会发抖。	0	1	2
20. 我的孩子会做一些自己遭遇不幸的噩梦。	0	1	2
21. 我的孩子会担心发生在他身上的事情。	0	1	2
22. 我的孩子害怕时，他会大汗淋漓。	0	1	2
23. 我的孩子喜欢杞人忧天。	0	1	2
24. 我的孩子会无缘无故地惊恐。	0	1	2
25. 我的孩子害怕一个人待在房间里。	0	1	2
26. 很难让我的孩子跟他不熟悉的人交谈。	0	1	2
27. 当我的孩子害怕时，他会感到自己就要窒息了。	0	1	2
28. 别人告诉我，我的孩子总在担忧。	0	1	2
29. 我的孩子不喜欢离开他的家人。	0	1	2
30. 我的孩子担心自己会焦虑发作或惊恐发作。	0	1	2
31. 我的孩子担心他的父母会遭遇不幸。	0	1	2
32. 我的孩子与他不熟悉的人相处时非常羞怯。	0	1	2
33. 我的孩子担心未来可能发生的事情。	0	1	2
34. 当我的孩子害怕时，他会感到恶心。	0	1	2
35. 我的孩子担心自己做事是否完美。	0	1	2

题目	不符合或几乎不符合	有些符合或有时符合	非常符合或经常符合
36. 我的孩子害怕去上学。	0	1	2
37. 已经发生过的事情也会让我的孩子感到焦虑。	0	1	2
38. 当我的孩子害怕时，他会感到头晕。	0	1	2
39. 与其他孩子或成人在一起时，我的孩子会感到紧张。当他被人注视时，他/她必须做点儿什么（例如大声说话、交谈、玩游戏或参加运动）。	0	1	2
40. 如果在聚会、舞会等地方或其他场合有不熟悉的人时，我的孩子就会紧张不安。	0	1	2
41. 我的孩子非常腼腆。	0	1	2

Screen for Child Anxiety Related Disorders (SCARED); Birmaher and colleagues (1999).

总分在25分及以上表示可能存在焦虑障碍。

☆ 自测：儿童抑郁量表

下面这个问卷是用来测量6岁～17岁的儿童及青少年抑郁问题的，需要儿童或青少年自己亲自填写。

在过去的一周中	一点儿也不符合	有一点儿符合	有一些符合	非常符合
1. 我因为一些之前从未对我产生困扰的事情而感到烦恼。	0	1	2	3
2. 我不喜欢吃东西，我也不饿。	0	1	2	3
3. 即使我的朋友或家人想尽办法逗我开心，我也无法快乐起来。	0	1	2	3
4. 我认为自己跟其他孩子一样优秀。	0	1	2	3
5. 我感觉自己无法集中注意力做事。	0	1	2	3
6. 我情绪低落、闷闷不乐。	0	1	2	3
7. 我觉得非常疲乏，什么都不想做。	0	1	2	3
8. 我觉得将要发生某些好事。	0	1	2	3
9. 我感觉自己原来做过的事情都令人不满意。	0	1	2	3
10. 我感到恐惧。	0	1	2	3

在过去的一周中	一点儿也不符合	有一点儿符合	有一些符合	非常符合
11. 我的睡眠质量比以前下降了。	0	1	2	3
12. 我感到幸福。	0	1	2	3
13. 我比原来更安静了。	0	1	2	3
14. 我感到孤独，好像一个朋友都没有。	0	1	2	3
15. 我觉得我认识的小孩都不友好，或者是他们都不想跟我交往。	0	1	2	3
16. 我过得很开心。	0	1	2	3
17. 我想要哭。	0	1	2	3
18. 我感到很伤心。	0	1	2	3
19. 我觉得人们都不喜欢我。	0	1	2	3
20. 我很难下定决心开始做事。	0	1	2	3

Center for Epidemiological Studies Depression Scale for Children (CES-DC);Weissman and Colleagues(1980).

总分在15分及以上则表明可能存在抑郁。

如何帮助你的孩子战胜抑郁、恐惧或焦虑

寻找帮助孩子的正确方法

为人父母，你在帮助孩子战胜任何情绪或心理问题的过程中占有非常重要的地位。毕竟，没有人比你更了解他们，或者说，没有人比你对他们的影响更大（尽管并非所有父母都是如此）。你可以使用以下策略来帮助自己的孩子。

查明是否有某些特殊的事情正在困扰着你的孩子

你的孩子可能正被大孩子欺负，或者在课堂作业方面遇到了困难。跟你的孩子以及他们的老师仔细沟通，看看你是否能发现问题所在。然后，帮助你的孩子找出解决问题的办法（第87页中为你提供了解决问题的技巧）。

重新考虑孩子的饮食

有多少人会在饥饿时变得脾气暴躁？缺乏食物，会对我们的情绪造成很大的影响，对孩子也不例外。为孩子提供规律、营养丰富的膳食（更多建议，见10—13页），不要让他们养成不吃早餐的坏习惯，在三餐之间，为他们提供一些健康的点心，以保证他们的血糖处于稳定的水平。偶尔给他们一包糖或一块

巧克力是个不错的主意，不过，要把这些留做额外的奖励哦！

鼓励孩子养成良好的睡眠习惯

任何父母，一旦回忆起孩子刚降临到这个世界上的那几个月，就会深刻体会到睡眠不足带来的影响。因此，我们也很容易理解，如果你的孩子出现了情绪低落或焦虑的情况，充足、优质的睡眠就会帮助孩子有效地缓解他们的这些症状。5岁～12岁的儿童每天需要9～11个小时的睡眠，而青少年一般需要9个小时。孩子们应保持固定的就寝时间，年龄较小的孩子更应该如此，并保证睡前有一段放松时间（对于年龄较小的孩子来说，泡泡澡或者睡前一个故事都是不错的放松手段）。如果孩子能坚持每天在同一时间睡觉和起床，便能有效改善他们的情绪。

确保孩子进行规律的运动

有证据表明，规律的运动能够有效地缓解人们的抑郁情绪。鼓励你的孩子每天至少运动30分钟。

制定日程表

焦虑的孩子尤其喜欢日程表，因为他们不必再为接下来将会发生什么事而担心。这并不意味着你需要事无巨细地为他们安排日常生活，保持一定的灵活性和弹性才是一种健康的做法。不过，你不妨为他们安排一下清晨、进餐时间和就寝时间的活动，会起到不错的效果哦！

练习你的交流技巧

这可能是所有建议中最关键的一条。从孩子那里获知他们的情绪是一件非常棘手的工作，因为讨论这类问题对孩子来讲不是一件容易的事。不过，你应该主动抽时间与孩子交谈。问孩子一些问题，然后倾听他们的回答。

如果你的孩子出现了麻烦，那么不管这种麻烦有多么微不足道，都不要置之不理，你应给孩子一些警告。确保你给出的建议与孩子的年龄相符。对5岁以下的孩子来说，你的警告大约能够发挥一个小时左右的作用（时间再长，他们可能就都忘了），而5岁～7岁的孩子能记住你的警告一到两天。8岁～11岁的孩子在几天之内都能记住建议，年纪较大的孩子则可以接受更多的建议。

跟孩子的老师以及其他家长进行交谈

老师通常能对孩子的行为提供不同的看法。他们同样需要了解你对孩子的忧虑。

其他家长可能也有很多不错的建议，因此，不妨对你的朋友倾诉一下你的苦恼。要牢记，不管你需要面对的是什么，别人很可能在你之前很早就经历过这些问题了。

确立清晰、一致的规则

孩子们喜欢公平、清晰、前后一致的规则，他们需要用这些规则保证自己的安全，当然，有时也依仗这些规则来发泄怒火。如果他们发火发过了头，你不妨翻到128～132页，其中有如何应对暴怒的建议。

当你制定规则时，尽量让你的孩子也参与进来，一点儿象征性的争论和妥协有时会发挥神奇的作用。另外，要保证所有照看孩子的人都遵守这些规则，要是每个人都按自己的规矩来，灾难就要降临了。

成为积极的行为典范

孩子从他们的父母身上学到了很多东西，其中也包括他们的焦虑和抑郁情绪（有时是这样）。如果你的生活出现了严重的问题就一定要寻求帮助，这不仅是为了你，也是为了你的孩子。父母的恐惧和焦虑经常会遗传给孩子，如果你需要这方面的建议，不妨翻到50～52页查找克服这些问题的方法。如果你仅仅是轻微的情绪低落或焦虑，尽量在孩子面前保持乐观的态度。

增强孩子的自尊心

几乎所有抑郁或焦虑的孩子都不认为自己优秀，但是如果你能颠覆他们的这种想法，那么你在帮助他解决自身问题的道路上就迈出了很大的一步。试试以下几种办法吧。

每天留出10分钟的“特殊时间”。这会让你的孩子感受到他对你来说有多么重要。把所有事情都抛开，让孩子成为你关注的中心。让孩子自己决定如何度过这段特殊时光。

经常表扬孩子，每天几次。不但要关注孩子喜欢和擅长的活动，还要经常对那些你希望多次出现的行为给予表扬，这样一来，事情才会按照积极的方式进行下去。

每天安排一次有趣的活动。并不一定要隆重的郊游，只要是有趣的活动就可以（上学不能计算在内，看电视也不可以）。可以去公园散散步，也可以去游泳，或者到朋友家里喝茶。适当的运动也是不错的主意。不过，无论你的选择是什么，都要保证这项活动能令你的孩子远离忧虑，并能够帮助他们对自身和世界产生更加乐观、积极的看法。

全家人一起玩。这对每个人都有帮助，也可以让你的孩子明白，你愿意和他待在一起。

鼓励你的孩子尝试新事物。低自尊导致的后果之一就是自信心不足。当一个人们缺乏自信时，就会倾向于将自己的活动局限在相对容易的事情上，从而令其更加确信自己只会做这些事情。鼓励你的孩子尝试一些新事物，例如，鼓励他们尝试一种你认为他可能擅长的新运动，或是参加某个他可能会感兴趣的课外俱乐部。他很快就会发现，自己会做的远比想象中的要多，这会让他信心大增，而这正是这样的孩子最需要的。要及时对孩子的勇敢行为给予奖励。当然，奖励不需要太多，只要是孩子真正想要的就行了。尽量在新活动结束后立刻拿出你的奖励。

帮助你的孩子直面他的恐惧

与成人类似，孩子们也会竭力逃避那些令他感觉不安的场合。如果无法逃避，他就会采用一系列的策略帮助自己应对这些场合。例如，如果他对社交场合感到焦虑，就可能只有在亲密朋友的陪伴下才肯参加宴会。如果课堂中的互动令他感到不安，他可能就会把自己藏在教室的角落里，以免被人发现（这些应对措施被称为“安全行为”）。

他采取这种行为方式可能会暂时消除自身的不安，但在同时也放弃了发现自身的恐惧是否合理的机会。如果想找到这个问题的答案，他们就必须直面令自己恐惧的环境，并且不能寻求安全行为的帮助。这就是本书之前提到的“暴露法”，第63页有更详细的介绍。简单地说，你需要帮助孩子辨认出他所恐惧的行为，并将其一一列举出来。然后，将每一问题分解成多个可以控制的小任务。例如，如果孩子的问题是不敢在课堂上积极发言，那么首先要做的就是将孩子的座位挪到教室中间，稍后再坐到教室前面去，过一段时间，鼓励他跟其他同学一起举手发言。最终，他就能在其他同学都没举手的情况下积极发言了。

从最容易的一项开始，指导孩子逐渐完成列表中这些令他恐惧的活动。你的孩子很快就会发现，惊恐时的身体反应（心跳加速、呼吸困难、眩晕等）其实并不可怕。他们的焦虑会逐渐减退，同时他们也能意识到，自己完全可以自如地应对这些情境了。（顺便提一句，暴露法是治疗分离焦虑最有效的方法。）

与你的孩子一起，向他们的消极观念宣战

孩子的年龄越大，他们对自身及社会的消极看法越容易对他们的抑郁或焦虑情绪产生影响："所有的人都讨厌我。""我很丑。""你不能相信任何人。""倒霉的事情一定会发生在我身上。"帮助孩子辨认出他们自身存在的消极观念，然后与他们一起分析这些想法存在的依据是否准确，并提出更为积极的观点[①]。（更多有关挑战消极观念的信息，请参阅4～6页。）

帮助你的孩子应对自身的忧虑

忧虑是抑郁和焦虑中不可分割的一部分。第78～80页为你提供了应对忧虑的相应措施。

治疗和/或药物治疗

如果你的孩子感到非常抑郁或焦虑，那么你必须就此事跟你的家庭医生进行沟通。如果你怀疑你的孩子可能会伤害到自己，你应该立刻带他去看家庭医生。

在某些情况下，精神病专家可能会考虑药物治疗，但只有当他们认为你的孩子问题非常严重时才会采取这种措施。英国国家卫生医疗质量标准署曾经表示，药物治疗只适用于经心理治疗之后的中度抑郁。即使需要药物治疗，它也必须与这些心理治疗措施（认知行为疗法是最有效的）配合使用。如果你的孩子接受了药物治疗，他最可能使用到的药物是盐酸氟西汀，即百忧解（Prozac）。

相关问题

如果家庭成员之间存在矛盾，或是双亲之一遭受焦虑或抑郁的困扰，就会对儿童心理的正常成长造成冲击。对于少数年轻人而言，严重的抑郁或焦虑可以通过嗜烟、嗜酒或是自残等反常行为反映出来。

No.16 尿床

过去，人们普遍把尿床看做是一种因某些潜在的情绪或心理问题表现出来

① 让孩子快乐一生，你可以试着读读马丁·塞利格曼的作品《教出乐观的孩子》，本书已由万卷出版公司出版。——编者注。

的症状。然而，事情并非如此。对于大多数孩子来说，尿床仅仅是因为大脑和膀胱配合不当造成的。随着年龄的增长，孩子身体中的这两个部分开始协同工作，尿床现象自然就消失了。

尿床会给家长带来很多额外的麻烦，包括焦虑。随着年龄的增长，孩子们会因此而感到羞愧、忧虑和自责。由于多数家长或孩子都不愿意讨论尿床的事（原因也很容易理解），因此孩子们很容易把自己想象成是唯一尿床的人。你首先应该让孩子们明白：**尿床是一种很正常的现象，即使学龄期儿童也不例外，长大了就好了。**

尿床是一种非常常见的现象，因此医生认为，5岁以下的孩子尿床都属于正常表现。如果5岁以上的孩子每周至少出现两次遗尿，而且连续超过三个月，就应该被称为“夜间遗尿症”了，即尿床。这并不代表孩子必须接受“治疗”。家长可以通过很多办法帮助孩子改掉尿床的习惯。当然，如果你和孩子愿意，也可以什么都不做，只要等到孩子的大脑和膀胱建立有序的联系就好了。

尿床常见吗

几乎所有的孩子在两岁之前都会尿床：他们还太小，不懂得控制膀胱。在接下来的两到三年里，大多数学龄前儿童开始学着夜里不尿床。不过，大约14%的5岁小儿仍存在较为规律的尿床行为。10岁时，该数值减少至5%。15岁时，99%的孩子都能保证夜间不尿床了。

在年龄较小的孩子中，男孩似乎更容易尿床，但是在12岁～16岁的孩子中，女孩更容易尿床。尿床还受遗传的影响：如果双亲之一曾经尿床，孩子尿床的概率就会增高。

生活实例

我曾经是个爱尿床的人，又嫁了一位曾经爱尿床的丈夫，所以我们的孩子马蒂这么大了还在尿床一点儿都不奇怪！他并不是每天晚上都会尿床，一般每周两到三次。然而，如果他非常疲劳或者离开家，尿床的次数就会更加频繁。我不能假装尿床是件令人愉快的事，不过，我和他爸爸都决定，在马蒂面前要低调处理这件事。我们让孩子晚上穿上训练裤；过几个月把训练裤脱掉一段时间，然后再让他穿上两到三周。这样一直坚持到马蒂7岁。在某天吃晚餐时，马蒂宣布，他再也不想穿训练裤了，因为他昨天整夜都没有尿床。在那之后，马蒂又出现过几次尿床的情况，不过几个月之后，他就再也没有出现过这种状况了。

简，32岁，一位母亲

尿床该如何治疗

实际上，尿床根本不用“治疗”，你只需等着看它自己消失即可（99%的孩子都是这样）。然而随着孩子年龄的增长，他们逐渐发现，自己的同伴都已经不再尿床了（或者是宣称自己不再尿床），这时处理尿床问题就有些棘手了。不过即便如此，你仍然可以等待。你只需让自己足够放松，不必把尿床当做太重要的事。如果你的孩子年龄确实有些大了，你可以尝试着跟孩子谈谈尿床的问题。如果孩子们自己也很想解决尿床问题，你成功的机会就会大得多。

如果你和你的孩子都决定要“治疗”他们的尿床问题，你需要做到以下几点。

记日记

记日记不但会让你对孩子尿床的频率和严重性有准确的认识，还有助于你发现孩子的进步，让孩子的信心大增。

就寝时间

不要控制孩子在白天的液体摄入量，否则孩子们很可能会出现脱水，但要避免在睡觉之前喝水。此外，要确保他们在睡觉之前上一次厕所。

鼓励并表扬你的孩子

如果孩子在某天夜里没尿床，你一定要让他们知道，他的进步令你感到非常高兴和自豪。

不要批评你的孩子

如果你的孩子尿床了，不要指责他们，也不要表现出沮丧或懊恼的情绪，更不能惩罚他。他们毕竟不是有意要尿床的，而且你的失望对他减少尿床次数也不会有任何帮助，只会让他们更加焦虑。

确保厕所就在附近

如果厕所在楼上，孩子可能很难及时赶到那儿，你应该在他们的房间里准备一个尿壶。同样的，要保证室内的温度适宜，没人喜欢大半夜挨冻起来上厕所。如果你的孩子怕黑，你不妨在房间里装上夜灯。

唤醒孩子，让他们及时上厕所

如果上述的策略都无效，你不妨试试这一条。这并不能教会孩子不尿床，但却可以减少你洗床单的次数。在你自己上床睡觉之前，带孩子上一次厕所，但要经常变换时间。确保孩子在上厕所时是完全清醒的，而且，即使他们已经尿床了，也要让他们上厕所。

药物帮助

如果情况还没有改善，你不妨咨询一下你的家庭医生，他可能经常处理这些问题。他能帮你检查孩子是否存在尿路感染等生理问题，别担心，99%的孩子都是正常的。你的家庭医生可能会让你与专家联系，专家可能会为你推荐尿床警报器。检测到少量尿液后，尿床警报器就会报警，促使孩子起床上厕所。大约三到四个月之后，孩子会逐渐学会在警铃鸣响之前醒来。这种尿床警报器的成功率很高，大约60%～80%的孩子在使用尿床警报器后都学会了不尿床。

相关问题

对于极少部分儿童而言，尿床是由焦虑、忧虑、恐惧或悲伤而引起的。

No.17 睡眠问题

是的，天堂确实存在；让你在梦境中进入到绿色的草原上，让你的孩子迅速地进入睡眠，帮你完成诗歌的最后一行，这就是天堂了。

——哈利勒·纪伯伦(Khalil Gibran)，黎巴嫩诗人

对于很多家长来说，能让孩子“睡得像个婴儿”简直就是一种奢望。不管父母有多疲惫不堪，多么希望他们的孩子能多睡一会儿，许多孩子在婴儿期好

像根本睡不多久。即使孩子逐渐长大，这种情况也并不一定能得到改善。事实上，很多成人遭遇的睡眠问题同样会影响到儿童和青少年，因此，你不妨翻到第16章，看看成人睡眠问题的相关建议。

与成人相同，儿童最常见的睡眠问题也是失眠。这一般包括入睡困难（超过半小时）和睡眠时间缩短，婴儿和年龄较小的孩子还会同时伴有哭闹、抗议或反复起床。梦游、梦魇和夜惊（夜惊时，虽然孩子处于深睡眠状态，但会无法自抑地尖叫和哭闹）也很常见，尤其是年龄较小的孩子更是如此。

如果你的孩子是十几岁的青少年，他们可能还会经历生物钟的重新调整，就是说，他们希望就寝时间和起床时间（最为关键）都能比原来推后。不过，因为学校的上学时间不会专门为14岁的孩子做出调整，所以你的孩子很快就会出现睡眠不足的现象了。

你的孩子需要睡多久

下列表格为你提供了孩子的平均睡眠需求时间。尽管每个孩子的需求都是不一样的，但是如果孩子们未能获得良好、充足的睡眠，他们的反应就都是一样的。与成人类似，他们会变得脾气暴躁、昏昏欲睡，而且无法很好地集中注意力。

当然，这对于其他家庭成员来说可不是什么好事，因为，孩子的睡眠问题会影响到整个家庭。如果你的孩子出现了睡眠问题，你除了要在白天忍受他们的无理取闹之外，你的睡眠很可能也会受到影响。如果情况果真如此，你就需要采取行动了。

年　龄	平均所需睡眠时间（包括午睡）
出生～2个月	10.5～18小时
2～12个月	14～15小时
12～18个月	13～15小时
18个月～3岁	12～14小时
3～5岁	11～13小时
5～12岁	9～11小时
青少年	8～10小时

孩子的睡眠问题常见吗

至少有25%的孩子在某种程度上遭遇过与睡眠相关的问题，而失眠是其中最为常见的。还有很多孩子会出现梦游，尤其是4岁～8岁的孩子。只有2%～3%的孩子会经常梦游，40%的孩子会偶尔在半夜起床行走。大约5%的孩子曾出现过夜惊（多伴有梦游），但这种情况一般到8岁就会自动消失。

生活实例

格蕾丝曾经很贪睡，但自从开始上学之后就变了。她在床上躺一个多小时仍然不睡，不停地叫我们，而且反复起床。她一晚上会到我们卧室来三四次甚至是五次。当我们问她发生什么事情时，不管几点，她的回答都是自己不困，要不然就是外边太吵或者光线太刺眼，几乎是想到什么说什么。我们简直要抓狂了。我们的一位朋友建议我们保持冷静，不要小题大做，看看究竟会发生什么事。终于，一天我们正在逛超市时，格蕾丝假装无意地跟我们说，她害怕上学。从那之后，事情就变得简单了。我们完全可以轻松地处理这个问题了。几周之后，格蕾丝的睡眠又像原来一样好了。

菲利帕，28岁，一位母亲

如何战胜儿童睡眠问题

如何才能帮助你的孩子轻松进入睡眠并保持睡眠？换言之，如何应对儿童期失眠，这是一个教育问题。好的睡眠习惯是可以通过后天习得的，对于很多已经疲惫不堪的家长来说这无疑是个好消息，因为尽管可能需要坚持不懈的努力，但你确实可以通过训练让你的孩子（不管他有几岁）获得良好的睡眠。

从记录睡眠日记开始。将孩子夜晚的表现记录下来。解决睡眠问题需要一定的时间，因此当你感觉事情好像没有什么改善时，不妨看看你记录的睡眠日记，你和孩子的每一点进步都能极大地鼓舞你的斗志。①

---

① 改善儿童睡眠的策略与我们推荐给成人的非常类似，因此你不妨翻到第16章，看看我们为成人提供的建议。——作者注

训练技巧

接下来，你可以培养孩子养成一些良好的睡眠习惯了。下面提到的某些技巧可能主要适用于婴儿和学龄前儿童，但大部分建议对所有年龄段的孩子都适用。

形成规律的就寝时间

睡觉前的一个小时应该是放松时间。对于年龄较小的孩子来说，让他们泡一个热水澡，或是给他们讲一些愉快、轻松的故事，肯定能改善他们的睡眠。

遵守时间表的安排

让孩子在每天的同一时间上床睡觉，也要坚持同一时间起床。大点儿的孩子可能希望周末睡个懒觉，但要严格控制晚起的时间（限制在一个小时左右），否则，孩子的生物钟很可能就被打乱了。

确保孩子睡眠环境的舒适

要确保孩子的睡床非常舒适，卧室必须温暖、安静、光线柔和。

不要在床上看电视

不要允许你的孩子在床上看电视。许多专家认为，孩子的房间里根本不应该摆放电视或其他电子设施（例如电脑或游戏机），因为这些都是孩子们睡觉前的巨大诱惑。

控制就寝前的液体摄入量

减少孩子们睡觉前的饮水量，这样他们就不需要半夜爬起来上厕所了。含咖啡因的饮料（茶、咖啡、可乐等）更是禁忌。睡觉之前安排他们上一次厕所。

保证孩子睡觉时已经疲乏

你的孩子是否得到了充足的运动？（每天最少30分钟，但不要在睡觉前进行。）他们是不是午睡时间太长了？

审视你在孩子睡眠习惯形成过程中扮演角色

你同样需要考虑一下，你在孩子睡眠习惯的养成过程中扮演着什么样的角色。这包括以下几个方面的考虑。

*教育孩子在自己的床上独立进入睡眠。*这点非常关键，因为孩子（其他人也是如此）偶尔会在晚上醒来。这个技巧能帮助孩子自己重新进入睡眠。然

而，如果你的孩子习惯于睡觉时有人陪在身边，或是习惯被你搂着睡觉，那么他们在半夜醒来时也会希望这样。

解决这一问题的方法有很多，你不妨选择最适合你和你的孩子的那种。你可以试着控制孩子哭闹的时间，这样他们很快就能学会自己安静下来了。你也可以选择离开房间，然后隔一段 时间回房间看看孩子，但是间隔的时间要逐渐延长。你还可以选择“逐渐撤出”，你在一开始可以搂着孩子或躺在孩子身边陪他们入睡，但在几天之后要逐渐减少这种行为。

明确、坚定、一致地遵守夜间作息规则。在你跟孩子解释清楚睡觉时应该遵守的规则后，即使他一再请求你再讲个故事，或者哀求你躺在他们身边，也决不能让步。孩子有时会在睡觉前捣蛋，因为他喜欢这种来自父母的、一对一的特殊关注，而且不希望就这样结束。如果你认为你的孩子可能存在这样的想法，那就尝试着白天多拿出点儿时间陪陪孩子。

如果孩子在半夜醒来，要坚持让他回到自己的床上。如果是半夜两点，这可能有点儿困难，如果是凌晨3、4点或者5点，那就更难办了。不过，就算再困难也不要让孩子在你的床上睡，除非你不介意他以后也赖在你的床上。

奖励良好的表现。与大部分成人一样，对孩子们来讲，表扬和鼓励远比批评和惩罚更有效。因此当孩子夜间表现良好时，你要让他们知道你对此感到非常高兴。如果他们表现不好，你也不要因此而大嚷大叫，这只会增加他们的紧张情绪。便利贴和其他小奖品可以起到不错的效果哦！

Know Your Mind

怪物来了

你的小宝贝是不是很怕黑？他们是不是担心床下面藏着野兽？是不是害怕衣橱里躲着一只满身长着紫色斑点的长毛蓝眼怪物？

过去人们认为，只有非常小的孩子才会有这样的恐惧，但最近的研究发现，大孩子同样也有夜间恐惧（尽管不再害怕长毛蓝眼怪物）。事实上，这些烦恼几乎困扰着各个年龄段的很多孩子。

Know Your Mind

荷兰的一项研究结果令人瞠目。该课题的研究对象为176名4 ~ 12岁的孩子。结果发现，几乎75%的孩子都曾经历过夜间恐惧，而且这些恐惧并不会随着孩子们年龄的增长而消失。事实上，7岁以上的孩子似乎比不满7岁的孩子更容易出现夜间恐惧。

孩子们究竟害怕什么？入侵者（窃贼和绑匪）位居榜首，接下来依次是鬼和怪物、噩梦黑暗和闪电、动物，以及自己或父母将遭遇不幸的令孩子们不安的想法。年龄较小的孩子倾向于害怕怪物、鬼和噩梦，而大一点儿的孩子则更害怕令人不安的想法。

当问到他们为什么会产生这些担心时，孩子们几乎都会指向他们曾经看到、读到或听到的事物，电视便是罪魁祸首之一。

最有趣的是，76%的孩子说自己有夜间恐惧，而只有34%的父母认为他们的孩子存在这种现象。父母们还认为，夜间恐惧会随着年龄的增长逐渐减少，而实际情况并非如此。

如果孩子的睡眠问题是由忧虑或恐惧引起，你该怎么办

某些影响睡眠的焦虑症状是所有年龄段的孩子都经常遇到的问题。如果你认为自己的孩子可能出现了这种状况，那么不妨试试下面这些策略。

- 同你的孩子交谈，倾听他们的回答。你要让自己看上去通情达理、有同情心、值得信赖。
- 教他们使用某些积极的观念：“没有东西可以伤害到我”、“世界上根本没有怪物”。
- 对于小家伙们来说，搂着布娃娃睡觉能够有效地改善他们的睡眠问题。如果他们怕黑，不妨装一盏夜灯。
- 避免睡前接触恐怖的故事或电影。
- 年龄较大的孩子经常会为他们在电视上看到的事物担心。你应该跟他们讨论一下他们焦虑的内容，并帮助他们树立一些积极的观念。如果他们因为家庭以外的事情而发愁（例如学校的环境），帮

助他们找出解决问题的办法。[1]

◎ 表扬孩子的勇敢行为。

◎ 教孩子摆脱忧虑的技巧。与单词有关的游戏对大一点儿的孩子非常有效，例如，想想所有以A开头的动物名称。如果你的孩子还太小，无法完成这种游戏，那么就让他们靠头脑想象，例如让他们想想丛林里都有哪些动物。无论对谁来说，想象都是一种非常好的放松方式：让你的孩子想象一条瀑布，或者是不停地冲刷到沙滩上的波浪。

梦游和夜惊该如何处理

如果你能够帮助孩子养成良好的睡眠习惯[2]，这些问题很可能就不会出现，但是如果你的孩子出现了梦游和夜惊，你该怎么办呢？

不要唤醒他们

梦游和夜惊都发生在深睡眠时期，孩子在此时睡得很沉，以至于清醒时对晚上发生的事情全无记忆。在此时唤醒他是非常困难的，而且也完全没有必要，反而只会增加他们的压力和焦虑。如果你的孩子正在梦游，慢慢地把他重新带回到床上去。

确保他的安全

如果你的孩子是一名梦游者，要尽量保证房间的安全。不要开着窗户或者不锁大门，要是家里有楼梯，要考虑使用楼梯栅栏。如果你的孩子有夜惊症，你要陪在他身边，确保他的安全。

尝试着按时唤醒他们

该方法对梦游或夜惊均适用，但只有当梦游或夜惊每晚都在同一时间规律发生时才有效。在孩子通常出现梦游或夜惊之前的30分钟，轻轻地唤醒他。你不需要将他彻底叫醒，而是为了阻止他们进入容易发生梦游或夜惊的深睡眠。坚持一周，然后停一停。

---

① 79页为你提供了解决问题的方法。——作者注

② 114页中应对失眠的建议。——作者注

药物治疗

在尝试过上述所有方法之后，如果你仍然担心孩子的睡眠问题就不妨跟你的家庭医生交流一下。他们能帮助你排除可能的生理问题，也可以为你和你的孩子推荐一位睡眠专家。

注意：如果你的孩子睡觉时存在打鼾或者呼吸问题，请务必与你的家庭医生取得联系。

相关问题

别忘了看看第16章，那里有很多对孩子和成人均适用的建议和信息。如果你认为孩子的睡眠问题是由**焦虑**、**忧虑**、**恐惧**或者**抑郁**引起的，那部分同样为你提供了相应的建议。

No.18 多动症

我还没有想到，就已经做到了！

——《淘气阿丹》（*Dennis the Menace*），美国知名儿童喜剧

你的孩子是否只能在短时间内集中注意力？他们是否总忙个不停？你是否很难让他们按你说的做？你的孩子是否有时好像完全待在自己的世界里？

你对上述问题的回答是否都是肯定的？孩子就是这样，但在少数情况下，这些正常的行为会被夸大并难以控制。这就是**注意力缺陷多动障碍**（ADHD），即多动症。

患有多动症的孩子很难专心做某项工作，时间再短也不行。他们非常好动：活动明显增多、坐立不安，总是频繁地变换注意对象；患有多动症的孩子通常喜欢大声喧闹、不分场合地惹是生非，而且说话像连珠炮；他们非常冲动，做事好像从来不加思考；对患有多动症的孩子来说，等别人讲话结束后再说话、做事前要排队等待就是种折磨。此外，他们还喜欢幻想，而且遇事容易茫然或注意力涣散，经常会忘记别人交待的事情，也很容易忘了手头的任务。

Know Your Mind

成人多动症

很多人都把多动症看做是孩童时期的问题，但实际情况是，一定数量的儿童直到成年仍然未能摆脱多动症的困扰（一些研究认为该数值高达30%～50%）。

关于该领域的研究较少，但美国的一项研究算是个例外。该课题的研究对象为172名经专业诊所确诊为多动症的成年人。研究人员将他们与30名被家庭医生推荐到诊所、但最终排除多动症可能的对照组做了比较。

比较的结果令人吃惊，患有多动症的成年人多有以下状况：

- 药物滥用及酒精滥用的概率更高；
- 工作被辞退的概率是对照组的两倍；
- 经常冲动性辞职；
- 较对照组不擅社交、爱挑衅或者不易相处；
- 更易发生交通事故，也更容易收到超速罚款单；
- 退学或在学校表现欠佳的可能性更高；
- 离婚概率更高；
- 更容易出现人际关系问题，也更容易出现愤怒、抑郁、焦虑和恐惧等情绪问题。

他们属于多动症患者中症状相对严重的，是需要寻求专业帮助的，而很多多动症患者都能自如地应对自身的活动过多及冲动。研究表明，所有的成年人问题中都可能隐藏着多动症的影子。

几乎所有的孩子都有好动的时候，但只有当上述行为持续超过6个月，或是孩子的行为与其年龄明显不符，抑或是这种行为已经对孩子的学校及家庭生活造成严重影响时，医生才将其诊断为多动症。有的孩子可能仅仅表现为注意力不集中，有的孩子则可能存在好动及冲动的症状，但并未表现出注意力涣散。然而，大多数患有多动症的孩子都会出现上述所有症状。

多动症通常是在孩子入学后被发现的，但这些症状其实很可能早就已经存在了，有时可以一直持续到成年期。

对于家长来说，养育一个患有多动症的孩子是一件非常痛苦、劳心的事情。对于孩子来说，受多动症的折磨，他们的生活同样非常艰难，学校生活更是一种挑战。许多患有多动症的儿童都无法顺利完成自身能力范围内的学业。此外，他们还害怕社交，不善于结交朋友。他们学习成绩不佳、被同龄人排斥、经常被家长训斥—— 难怪很多多动症患儿会自信心不足。

焦虑的家长很难正确看待孩子的行为，因此如果你担心自己的孩子可能患有多动症，你应该从学校、家人和朋友那里获取尽可能多的信息。如果这些仍然不能打消你的疑虑，那么不妨跟你的家庭医生谈谈。

生活实例

乔希一直是个生龙活虎的孩子。当他还是个婴儿时就睡不了多久，刚刚会爬的时候就开始整天忙个不停了。我们感到筋疲力尽，而且有点儿担心，不过我们的朋友说，乔希只不过是个比较独特的小孩。乔希入学几个星期后，他的老师就找我们谈话了。她说乔希非常聪明，但注意力非常不集中。他还非常爱捣蛋，在教室里到处乱窜，还经常扮小丑，分散其他孩子的注意力。他在课间休息时最开心，一到操场上就像疯了一样。老师担心乔希患有多动症。我至今还记得，在那天的谈话结束时我们有多么紧张和不安。不过，这其实是最好的结果了。它让我们看清了事实的真相，令我们能够及时寻求专家的建议。我们根据专家的方法治疗乔希的多动症，如今他已经好多了。

凯西，33岁，一位母亲

☆ 自测：多动症儿童父母自助诊断量表

判断孩子是否患有多动症是一件非常困难的事，因为多动症中的很多典型症状在没有多动症的孩子身上同样可以出现。很显然，只有专业人士才能做出多动症的诊断。不过，你可以从下面这个问卷中得到一些提示。

该问卷主要面向孩子年龄在6～12岁之间的家长。这是一个范围相对较大的年龄段，因此在你完成这份问卷的同时，想一想哪些是适合你的孩子年龄段的行为。

题目	计分方式			
第一部分 我的孩子：	从不	偶尔	经常	极其频繁
1. 无法注意到细节或经常因粗心而犯错，例如在完成家庭作业时。	0	1	2	3
2. 很难对任务或活动保持关注。	0	1	2	3
3. 面对面交谈时似乎无法认真听讲。	0	1	2	3
4. 不遵守教学要求，不按时完成作业。	0	1	2	3
5. 难以安排任务和活动。	0	1	2	3
6. 逃避、讨厌或不愿意完成需要长时间集中注意力的任务。	0	1	2	3
7. 经常丢失完成任务或活动的必需品（作业、铅笔或书本）。	0	1	2	3
8. 很容易被外界事物分散注意力（例如他们周围的事物）。	0	1	2	3
9. 经常忘记日常的活动。	0	1	2	3
第二部分 我的孩子：	从不	偶尔	经常	极其频繁
10. 喜欢摆弄手指或脚趾，或在座位上来回扭动。	0	1	2	3
11. 被要求安静地端坐时，却起身离开座位。	0	1	2	3
12. 被要求安静地端坐时，却到处乱跑或攀爬。	0	1	2	3
13. 很难安静地玩耍。	0	1	2	3
14. 总是来来回回忙个不停，或经常扮演摩托车骑手。	0	1	2	3
15. 话太多。	0	1	2	3
16. 还没听完问题，答案就脱口而出。	0	1	2	3
17. 很难规规矩矩地排队。	0	1	2	3

第二部分 我的孩子：	从不	偶尔	经常	极其频繁
18. 经常打断或打扰别人（例如打断别人的谈话或游戏）。	0	1	2	3

Vanderbilt ADHD Diagnostic Parent Rating Scale; Wolraich et al.(2000).

在第一部分中，如果你有6个或6个以上问题的答案是“经常”或“极其频繁”，你的孩子就很可能属于多动症中注意力涣散的类型；在第二部分中，如果你有6个或6六个以上问题的答案是“经常”或“极其频繁”，那么你的孩子很可能属于多动症中活动过多/冲动的类型。

多动症常见吗

约有3%～5%的孩子会受到多动症的影响，而且男孩更常见。不过，在注意力涣散的表现上，男孩和女孩似乎没什么差别。

如何战胜多动症

养育多动症儿童不是一件愉快的事，但要振作起来，头脑保持清醒，你还可以为孩子做很多事情。

保证基本元素的正常获得

同成人一样，所有的儿童都需要充足、优质的睡眠，规律的运动和健康的饮食，多动症患儿也不例外。如果这些元素中有一项出现了问题，他们的情绪就会发生改变。有专家认为，某些食物会促进多动症的发展，例如人造食物色素和苯甲酸钠（某些冰激凌和饼干中的防腐剂）就与多动症的增加相关。

和多动症儿童共同生活的一般策略

即使你已经为孩子建立起一套全方位的健康生活习惯也不要沾沾自喜，还有很多事情是需要你牢记在心的。这些策略适用于所有父母，但是如果你的孩子患有多动症，它们的作用就会更加明显。

形成明确、公正且前后一致的养育方式

为孩子制定少量的规则，并告知孩子要是他未能遵守规则将得到什么惩罚。同样的，当孩子遵守规则时，也一定要给予适当的表扬，例如一定的物质

奖励或小红星。

如果孩子没能遵守规则，你一定要冷静，用清晰、简单的话语与他交谈，并提出警告。例如，告诉他，在你数到三之前，他必须改正错误。如果无效，那么不妨试试“暂停”策略[①]，或是取消他们的某项特权（例如晚上看电视的权利），这对年龄较大的孩子尤为适用。有时，忽视你不希望看到的行为也是个不错的主意。

重视积极的行为

不要只看到孩子的不良行为，试着将注意力放在好的事情上。保证每天都抽时间跟孩子一对一地做些你们都喜欢的事情。此外，你不要让自己陷入到自责的泥潭中，因为孩子患上多动症并不是你的错。

选择恰当的斗争对象

某些多动症儿童（也包括许多不患有多动症的孩子）都有不停抱怨和牢骚的坏习惯，而且好像喜欢想尽一切办法惹家长生气。要尽量忽视这些相对较小的问题，节省出时间和精力来对付那些真正重要的“敌人”。

充分利用身边的支持系统

与你的朋友和家人分享你的经历，与孩子的老师保持密切的联系。

照顾好自己

抚养多动症儿童是一件非常吃力的事情，因此，一定要给自己以及你的伴侣留出休息的时间。

提高注意力

除了上文中提到的策略外，你还可以运用很多具体的方法来提高及改善孩子的注意力水平。

设立目标，使用奖励

不要总想着去制止孩子的不良行为，应该把注意力放在鼓励孩子增加自身的良好表现上。要做到这一点，为孩子设立明确、可行的目标是个不错的办法，例如，拿出15分钟独立完成家庭作业。当目标完成时，一定要及时给予奖励。这些奖励不需要多么奢侈或昂贵，仅仅是一个拥抱或几句表扬的话就能达到目的。你还可以利用“星星表格”给孩子更大的奖励，每当孩子完成某个目

---

① 相关内容详见130页，——作者注

标或非常努力时，奖励他一颗小星星，让他把星星贴到表格上。当表格中的星星达到一定数量时，他还会得到额外的奖励。

迎合孩子的强项

表扬总是比批评更能促进人的进步，喜爱的工作也远比厌恶的活动更能激起我们的热情和信心。因此请认真考虑一下，你的孩子擅长哪些事情，而其中哪些又是你希望看到的。可能是演奏某种乐器，也可能是帮助你收拾花园，不管是什么，鼓励孩子多做做这些事，并及时对他们的努力给予奖励。

为孩子传授组织技巧

如果你无法长时间集中注意力，你就很难完成某项工作，因此如果你想帮助你的孩子完成某项任务，你就要先帮助他识别出完成这项任务需要的所有步骤。帮助他们把一项复杂的工作（如一项家庭作业）分割成多个容易完成的小目标。你需要给孩子明确的指示和反复的提醒。对于年龄较小的孩子来说，不妨用语言表达出各个步骤："我们该做什么呢？我们需要画一幅画。让我们握好铅笔，慢慢来。别管那些吵闹声，咱们接着画……"。

如果你的孩子很容易冲动，就要告诉他们如何控制自己的行为，例如，行动之前先数10个数。这不会让你感觉像是在给孩子喂食，而会觉得你正在为他们传授重要的生活技巧，让他们在完成某项任务的同时提升自己的自信心。

从良好的行为中吸取经验

虽然多动症儿童让人很头疼，但他们有时也会给你带来欢乐。多动症儿童（大部分儿童都是如此）早上的表现通常比下午或晚上好。此外，多样的、有趣的、娱乐性活动比枯燥的、重复任务更能引起他们的兴趣。一旦你在孩子的行为中发现了某些积极的因素，就要尽量尝试着将它们引入到孩子的日常行为规则中来。

倡导结构化和程序化

倡导结构化和程序化同样适合大部分儿童，但对多动症患儿更为适用，因为对他们来说这很难做到。虽然我们没有必要严格按照某个时间表来生活，但是如果孩子的日常生活有一个基本、粗略的安排，就能有助于改善他们的多动症状。例如，让他们养成规律的就餐时间、起床时间以及就寝时间。此外，还要尽量有组织地设置房间的用途，例如哪个房间固定用于玩耍，哪个房间是用来写作业的，等等。

未雨绸缪

对于父母来说，没有什么比孩子在公共场所或长途旅行中制造混乱更让人头痛的了。尽量预先考虑一下你可能会遇到的问题，想一想如何才能避免这些问题的发生。例如，如果你正在开车，不妨经常停一停，或是给孩子们一些奖励。提前让孩子们知道你的期望，并且告诉孩子们，如果他们不按你期望的做会受到什么惩罚。

药物治疗

严重的多动症患儿需要经常口服处方类兴奋剂，利他林（Ritalin）是其中最为大家熟知的一种。不过，药物的作用并不持久，而且人们对它的应用目前还存在争议。

在某些情况下，你可能需要专业人士的帮助，孩子的学校有时也能帮你推荐一位专家。①

相关问题

患有多动症的儿童很容易勃然大怒，患有多动症的青少年则很容易出现不良行为、失眠、抑郁、恐惧和焦虑。

No.19 学龄前儿童的脾气发作

完成某项工作有三种方式：自己做，雇人，或强迫自己的孩子去做。

——莫娜·克兰(Mona Crane)

脾气发作不仅仅是指你的孩子在地板上愤怒地滚来滚去，它还是孩子试图

① 更多应对多动症的方法，推荐阅读《分心不是我的错》和《分心的孩子这样教》，两书均已由山西教育出版社出版。——编者注

与你交流的一种方式：孩子可能是因为厌烦或者疲倦了；或许他希望继续画画，而不是听你的指挥去喝茶；也可能是他的弟弟令他抓狂了。

年幼的孩子通常不知道该如何表达自己内心的感觉。即使你的孩子已经会讲话了，他也仍然没有学会如何表达自己的情绪或思想。你的孩子很可能是通过发脾气来吸引你的注意力或表达他的情绪的。

不幸的是，不管是对家长还是对儿童来说，这都不是一件趣事。脾气发作可以包含一系列的行为，从小声哭泣到尖叫、跺脚、躺在地板上、四肢僵直、屏气、踢腿、打人、扔东西甚至逃跑。尽管孩子可以很快地从愤怒中恢复过来，家长的愤怒和沮丧情绪却会持续很长时间。（如果孩子是在公共场合发脾气，那种尴尬就更不用提了。）

人们经常使用其他词语来描述脾气发作，如闹脾气、着急或发飙，或者用目中无人、毛燥或难以控制来形容自己的孩子。

脾气发作常见吗

孩子的年龄	每月脾气发作的次数	每月脾气发作的平均次数	每次脾气发作的时间（以分钟计）
1	0～19	9	2
2	0～14	6	4
3	0～12	5	5
4	0～14	6	5

脾气发作是学龄前儿童的正常表现，一般开始于18个月左右。以下是对1 200个家庭进行研究后得出的数据。

脾气发作中，最常见的行为是哭泣（见于86%的脾气发作中）、尖叫（47%）、大喊大叫（39%）、躺在地上（37%）、踢腿（27%）、打人（26%）、推搡（23%）、逃跑（23%）、四肢僵直（19%）、跺脚（17%）、哭诉（13%）、扔东西（12%）以及抱住家长不放（11%）。短暂的脾气发作一般包括上述行为中的两种，而时间较长的则通常包括四种。

对于是否应给年幼的孩子这些令人质疑的行为下一个医学或心理学诊断，目前还存在很大争议。不过，当这些行为非常严重时，医生们可能会用到**“对立违抗性障碍”**这个名词（oppositional-deficont disorder, 简称OPD。较大的孩子则被称为“品行障碍”），在过去6个月或更长的一段时间内，如果你的孩子出现4种以上（包括4种）下述行为的频率远远超出了同年龄段孩子的正常次数，他可能就会被诊断为对立违抗性障碍：

- ◎ 大发脾气；
- ◎ 与成人争吵；
- ◎ 不理会大人的要求或规则；
- ◎ 故意惹恼别人；
- ◎ 羞辱别人；
- ◎ 愤怒和怨恨；
- ◎ 怀有恶意或报复心理；
- ◎ 易怒或易激惹。

大约只有2%的儿童会出现这种障碍，而个别行为表现严重的比率相对更高（OPD包含一系列不良行为）。例如，8%的儿童非常喜欢违抗成人的管制和要求，4%的孩子更容易发火，4%的儿童则特别容易出现愤怒和怨恨情绪。

如何应对脾气发作

大多学龄前儿童都会发脾气，但这并不代表你对此只能忍受，你可以采取一些措施来减少孩子发脾气的次数和强度。当你的孩子发脾气时，你不妨试试下面这些策略。

牢记：孩子发火是为了跟你交流

要应对孩子的怒火，你首先应该找出孩子想借此告诉你什么，答案通常是下列中的某一项：

- ◎ 我想得到你的关注；
- ◎ 我累了；
- ◎ 我饿了；
- ◎ 我烦了；
- ◎ 我希望按照自己的想法行事；
- ◎ 我没能得到我想要的；
- ◎ 我不知道怎么告诉你我想要什么；

◎ 我不想放弃我正在做的事情。

愤怒日记

可以帮助你搞清楚孩子到底想对你说什么。把孩子发脾气的时间、发脾气前发生的事情、孩子发脾气时的表现以及发脾气后发生的事情都记录下来。这可以帮助你识别出导致孩子发火的事件（即导火索是什么），也能帮助你发掘出隐藏在事件背后的真正原因。例如，如果你的孩子在朋友拿走他的玩具后开始发火，你就能认识到，你的孩子很难与人分享东西。

记录你自己在孩子脾气发作时的表现也非常有用。例如，你可能会因此发现，你在孩子发火的过程中给予了他们更多的关注，而这很可能就是他们发火的目的所在。

控制发脾气的导火索

在你找出某些导致孩子发火的导火索之后，你就可以试着避免这些情况的出现了，或者说，至少可以换一种处理方式。

如果你的孩子希望得到更多的关注，你就该考虑一下，你应如何在他们发脾气之前满足他们的愿望。如果孩子是因为厌烦而发火，看看是否可以让活动缩短或变得更加有趣。

超市是孩子们最容易发火的地方。不仅是因为那里最容易令孩子们感到厌烦，还因为它将你对孩子的注意力转移到了购物上，所以要尽量缩短逛超市的时间。如果没法缩短，就要记得给孩子带上玩具或书。

如果孩子们经常因为你的拒绝而发脾气，为了避免这种情况的出现，你可以为孩子提供几种选择。例如，当你告诉他们不能看电视时，你可以同时建议他们去玩点儿他喜欢的事情，例如，听听故事或者去花园玩，这会让孩子觉得自己有一定的自主权。

如果孩子是因为到了该停止做某件事的时间而大发脾气。你可以给他5分钟的警告时间，这样孩子就有时间平息内心的怒火了。另外，如果孩子是因为无法告诉你他想要什么而发火，你就要看看你是否能帮助他顺利地表达自己的情绪，例如可以借助一张图片。

转移注意力

如果你发现孩子的怒火即将爆发，转移他的注意力就可能会有效地控制事态的发展。在与孩子一起做一些有趣的事时，一定要确保将父母全部的注意力都放在孩子身上。如果你能让他们笑出来，那就更好了——即使最固执的三岁小孩也很难边哭边笑。

不要轻易放弃

学会遵守规则是每个孩子在成长过程中必不可少的一部分。对于学龄前的儿童来说，这并不是一门轻松、愉快的课程，因此发火就在所难免了。

不过，不要让孩子利用发火换得自己想要的东西，而且要尽量对他们的行为不予理睬（首先要保证他的安全，如果只是在地上打滚就没什么）。走开，或者用一种轻松、冷淡的表情看着他。不要在孩子发火时跟他交谈。你应该让你的孩子明白，发火并不能让你改变主意，也不会引起你对他的关注（即使是愤怒、沮丧的关注也不行）。

暂停时间

如果所有的努力都失败了，或者说，如果孩子的怒火已经超出了你的控制范围，或者你的孩子变得咄咄逼人，你可能就需要使用“暂停时间”了。向他提出明确的警告，如果他仍在发脾气，就把他带到他的房间里，关上一段时间（我们提倡“几岁几分钟”的原则）。暂停时间结束后，向孩子解释一下为什么要把他关在房间里。

对孩子平静下来的行为给予奖励

孩子一旦停止发脾气，就应多给他一些慈爱的关注（即使你不喜欢，也要拿出5分钟时间来听听他空袭警报般的牢骚）。不过要牢记：*你不是因为他哭闹，而是因为他停止哭闹才拥抱他的*。你也一定要让他清楚地知道这种区别。

这并不意味着你应该轻描淡写地把孩子发火这件事掩盖过去。跟孩子讨论一下刚刚发生的事情，告诉他你希望他怎么做。例如，如果孩子是因为被要求去收拾玩具而发火，你就应该跟他解释你提这种要求的原因，告诉他你希望他以后怎么做，并要求他在你的注视下把玩具收拾起来。

一些家长喜欢通过让孩子待在他自己房间或拿走他心爱的玩具等方式告诉

孩子发脾气需要承担的后果。如果你也喜欢采取这种方法，就一定要在孩子发火之后立刻采取行动，只有这样孩子才能清楚两者之间的联系，而且你还一定要保持和蔼、平静的态度。你应该借此让孩子明白，什么是规则（不应该乱发脾气），以及破坏规则的后果是什么（在自己的房间里待10分钟），而不是让他把这看做是愤怒的父母任意施加给孩子的惩罚。

同样的，要避免踢打孩子，因为这通常表明成年人自己也正在乱发脾气，而且这也不会让孩子明白他该怎样做。

生活实例

我们三岁的杰克是个非常爱发脾气的孩子，尖叫、扔东西、在地上打滚，什么情况我们都见识过了，甚至有一次，他躺在一家商店的正中间狂吼，就好像我们告诉他再也不让他玩玩具了似的——而实际上，我们只是提到要去吃午饭。在某件事情即将结束或者即将开始时，杰克也喜欢发火。这曾经让我感到非常痛苦。看看游戏小组的其他妈妈们，她们的孩子表现得都非常好，我真不明白自己到底做错了什么。如今，我竭尽全力不让这件事对自己造成太大压力。我必须克制住，不要让自己陷入到会令孩子发火的愤怒情绪中去。我开始任由杰克在那里哭闹——他竟然希望有观众！随后，我跟他简短地聊了一会儿，并抱了抱他，他的情绪很快稳定下来了。

凯特，28岁，一位母亲

坚定、公正、一致

如果你在应对孩子不良行为的过程中不能始终坚持明确、一致的规则，那么你就不要期望孩子能够遵守这些规则。拿出时间来，跟孩子们解释一下，你希望他们做什么，原因是什么。

确保每次孩子发火时你都能采取相同的处理方式。此外，不要给孩子传递一些含糊不清的信息，如果你允许孩子在星期一吃一大包糖，他就很难理解为什么星期二不能再吃一包。

你会发现，一旦孩子适应了“新制度”，他的脾气就会变得更坏，因为他正在测试你的极限。一旦他发现这些极限是不会改变的，不管是否愿意，他的行为都会有所改善的。

不要因此改变你对孩子的看法

应对孩子接连不断的怒火确实是一件非常头疼的事，但是如果你开始指责孩子，或是认为他在某些方面出现了问题（或是身为父母的你在某些方面出了差错），你就再也无法在与孩子相处的过程中享受到乐趣了。

要牢记：脾气发作只是某种不良行为的一种表现，它并不意味着你的孩子已经变坏了，也不代表你是个很差劲的家长。小孩发脾气是很正常的，每个家长都会遭遇这类问题。跟你的朋友和家人讨论一下你的经历，你很可能会从中获得某些有用的信息，也能从中得到安慰，因为并非只有你一人在孤军奋战。

为了保证孩子发脾气不会影响你和孩子之间的关系，请多多关注孩子好的表现。当他们表现良好时，要多给予表扬和关注。看看孩子在哪些情况下更容易表现良好，尽量多给孩子创造一些这样的机会。

相关问题

所有的孩子都有发脾气的时候，但是遭受压力、焦虑、抑郁困扰，或是患有多动症的孩子更容易出现这类问题，有时表现也更强烈。

Know Your Mind

发脾气：隐藏的模式及秘密的信号

孩子发脾气有时能搞得天下大乱。有研究表明，孩子在发脾气时的行为方式是由导致他们发怒的特定情绪决定的。例如，孩子在勃然大怒时的表现与他们痛苦时表现出的行为是不同的。

孩子在发脾气时表现出的行为可以分为以下5组，每组都由不同的情绪引发：

痛苦——哭泣、哭诉、抱住父母不放；

非常愤怒——打人、踢人、尖叫、四肢僵硬。孩子们越生气，生气的时间越长，出现这些行为的概率越高；

中度愤怒——扔东西、喊叫；

Know Your Mind

轻度愤怒——跺脚；

企图对抗——躺在地上、逃跑。

此外，还存在一些其他的模式和信号。例如，如果孩子是因为愤怒而发脾气，那么他们的情绪通常很快就能达到顶峰，而且一般不超过30秒。如果是因为痛苦，他们的情绪则是在发脾气的过程中慢慢到达顶峰的，而且发脾气的时间越长，孩子表现就越痛苦。如果孩子在发脾气前30秒就躺在了地上或者开始跺脚，那么他这次发飙很可能马上就会过去。如果孩子刚开始发脾气时并不是非常愤怒，那么这次发脾气可能要持续很长时间。

在孩子下次发脾气时，尝试着分析孩子的行为，寻找其中存在的模式和信号，它们能够帮助你了解你的孩子到底在想些什么，也能帮助你更轻松地应对孩子的怒火。

No.20 青少年不良行为

你从孩子那里可以学到很多东西，比方说，你到底有多少耐心。

——富兰克林·琼斯(Franklin P.Jones)

情绪不稳、目中无人、执意按自己的方式行事、遭拒绝后大发雷霆……我不是在说你的孩子，但是有时候，抚养青少年的过程简直跟养育婴幼儿惊人的相似！

教育青少年是一项非常艰苦的工作。不仅是因为他们无论做什么事都喜欢违背你的意愿，还因为你的小宝贝正在逐渐长大成人，你必须逐渐适应这种变化，而这又是非常困难的。

青少年行为的管理绝不是一件轻松的事，因为你在过去使用的很多方法已经不再有效了。使用“顽皮楼梯”惩罚淘气的孩子的日子也早已一去不复返了。如今，你需要借助于交流、妥协和认同。下面就是相应的方法。

回忆你的青少年时期

对很多孩子来说，成为青少年无疑是件喜忧参半的事：在非常兴奋的同时，又因为新的责任和问题而感到困惑；他们拼命想要独立，但又对父母的支持和爱护非常依赖。除此之外，他们的身体也在发生着巨大的变化，体内的荷尔蒙总在不停地波动。因此，青少年有时表现得不太完美也没什么奇怪的。回忆一下你在青少年时期的感觉，这能有助于你更好地理解孩子目前的经历。

保证基本生活所需

孩子们可能对此颇有异议，但是运动、规律就餐、健康饮食以及充足睡眠对青少年是非常重要的。缺少其中的任何一项，你都能很快发现孩子情绪的变化。

保持积极的心态

不要因为孩子偶尔的发火或闷闷不乐而与你们之间形成矛盾。尽量经常安排一些一对一的相处时间，最好是一起做一些你们都喜欢的活动。另外，一些家庭活动也适当邀请他的参与。多关注那些你喜欢的行为，不要总把目光放在他的不良行为上。跟所有人一样，表扬远比批评更能让他们做出积极的回应。因此，多给孩子一些表扬和鼓励，不要嘲笑他们的穿着或发型，也不要诋毁他们的朋友或他们的观点。接受他们真实的一面。

与他们交谈

要牢记：*你也必须学会倾听*。良好的沟通是处理你和孩子之间关系的最有效手段，尤其在面对吸烟、嗜酒和性行为等重大问题时。因此，抽时间与孩子做定期的交流，而且尽量不要做谈话的主导者（虽然你什么都懂，但是你的孩子可不想一直听你的唠叨）。把他当做成人一样去交流，毕竟，他很快就成长为大人了。如果孩子有些事情不想告诉你，不要强迫他，要尊重他的隐私。此外，不要羞于让你的孩子看到你的想法和情绪，因为交流本身就是一种互动。

正确选择敌人

即使年龄较大的孩子也需要一些基本的规则。如果你足够幸运，他可能会同意遵守你所制定的规则，并接受破坏规则时应受的惩罚。要允许孩子的协商，并适当做出妥协。此外，要把你的精力放在最重要的事情上，不要让琐碎小事无端耗费你的时间。

在你发现自己卷入某场争端后，要保持冷静（总得有一方冷静，但你的孩子不太可能做到这一点），态度要坚定，但不要威胁恐吓或发号施令，你提供一些选择，并跟孩子解释你为什么希望他那么做。此外，**不要把问题个人化：务必让孩子知道你不喜欢的是他的行为，不要让他认为你讨厌的是他这个人。**

如果你也即将失去冷静，或者孩子的行为确实让你非常难以接受，不妨先离开一会儿。在争吵平息以后，你们两个再坐下来好好谈谈。有时，你不得不做出妥协。如果你的孩子经常大发雷霆，不妨给他们介绍一些愤怒管理技巧[①]。

照顾好自己

养育青少年有时就是一件繁重又吃力不讨好的工作，因此给自己留出时间来休息一下也非常重要。你还可以跟其他家长和朋友谈谈各自的经历。要牢记：**你经历的都是非常正常的**。不管孩子的表现有时多么令你难以接受，他很快就会成为一名亲切、健谈和有责任感的大人。当然，他也很快就要离开你了！

No.21 儿童虐待

在下面这节内容中，你将了解到什么是儿童虐待以及如何识别出儿童受虐的迹象。如果你怀疑自己的孩子正遭受虐待，你该怎么办。

什么是儿童虐待

儿童虐待共包括以下4种类型：

身体上——伤害孩子，例如，对孩子掌掴、拳打、脚踢或推搡；

精神上——不断地批评、责备或羞辱孩子；

怠慢——拒绝为孩子提供恰当的食物、衣物、住房或医疗护理，不能保证

① 见42—46页。——作者注

孩子的安全；

性方面——不管孩子是否愿意，都让他参与到性活动中。

家长们都担心陌生人会伤害到自己的孩子，类似的案例也经常被媒体报道。然而，最常见的儿童虐待者其实是孩子的家庭成员。①

虐待儿童的情况常见吗

没有人能确切地指出虐待儿童的现象到底有多普遍。很多孩子不会把他们的遭遇告诉任何人，更不会跟专家说。此外，专家们目前对虐待儿童的定义仍有很大分歧。英国的一项研究随机选择了2 800名青年人（18～24岁）做为调查对象，得出了这样的数据：21%的人曾遭受过父母或看护人的身体虐待，超过33%的人遭受过某种形式的精神虐待，17%的人曾经历过怠慢，16%的人遭遇过性虐待。

如何发现孩子是否正在遭受虐待

某些虐待的征象非常明显——淤青、黑眼圈、烧伤和生殖器问题等，都是一些很明确的警示。如果孩子出现了下述症状，你也要格外注意：

- 经常悲伤、性格孤僻或好斗；
- 上学时突然不高兴；
- 出现睡眠问题；
- 害怕某些成人；
- 经常全身脏兮兮的，经常喊饿，或穿着不当；
- 使用不恰当的性词汇或性行为；
- 经常一个人出去，或主动要求照顾自己的兄弟姐妹。

当然，以上任何一项都无法证明孩子正在遭受虐待，但如果你的孩子表现出上述行为，你就应该进一步调查一下了。

如果你认为自己的孩子可能受到虐待，你该怎么办

当你怀疑自己认识的某个孩子可能正遭受虐待时，这无疑会给你带来困

---

① 虐待行为到底会对儿童的一生造成哪些严重的影响？推荐阅读《爱的教养：培养孩子的共情力》，该书已由万卷出版公司出版。——编者注

扰，但你不要因此而置之不理。试着与防止虐待儿童协会或当地的社会福利部门取得联系。如果你认为孩子可能正在遭受性虐待或身体虐待，你应该尽快行动，如果你认为孩子正身处危险中，请立刻报警。

如果孩子信任你，请认真倾听他们的谈话，并严肃对待他所说的问题。如果诉说这些事情让孩子们感到不安，不要强迫他。要让他知道，遭受虐待并不是他的错误，当他勇敢地说出真相时，要及时给予表扬。此外，你不要试图独自一人与虐待者对抗：这是警察的事。

第7章 抑郁 Depression

14个月里，我只笑过一次，并且都是无意识的。

——鲍勃·迪伦（Bob Dylan）

No.22抑郁

每个人都有情绪低落的时候。与快乐一样，悲伤也是生活中的一部分。它通常会很快地消失，但有时也会在心里扎根并发展为抑郁。

认识抑郁

抑郁的情绪会对人们的生活造成沉重打击，扭曲人们的感觉（包括生理和心理两方面）、思想以及行为。威廉·斯泰伦（William Styron）曾经在其作品《看得见的黑暗》（*Darkness Visible*）一书中深刻、形象地描述了他严重的抑郁情绪：

> 痛苦从来没有停止过，更令人难以忍受的是，无论何时，我们都无法摆脱这种痛苦，哪怕是一个月、一天、一个小时，或者是一分钟也好。即使稍有缓解，那也是暂时的……这种痛苦的感觉一刻也不会离开我们，无论我们走到哪儿，它都始终不离不弃。

沮丧

同斯泰伦一样，患有抑郁症的人总是感到非常沮丧。生活变成了痛苦的磨难，全无兴趣或快乐可言。抑郁症好像给人们戴上了一副特殊的眼镜，令世界变得一片黑暗，它剔除了所有美好的事物，只把最糟糕的留给了人们。或者，如同《滚石》杂志中描述的那样：它把一切都涂成了黑色。

精力减退或丧失

人们在出现抑郁情绪时，精力会明显减退或完全丧失。会感到筋疲力尽，身受各种病痛的折磨，对任何事情都无法长时间集中注意力。完成最基本的工作也是难以想象的事（洗碗、给朋友打电话、甚至是起床），做决策更是成了一种梦魇。睡眠和食欲也会受到影响，患有抑郁症的人通常会有食欲减退（导致明显的体重减轻）并存在睡眠障碍，但有时他们发现睡眠时间比原来延长了，食欲也较前增加了。（你可以想象，体重的增加对他们本已受损的自尊会对造成什么影响。）

消极观念

消极的观念充斥着整个大脑：*他们认为自己一钱不值，觉得世界非常可怕，未来毫无希望。*患有抑郁症的人都有很重的负罪感：因为过去的失败，更因为他们如今的思考方式。生命开始变得没有活下去的价值，当抑郁情绪非常严重时，许多人也确实考虑过，甚至是尝试过要自杀。

这些负面的想法和情绪势必会对他们的行为产生重大的影响。患有抑郁症的人通常喜欢躲在自己的世界里，逃避各种社交活动，什么都不愿做。他们变得烦躁易怒，其思想、语言或行为能力也有明显减退。哭泣和长时间苦闷地呆坐是抑郁症病人的典型表现。

与该书中提到的所有问题类似，抑郁的表现也有轻有重。只有当上述症状持续存在超过两周，并给当事人造成很大困扰或严重影响到他们的日常生活时，医生才会将其定义为抑郁症。（程度较轻但持续时间更长的抑郁症被称为“轻郁情感障碍”[dysthymic disorder]。）

抑郁的病因非常复杂。有人认为是由于基因组成、幼年经历、个人观及世界观的差异（或上述三种因素的共同作用）而造成的，一些人更容易罹患抑郁症。

抑郁通常由一段特别痛苦的经历引发，离婚或其他感情问题、失业、丧亲、严重或长期的疾病是最常见的罪魁祸首。还有两个诱发因素,一是分娩，会导致妇女的产后抑郁；二是季节改变（一般发生于刚刚进入秋季或冬季时），可以引发季节性情绪障碍（seasonal affective disorder，简称SAD）。

即使不经过治疗，抑郁的情绪通常也能很快消失。25%的人抑郁情绪持续不到一个月，50%的人会在三个月之内恢复。然而，大约25%的人会持续超过一年，对于抑郁的人来讲，一年就像一辈子那么长，而且你不知道自己是否足够幸运，能够迅速摆脱抑郁情绪的困扰。如果你曾经有过一次抑郁的经历，再次抑郁的概率就会明显增加。因此，你应该充分利用那些成功且有效的抑郁症治疗措施，尤其是下文中特别推荐的这些策略。

抑郁症常见吗

据世界卫生组织的统计，抑郁症是世界上致残率最高的疾病，大约有1.2亿人曾遭受过该病的困扰。抑郁其实非常常见，以至于被称为“头脑的感冒”。

在英国，大约5%的人曾出现过临床抑郁症状，10%~20%的人一生中至少经历过一次抑郁。10%的母亲会出现产后抑郁。大约2%的人因季节性情绪障碍接受过治疗，但是患有轻度季节性情绪障碍的人几乎占英国总人数的10%。女性患病的概率为男性的两倍，其中的原因尚不明确。

抑郁症在全球的发病率正在增加，初次发病年龄在明显变小。40年前，受抑郁症困扰的主要是中年人，四五十岁的人多见。如今，抑郁症一般开始于25岁左右。

☆ 自测：抑郁自评量表

任何人都有情绪低落的时候，如何分辨出你的表现是抑郁症的症状还是一次正常的情绪波动呢？下面的练习能帮你做出判断。

题目	很少或没有	有时	很多时间	大多数时间	得分
1. 我感到消沉、沮丧和悲伤。	1	2	3	4	
2. 清晨是我感觉最好的时候。	4	3	2	1	
3. 我经常会哭上一阵儿，或想要那样。	1	2	3	4	

题目	很少或没有	有时	很多时间	大多数时间	得分
4. 我夜间的睡眠出现了问题。	1	2	3	4	
5. 我的饭量跟过去一样。	4	3	2	1	
6. 我喜欢欣赏有魅力的女性/男性，并愿意跟他们谈话或相处。	4	3	2	1	
7. 我发现自己的体重正在减轻。	1	2	3	4	
8. 我存在便秘的问题。	1	2	3	4	
9. 我的心跳比原来加快了。	1	2	3	4	
10. 我会无缘无故地感到疲劳。	1	2	3	4	
11. 我的思路跟过去一样清晰。	4	3	2	1	
12. 我发现自己很轻松就能完成过去经常做的事情。	4	3	2	1	
13. 我经常烦躁，很难保持安静不动。	4	3	2	1	
14. 我觉得未来充满了希望。	1	2	3	4	
15. 我比过去容易发火。	1	2	3	4	
16. 我发现做决定是件容易的事。	4	3	2	1	
17. 我认为自己是社会的有用和必需人才。	4	3	2	1	
18. 我的生活非常充实。	4	3	2	1	
19. 我认为，我死了别人会生活得更好。	1	2	3	4	
20. 我仍然喜欢那些过去经常做的事情。	4	3	2	1	
总计					

如果你的得分为50～59分，你可能患有轻度的抑郁；60～69分表明存在中度抑郁；70分以上（包括70分）则表明很可能就是重度抑郁了。

☆ 自测：产后抑郁量表

接下来的问卷是为刚刚生产过的 女性设计的。回顾自己在过去7天内的情绪和感觉，然后回答下列问题。

题目	选项	得分
1. 我能看到事情有趣的一面，而且笑得开心。	同以前一样 0 没有以前那么多 1 肯定比以前少 2 完全不能 3	
2. 我欣然期待未来的一切。	同以前一样 0 没有以前那么多 1 肯定比以前少 2 完全不能 3	
3. 当事情出错时，我会很没有必要地责备自己。	大部分时候这样 3 没有以前那么多 2 肯定比以前少 1 基本不能 0	
4. 我无缘无故感到焦虑和担心。	一点儿都没有 0 极少有 1 有时候这样 2 经常这样 3	
5. 我无缘无故地感到害怕和惊慌。	相当多时候这样 3 有时候这样 2 不经常这样 1 一点也没有 0	
6. 当很多事情冲着我而来时，让我透不过气。	大多数时候我都不能应付 3 有时候我不能像平时那样应付得好 2 大部分时候我可以应付自如 1 一直都能应付得很好 0	
7. 我很不开心，这让我失眠。	大部分时候这样 3 有时候这样 2 不经常这样 1 没有这样 0	
8. 我感到难过和悲伤。	大部分时候这样 3 颇经常这样 2 不经常这样 1 没有这样 0	
9. 我不开心到哭。	大部分时候这样 3 颇经常这样 2 不经常这样 1 没有这样 0	

题目	选项	得分
10. 我想过要伤害自己。	经常这样 3 有时候这样 2 很少这样 1 从来没有 0	
总计		

Cox, J. L., Holden, J.M., and Sagovsky, R. 1987.Detection of postnatal depression: Development of the 10-item Edinburgh Postnatal Depression Scale. British Journal of Psychiatry 150:782-86.

如果你的得分为10分或10分以上，那么你很可能就患上产后抑郁了。

如何战胜抑郁症

令人高兴的是，如今抑郁症已经不像过去那样背负众多骂名了。媒体经常邀请一些名人，例如J.K.罗琳、斯蒂芬·弗莱（Stephen Fry）以及阿拉斯代尔·坎贝尔（Alistair Campbell）在公众面前谈论他们的经历。然而在克服抑郁症的过程中，你仍然很难完全摆脱耻辱的感觉。要记住：**抑郁不是一种无能的表现，它是一种病，而且如今已经有一些可以战胜抑郁的有效措施。**当然，与其他所有疾病一样，你首先应该给自己足够的时间和空间，让自己慢慢从抑郁症中康复。

以下是一些战胜抑郁的策略。

照顾好自己

不管你是否愿意，你现在都必须格外注意自己的饮食。保证规律、健康的饮食①，并远离酒精及其他药物——它们可能会给你带来一时的轻松，但长期使用必定有害无益。

保证充足、优质的睡眠同样非常重要。② 此外，要保证有规律的锻炼：每周三次、每次45~60分钟，坚持10到12周，情况就会有很大改善。

充分利用你的支持系统，与你信任的人交谈。尽量与你的朋友和家人保持密切的联系。抑郁通常会令你想要逃避，但逃避给你带来的孤独感和寂寞感只会让情况变得更加糟糕。

① 169页有更详细的建议。——作者注

② 关于这一点，你不妨看看239页的建议。——作者注

遵循这些建议不仅能帮助你战胜抑郁，还能减少你初次罹患抑郁症的风险。

保持积极的态度

抑郁带来的疲劳和倦怠让人们什么事都不愿做，而且，越不做就越不想做，感觉越发的无力和无助。因此，完成非常简单的任务（即使是家务琐事）也能让你获取极大的自信。如果这些任务看起来复杂得吓人，那么你不妨把他们分解成多个容易完成的小任务。例如，把单纯洗涤而不是“打扫整个房间”定为自己的目标。从完成这些相对简单的任务中获取的自信能够激发你继续做事的兴趣。

把那些能给你带来快乐或成就感的活动固定为你日常生活中的一部分。不妨每周制定一份详细的日程表，这样你就不会忘记了。

如果你正在苦苦地思索哪些活动是自己喜欢的，不妨问问自己以下的问题。

- 下午的时光，我可以做哪些让自己觉得有趣或满足的事情？
- 我在一小时内可以做些什么？
- 有没有什么有益的事情我可以安排在周末完成？
- 我可以做哪些花钱的事情？
- 我可以免费做哪些事情？
- 我可以做哪些事情来让自己真正兴奋起来？
- 什么事情能给我带来成就感？
- 有没有哪门课程让我感到有趣？
- 我喜欢哪些体育活动？
- 学习一项实际技能怎么样？
- 如果有朋友来访，我应该建议大家做点儿什么？
- 我希望认识陌生人吗？
- 我希望结交新朋友吗？
- 我自己能完成哪些有趣的活动？
- 我在家能做点儿什么？
- 我喜欢去哪些地方？
- 我能完成哪些从来没做过的事情？
- 我过去喜欢做什么？

◎ 这本书中有我喜欢的事情或活动吗？

◎ 义务工作怎么样？

人们在情绪低落时很容易找出各种拒绝做事的理由（心理学家将其称为“是，但是……”思维方式）。不要让你的抑郁情绪成为你不做事的借口。如果你感到自己没什么精力去散步或游泳，那么不妨先待在家里，下次再出去，两次比较后你会发现，在你做完某件事情之后，你的精力还很充沛，而且在你做完某些运动之后，你的情绪也好多了。

向消极观念宣战

当你抑郁时，你该如何与那些自动侵入脑海中的消极观念展开战斗呢？又是哪些观念让你的情绪更加低落呢？必须消除它们对你的影响！你应该认识到，它们只是一些想法，并不是对现实的真实反映。

你不妨从记录你的消极观念做起。一旦识别出你自身的消极观念，就可以向它们宣战了。写下所有支持和否定这些观念的证据。想一想你对于这些情境

Know Your Mind

情绪音乐

音乐可以给你的情绪带来很大的影响。心理学家在该领域做了大量的研究，结论非常明确：悲伤的音乐会令人消沉，欢乐的音乐则能令人振奋。

在你情绪低落或感到压抑时，给自己精心刻录一张CD是一件绝对值得考虑的事情。你应该选择哪些音乐呢？类似于塞缪尔·巴伯（Samuel Barber）的《弦乐柔板》是绝对要避免的，该曲目曾被听众评选为最悲伤的音乐。心理健康慈善机构也进行了类似的调查，并列举出下列这些对人们的情绪影响最大的歌曲。

所有的歌曲都将为你展示音乐强大且独特的力量！①

①若想了解更多轻松有趣的抗抑郁方式，推荐阅读《上班族抑郁自救手册》，本书已由万卷出版公司出版。——编者注

Know Your Mind

愉快	悲伤	放松
《让我招待你》 *(Let Me Entertain You)* 罗比·威廉斯	《全世界都受伤》 *(Everybody Hurts)* REM摇滚乐队	《谢谢你》 *(Thank You)* 蒂朵
《走在阳光里》 *(Walking on Sunshine)* katrina & the waves组合	《爬行》 *(Creep)* 电台司令乐队	《忧郁河上的桥》 *(Bridge over Troubled Water)* 西蒙与加非科
《耀眼、欢乐的人们》 *(Shiny Happy People)* REM摇滚乐队	《风中的蜡烛》 *(Candle in the Wind)* 埃尔顿·约翰	《瓷器》 *(Porcelain)* 摩比

是否还有其他的理解方式？你在考虑问题的时候是否过于自我，或过于强调那些并不重要的细节？想想你会给处于相同境遇的朋友什么样的建议？你是否对自己要求过于苛刻了？

检验真实性是战胜消极观念的好方法。与你信任的人讨论一下，看他们在特定的情境下是否与你有着相同的观点。你甚至可以开展实际的试验。例如，如果你担心你的朋友不喜欢你陪着他，不妨建议一起出去旅行，他的反应可能会给带来你很大的惊喜哦！

学会如何应对忧虑

当人们情绪低落时，脑子里想的都是自己的问题，会陷入到忧虑的恶性循环中无法自拔。对事情越担心，就会变得越焦虑和不安，而这又让他们更加担心。

你要尽量对问题保持乐观的态度。想象一下5年以后的你对当前的境况会有哪些看法。如果你在床上辗转反侧、忧虑不安，不妨想想你在明媚的清晨会想到什么。如果你担心自己陷入了困境，就想想这种担心又有什么作用呢？告诉自己，过去的就让它过去吧。还要记住，所有人都会犯错。把它们抛之脑后，然后继续前进。正如法国作家萨缪尔·贝克特（Samuel Backett）说过的那样："也曾尝试过，也曾失败过，没有关系。继续尝试，继续失败，继续让失败变得更加有意义。”

现在，看一看我们在86—88页为你提供的战胜忧虑的相关建议。如果你的抑郁情绪是由某个特定的事件或情境引发的，87页中描述的那些解决问题的办法会对你更加有用。

药物及其他手段

常见的抗抑郁药物包括四类：三环抗抑郁剂、单胺氧化酶抑制剂（MAOIs）、选择性5羟色胺再摄取抑制剂(SSRIs)、以及5羟色胺-去甲肾上腺素再摄取抑制剂（SNRIs）。这些药物似乎对重症抑郁更加有效，但它们通常需要数周才能发挥作用，而且都有一定的副作用（尽管新型的SSRIs和SNRIs副作用较为轻微）。高复发率是副作用之一，有时患者一旦停药就会很快再次出现抑郁情绪。

医生们通常建议抗抑郁药物和心理治疗结合的方法。在心理治疗方法中，我们最推崇认知行为疗法，也有人建议使用人际关系疗法（Interpersonal Therapy，IPT），因为他们认为抑郁通常是由人际关系问题导致的。不论是CBT还是IPT，其复发率都比药物治疗低，即使在治疗结束很长时间以后仍然存在这种优势。

正念疗法是一种冥想练习，已经被证明能很好地预防抑郁症的复发。正念疗法强调生活在当下，培养人们把消极的观念看做是一瞬间的心理活动，而不是对现实的某种反映[①]。

在草本治疗方面，贯叶连翘对轻度及中度抑郁非常有效，并在德国被普遍使用。然而，它会对其他治疗产生影响，因此如果你希望尝试这种治疗手段，首先应该跟你的医生讨论一下。

如果你正遭受产后抑郁的困扰，我们上面提到的那些治疗普通抑郁症的手段对你同样有效。不过，咨询一下你的家庭医生、健康保健员或助产士也是个不错的主意。

光疗法（每天在强光前坐一个小时）能有助于治疗季节性情绪障碍[②]。

---

① 想系统了解正念疗法吗？推荐阅读《改善情绪的正念疗法》，该书已由中国人民大学出版社出版。——编者注。

② 想了解更多关于季节性情绪障碍的疗法，可以看看《赶走你的抑郁》，该书已由中国人民大学出版社出版。——编者注。

Know Your Mind

自杀观念

许多患有抑郁症的人都曾有过自杀的念头，因此不要认为有了这样的想法自己就疯了。这种想法完全是你所患疾病的一种产物。一旦你快乐起来，事情就完全不同了。不过，一定要把自己目前存在的想法告诉你信任的人，或者跟你的家庭医生好好谈谈。通过谈心，你或许就能感觉好很多。特别注意：你一定要想清楚，当你想要自杀的念头非常强烈，以至于你很可能会伤害到自己时，你打算寻求谁的帮助。

如果你担心你认识的某些人会伤害他自己时，不要坐视不理。一般而言，曾有过自杀企图的人发生危险的概率最高。其他危险因素还包括：

◎ 无助感，以及感觉陷入了困境；

◎ 冲动；

◎ 应对压力或其他问题时的表现很差；

◎ 药物或酒精问题；

◎ 接触过药物、武器或其他自杀工具；

◎ 刚刚受到挫折或感到不满。

即使不存在上述危险因素，也要严肃对待你的担忧。在与他们交谈时不要旁敲侧击，你需要直接询问他是否曾经有过自杀的念头，如果是，还要搞清楚他将其付诸行动的可能性有多大。他是否曾策划过真正的自杀？如果是，这种策划有多具体？（计划越具体，危险越大。）帮助他寻求专家的支持和建议，并拿走他身边可能会用来伤害他自己的一切物品。如果你认为他的自杀企图马上就会实施，带他去看家庭医生，或直接去急诊室。[①]

① 不一样的抗抑郁书，推荐阅读《驯服抑郁的黑狗：我的那条叫做“抑郁症”的黑狗》。本书由中国人民大学出版社出版。——编者注。

相关问题

抑郁经常是本书提到的很多其他心理问题（尤其是**焦虑**、**忧虑**和**心境障碍**）的发病因素之一。

第8章 饮食问题 Eating Problems

我患贪食症已经好几年了，那就像个秘密的疾病。你宁愿独自一人忍受着它的折磨，因为你的自尊心已经减退，你认为自己毫无用处，不值得得到别人的关心。当你患上贪食症后，你会因此而非常羞愧并讨厌你自己……因此，你不会跟任何人讨论这件事。

——戴安娜王妃（Diana，Princess of Wales），1995年

No.23 暴食

20世纪70年代中期，医生们注意到一种新型饮食问题。受该问题影响的人们（几乎都是女性）经常疯狂、难以自控的多食。事后，她们又试图通过呕吐、服用泻药或其他药物、节食、禁食或疯狂运动来消除因暴食而增加的体重。隐藏在这种行为背后的是她们对自身体重及外表的强烈关注——甚至是迷恋。

与其他饮食问题类似，贪食症（Bulimia nervosa）如今被视为一种在年轻女性中较为常见的疾病。

暴食发展到最严重的阶段就应该被称为“贪食症”了。如果出现暴食及相应的补偿性行为（通常为呕吐），每周至少发作两次，且持续至少三个月，那么医生就会做出贪食症的诊断。然而，许多没有达到上述标准的人也同样存在

着暴食和呕吐的问题。

贪食症患者通常会陷入恶性循环的怪圈中。最初由自身的自尊心不足引发，并坚持认为只有苗条和有魅力的人才能取得成功并受人尊敬。这会导致他们的节食行为，然而节食又是非常痛苦的事情，失败就在所难免了。

当这种情况出现时，他们就很可能走向另一个极端——暴食。（由节食导致的极度饥饿并未在这种转变中发挥影响。）据一项研究报道，每次暴食平均持续1小时15分钟，摄入热量为3 415卡路里，最容易入选的食物分别是（按降序排列）：冰激凌、面包、糖、炸面包圈、沙拉、三明治、饼干、爆米花、奶酪和麦片。

暴食可能会给人带来短暂的愉悦和放松，但羞愧和自我厌憎马上就会尾随而至。为了防止暴食引起的体重增加，许多人会采用诱使自己呕吐的方法，还有人会服用泻药或利尿剂（排水药物），或者是疯狂的运动。因偶尔的暴食而带来的沉重罪恶感使他们又重新开始节食运动，甚至对自己的要求更苛刻。就这样，节食、暴食，周而复始地循环……

没人知道为什么有些人会格外重视自己的外表，这很可能是多种因素共同作用的结果。但有一点很明确，社会对外貌的关注在其中起到了非常重要的作用（见157页的研究调查）。从幼年开始，女孩们便接收到这样一种信息：她们的外表很关键。尽管每个时代对女性美的定义有所不同，但是毫无疑问，在当今社会，人们非常看重体型，最重要的是要苗条。然而对很多人来讲，即使他们再努力地节食和运动，也无法拥有纤细的身材。

有趣的是，暴食背后还隐藏着另一种影响因素。最近的研究表明，应对情绪变化时遇到的问题经常会影响到贪食症的形成和发展。如果情绪过于强烈，就会让人感觉不适，人们也会尽力摆脱痛苦、忧虑或无聊等令人不快的情绪。暴食有时是人们面对这些问题时做出的一种响应，他们借此来分散自己的注意力，这也是一种让自己感觉能掌控命运的方式。

许多暴食者都能维持相对正常的生活，甚至是患有贪食症的人也能做到这一点。然而，暴食也会给某些人的生活带来很大的影响，让他们陷入到抑郁和焦虑的情绪中，破坏他们与朋友和家人的关系。幸运的是，我们目前已经掌握了很好的治疗措施。

顺便说一句，还有一类人也会出现发作性贪食症状，不过他们在事后不会采取任何措施来消除暴食造成的影响。这种行为被称为饮食紊乱障碍（binge eating disorder）。患有饮食紊乱障碍的人通常都有明显的肥胖，而贪食症患者的体重一般都在正常范围内。

生活实例

青春期时，我就很关注自己的体重和外表，饮食也不太规律（我的很多朋友也是这样）。在我上大学之前，事情也没发展到无法控制的地步。大学时期，我和一位非常漂亮、极其苗条的女生共住一间宿舍，我开始意识到自己非常丑陋和肥胖，因此我开始禁食了。起初我感觉很好，感到很自豪。然而，我没能坚持多久（这是必然的）。我很饿，开始吃饼干或其他食物，再接下来，我抓到什么吃什么。我从来不品尝食物的味道，只是像个机器人一样机械地把食物塞进嘴里。你不知道暴食过后我有多讨厌自己，而且是彻头彻尾的厌恶。我强行将吃的东西都吐出来，但这只会让我感觉更糟糕。我告诉自己，这种事情绝不会再有第二次，这次我一定能坚持节食。当然我又失败了，这种情况一直持续存在。直到三年后，我再也坚持不下去了。我把一切都告诉了我的母亲，把隐藏多年的秘密吐露了出来，这本身就给我带来了很大的安慰。我的母亲陪我去看了家庭医生（我不敢独自面对），我的家庭医生为我推荐了一位非常优秀的专家。在几周的课程之后，我开始正常进食了，这么多年来，这还是头一次。太神奇了！

海莉，26岁

暴食常见吗

我们很难确切地知道暴食行为到底有多常见，这主要是因为这是一个非常私秘的问题。暴食的人通常都私下秘密地采取这种行为，他们的朋友和家人对此经常毫不知情。只有极少数人会寻求专业人士的帮助。

据专家估计，大约有5%～10%的女性存在暴食行为。大约1%～2%的人患有贪食症，而该数字在年轻女性中明显增高（贪食症一般开始于青少年中后期）。18～24岁的女性中大约有4.5%的人被认为患有贪食症，25%患有贪食症的人以前曾有过厌食症的病史（见159页）。

贪食症几乎是一种女性专有病。尽管饮食问题在男性中越来越常见，但他们罹患贪食症的风险仍然比女性要低很多。但以年长者多见的饮食紊乱障碍中，性别的差异并不十分明显。

☆ 自测：进食态度测试

医疗专家经常会用到下面这份进食态度测试。你不妨做一下这份问卷，看看你是否存在饮食问题（该问卷对贪食症及厌食症都同样适用）。

题目	总是	通常	经常	有时	很少	从不	得分
1. 我担心会超重。	3	2	1	0	0	0	
2. 即使饿了我也拒绝进食。	3	2	1	0	0	0	
3. 我发现自己对食物很着迷。	3	2	1	0	0	0	
4. 我开始暴食，而且难以停下来。	3	2	1	0	0	0	
5. 我把食物切成很多小块。	3	2	1	0	0	0	
6. 我很注意所吃食物中的卡路里含量。	3	2	1	0	0	0	
7. 我会特别注意不吃高热量的食物（例如面包、米饭、土豆等）。	3	2	1	0	0	0	
8. 我认为，如果我多吃，别人就会更高兴。	3	2	1	0	0	0	
9. 我吃完东西后就会把它吐出来。	3	2	1	0	0	0	
10. 吃完东西后，我会感到非常羞愧。	3	2	1	0	0	0	
11. 我强烈地想要更瘦。	3	2	1	0	0	0	
12. 在我运动的时候我想的是消耗了多少热量。	3	2	1	0	0	0	
13. 我知道别人都认为我太瘦。	3	2	1	0	0	0	
14. 我满脑子想的都是自己身上的脂肪太多了。	3	2	1	0	0	0	
15. 我比别人花费在吃饭上的时间都长。	3	2	1	0	0	0	
16. 我避免一切含糖的食物。	3	2	1	0	0	0	

题目	总是	通常	经常	有时	很少	从不	得分
17. 我吃减肥食品。	3	2	1	0	0	0	
18. 我感觉食物已经控制了我的生活。	3	2	1	0	0	0	
19. 我在饮食方面展现出了自己的克制力。	3	2	1	0	0	0	
20. 我认为别人在强迫我吃东西。	3	2	1	0	0	0	
21. 我对食物花费了过多的时间和心思。	3	2	1	0	0	0	
22. 吃完糖以后我会感到不舒服。	3	2	1	0	0	0	
23. 我忙于节食。	3	2	1	0	0	0	
24. 我喜欢胃空空的感觉。	3	2	1	0	0	0	
25. 吃完东西后我有种想吐的冲动。	3	2	1	0	0	0	
26. 我喜欢尝试油腻、新鲜的食物。	3	2	1	0	0	0	
总分							

总分为20分或20分以上表示你对自身的体重、外形和饮食关注度较高，也预示着你可能存在饮食问题，如贪食症或厌食症。

如何战胜暴食行为

下文为你提供了一系列战胜暴食行为的方法，很多人靠它们克服了自身的暴食问题。如果你认为自己深陷暴食的泥潭中无法自拔，或感觉非常痛苦，抑或是不能从身边环境中获取足够的支持和帮助，你就应该考虑寻求专业人士的帮助了。（认知行为治疗是治疗贪食症的标准方法，我们在下文中提到的那些建议也是以它为依据的。）如果你的体重明显减轻，你就必须跟你的家庭医生或者某位饮食障碍治疗专家谈谈了。

在你打算动手处理自身的饮食问题之前，不妨先争取到某位值得信赖的朋友或家人的支持，这会对你非常有帮助，因为在克服困难的过程中，能找人谈谈心会让结果大不相同。此外，经常跟自己不太亲密的人聊聊天也是个不错的主意，例如你可以考虑一下你的医生，他们对你的事情会有一个更客观的看法。

接下来让我们看看，克服暴食问题都需要经过哪几步。

回到正常的饮食模式上

这非常关键。你需要严格遵守计划中的一日三餐，中间再加两到三次小点心。记录当前的饮食习惯也会对你很有帮助：把你进食的内容、地点和时间，当时是否出现暴食或呕吐，以及你当时的感觉都记录下来。这能帮助你发现自己在哪些方面需要做出改变。几周过后，你就会逐渐适应自己的新饮食习惯。如果你在此时遇到了困难，不妨翻翻日记，看看自己前后的变化，这会让你信心大增。

提前想好用餐的地点和时间，不要连续空腹超过三个小时。将家中固定的一到两处地方作为用餐的地点，不要在其他地方吃饭。确保盘子里的食物是你能得到的唯一食物，这样你就没法多吃了。用餐时一定要坐下来慢慢吃。将注意力放在食物上，不要在吃东西的同时读报或看电视。

远离呕吐（或泻药、利尿剂等）

一旦你适应了规律的饮食模式，你就几乎不会再感觉自己需要做点儿什么来弥补进食造成的影响了。即使如此，你仍然需要时刻提醒自己：*贪食症患者采用的呕吐法，或其他应对措施对健康是有害的，而且它们对阻止体重的增加于事无补。*

频繁的呕吐会带来长期的牙齿问题，造成唾液腺的肿胀（让脸颊看起来像肿了一样），伤害到喉咙和肠道，还会造成体液理化水平的失衡，而这将导致严重的心脏及肾脏疾病。服用大量的泻药及利尿剂同样会严重破坏人体体液的平衡。人体还会对泻药产生耐药性，你需要通过不断增加药量来达到相同的效果。

泻药和利尿剂不具备真正的疗效。利尿剂之所以会减轻你的体重，是因为它们令你丢失了水分，而在你体内的液体水平重新恢复正常后，你的体重又返回原来的数值了。泻药则作用在肠道的“错误”部位，而卡路里早已经被人体所吸收了。此外，呕吐只能让你摆脱摄入食物的一半热量。这些方法都是陷阱。它们似乎能保证你尽情吃而不增加体重，但它们其实促进了体重的增加。

克制想要暴食的冲动

回顾一下你的饮食日记，这有助于你辨认出哪些场景和情绪会导致你想要暴食。接下来，安排一系列的活动，每当冲动来袭时，你就可以用这些活动来分散自己的注意力了。与别人共同完成或需要占用双手的活动最有效（例如收拾花园或演奏乐器）。读报或看电视等可以独自完成的消极活动效果则不太明显。

许多人发现，自己在压力过大时出现暴食行为的概率更高，因此你不妨看看252～256页中提到的压力应对指南。如果你认为有某些事情令你不安并诱发了你的暴食行为，你应该看一看第79页中有关问题解决的建议。

为应对退步做准备

不管你是否心存怀疑，你最终肯定能克服自身的饮食问题，但是这确实不是一件容易的事。你需要毫不迟疑地做出改变。对偶尔的退步也应该有充足的心理准备。改变根深蒂固的饮食习惯可能需要数周的时间，你在这期间肯定会偶尔产生想要暴食的冲动，有时你甚至会屈服。不过，这并不意味着你失败了。及时回到正确的路线上，不要企图把一整天都搭进去。如果你发现很难坚持你的饮食计划，不妨从清晨开始（这一般是人们状态最好的时候），然后逐渐改进。

与节食说再见

许多人在开始执行规律的饮食计划之后，倾向于选择低热量的食物。如果你能保证每天摄入至少1 500卡路里的热量（最好是接近1 800卡路里），短期内可以这样做。然而，最终你还是应该选择多样化食物。**只要适量，任何食物都不应成为禁忌（即使是糖和布丁）。**

要牢记：**节食不会有用的。**你的体重和体型不完全取决于你的生活方式，它还跟你的基因有关。由于你的身体很快适应了这种新的饮食方式，因此要想让体重长期减轻是非常困难的。最有说服力的一点是，**控制食物的摄入只能让你对食物更加关注，你想大吃的欲望也会更强。**

一周称一次体重

贪食症患者经常无休止地称体重，但是这只能增加他们的焦虑情绪。规定自己一周只称一次体重，每次都选择同一天、同一时间。要牢记在心：**体重的上下波动是很正常的，连续四周的体重变化才有意义。**不要通过照镜子或衣着是否合体来衡量你的体重或体型，因为这些都不是值得信赖的指标。

许多人担心，一旦开始规律饮食体重就会增加。实际情况是，很可能不会（除非你开始时体重过轻）。真正的困难是从内心接受自己的自然体重。或许它比你理想中的要高一些，但是很多人都是这样的。（如果你不确定你的自然体重是多少，规律进食几周后你就知道了。第165页的体重指数计算也可以给你一点儿提示。）

Know Your Mind

为什么饮食障碍常见于青春期女孩和年轻女性

这个问题涉及的范围很广，因此答案也必然很复杂。饮食障碍通常由个性、家庭背景以及同龄人看法等多个因素引起，社会和文化影响当然也很重要，以下这两个著名的研究就证实了这一点。

美国一项研究调查了500多名年龄为10～18岁的女孩，结果发现：

大约60%的人对自己的体型不满，23%的人想要减肥。这已经够让人担忧的了。研究还发现，69%的女孩倾向于在时尚杂志中寻找她们心目中的理想体型，几乎50%的人希望通过减肥让自己看起来更像模特。这些女孩们看的时尚杂志越多，她们就越有可能想减肥。

还有一项研究对7 000名年龄为9～14岁的美国女孩做了长达一年的随访调查。大约30%的人曾有过节食行为，1%的人已经开始通过呕吐或服用泻药来控制体重。这些通过呕吐控制体重的女孩们通常是对自己的体重和体型特别关注的人，她们或是经常节食，或是她们的朋友把苗条看得无比重要。那些希望自己看上去像电视、电影或杂志上女明星的女孩也会出现这样的行为。

顺便说一句，我们已经听到有人呼吁媒体不要过多关注那些苗条和漂亮的年轻女性了。这些研究结果已经告诉我们到底出现什么问题了。

改变毫无用处的态度

存在饮食障碍的人通常都坚信，他们的成功与否完全取决于自己的外表，他们的自尊心完全取决于自己的体重和外形。由于他们有完美主义的倾向，热衷于给自己设立一些无法达到的目标，因此当他们站在镜子面前时，必然会对自己很刻薄。

这些态度都是需要改变的。将你的消极观念记录下来，尝试着改变它们。问问自己，支持和否定这些态度的证据都有哪些。想想你的朋友会对你说什么，或者你会给处于同样状态中的其他人什么样的建议。

把别人身上你最欣赏的品质列在清单上。你也可以问问你最亲密的朋友，他们最喜欢你哪一点。你会发现，他们看重的绝不仅仅是你的外表。此外，你在下次看到某位你认为非常迷人的女性时（请注意是普通女性，即不是模特或影星），还可以试着找出她们身上的“瑕疵”，你一定能找得到。

留出娱乐的时间

当你被饮食的焦虑困扰时，你很容易远离你的朋友和家人，放弃那些你曾经喜欢的爱好和兴趣。如果你能够外出走走、尽情玩玩，你就会发现，那些焦虑已经没那么重要了。

药物和/或其他治疗手段

正如我们提到的那样，认知行为疗法对治疗贪食症非常有效，人际关系疗法也取得了不错的疗效。人际关系疗法旨在解决人际关系中存在的问题，而这通常是改善饮食习惯的关键。有些人还发现，与营养专家探讨饮食问题也会对此有所帮助。

一些医生喜欢开一些抗抑郁药物，尤其像百忧解这样的药物。它的确会有所帮助，但患者应持续服药多长时间目前还存在着争议。

如果你的好朋友或家人存在饮食障碍，你该怎么办

这很棘手，但如果你能尽量保持积极和乐观的态度就再好不过了。不要强迫他们进食，也不要对他们的饮食习惯横加指责。在他们想找人谈谈时，你要陪在他们身边，尽量温柔地帮助他们回到正确的方向上去。鼓励他们寻求专业人士的帮助，尤其是当你对他们的身体健康十分担忧时。

相关问题

贪食症有时会紧随厌食症之后出现，这两者之间其实存在着很多的共同

点，因此你不妨也看看下面“厌食”这一节的内容。患有饮食障碍的人还经常存在**抑郁**和**焦虑**等问题（包括身体变形性障碍，第81～85页中会涉及）。

No.24 厌食

许多人都知道节食是什么样子的。现如今，人们（尤其是女性）需要通过节食控制体重的压力可以说比任何时代都要大。不过，我们在这里将要讨论的并非是诸如节食之类的短暂性饮食限制，而是一种更加持久、极其严重的毁灭性饮食障碍，即**神经性厌食症**(anorexia nervosa)。

总体而言，同暴食及神经性贪食症一样，当今社会和医疗机构对神经性厌食症的理解也越来越透彻。它不再被单纯地视为一种“减肥者疾病”，而且在治疗方面也取得了很大的进展。不过，它仍然是最严重、最危险的心理问题之一。

生活实例

我的男朋友经常会对我的体重口出恶言，并经常拿我和其他女人做比较。我知道他并不适合我，不过在我们分手时，我仍然非常伤心。我感到自责：如果我能苗条一点儿，迷人一点儿，这一切就不会发生了。因此，我开始了非常苛刻的节食行为——没有面包，没有土豆，没有牛奶，没有糖，没有这个，也没有那个，有的只有蔬菜和水果，还有一碗加水的麦片早餐粥。分手后我的情绪非常低落，也没什么食欲，因此，我的节食行动开始得很容易。很快，我的体重就轻了好几公斤，我的朋友们都夸我的身材变好了。这正是我所需要的。很快，我又进一步减少了食物的摄入量，并且每天还坚持慢跑几公里。几个月之后，我变得非常虚弱无力，以至于根本无法站立，但我还是觉得要再减几公斤……

凯莉，24岁

患有厌食症的人对体重增加有强烈的恐惧，即使他们的体重已经明显低于正常标准。他们对自己外表的看法与自己的真实外形几乎没有联系，而且会坚信自己肥胖、毫无魅力（即使事实完全相反）。与贪食症类似，厌食症患者似乎也崇尚这样一种信仰：世间最重要的就是人的外表，只有苗条和克制才能给人带来自信。

在这些观念的误导下，必然会生发一系列对饮食极其严格的规则。例如，厌食症患者会有一个长长的禁忌食物清单，他们允许自己吃的东西少之又少（通常只有蔬菜和水果）。他们可能会给自己制定一个每日卡路里目标（通常都非常低），或在某一时刻（通常在夜晚）之前拒绝进食。他们在进餐时会吃得非常慢，或是同时喝很多水，这样他们很快就能感到饱了。

正如他们期待的那样，厌食症会导致体重的明显下降（官方对于“明显下降”的定义为，体重下降达到或超过15%）。女性会因此而停经，很多严重的健康问题也会随之出现，包括低血压、贫血、腹痛，发生各种感染和疾病的风险升高。在某些较为严重的病例中，心脏和肝脏等重要器官也会受到损害。

厌食症之所以很难对付，是因为患有厌食症的人通常不认为自己有什么问题，反倒是把厌食看做是解决自身问题的方法。这是由饥饿导致的抑郁情绪导致的。它使人们更加坚信自己的这种看法：只有达到完美的身材，才能改善自己的生活。

除了病因之外，厌食症和贪食症还有很多的共同点，因此你应该同时阅读**暴食**那一节的内容。大约50%的厌食症患者也会暴食，继而通过诱使自己呕吐、服用泻药或疯狂运动来消除暴食的影响。这些策略会给他们自身的健康造成威胁。例如，频繁的呕吐会导致长期的牙齿问题、唾液腺的肿胀（让脸看起来像肿了一样），以及对喉咙和肠道的损害，此外，它甚至会导致体液水平的失衡，继而引发严重的心脏和肾脏问题。

厌食症除了会给当事人在生理和心理两方面造成严重的影响外，还会严重影响当事人家人的生活。没有什么比看着自己关心的人主动挨饿却宣称自己很好更让人心里不舒服的了。此外，厌食给当事人带来的情绪改变也让他们很难接近。为了所有人的利益，厌食症还是尽早治疗比较好。

厌食症常见吗

大约0.3%的女性患有神经性厌食症，但是由于其中大部分是年轻女性，因此该年龄段的女性患病比例要更高。与贪食症类似，厌食症也几乎是一种女性疾病，男性的发病风险是女性的10%。任何年龄段都可以发病，一般开始于16～19岁。

☆ 自测

如果你担心自己是否患有厌食症，不妨看一下第153页的进食态度测试和第165页的体重指数计算表。

如何战胜厌食症

检查身体

虽然克服厌食症是件非常困难的事情，但也并非不可战胜。如果你的体重还没有减轻过多，你完全可以通过遵循我们为你提供的建议独自战胜这种疾病。在开始之前，你还是应该先去看看家庭医生，他们能帮助你检查一下你的身体是否出现了问题，也可以和你探讨一下治疗方案。例如，他们可能会建议你去寻求认知行为治疗师的帮助（认知行为治疗是厌食症的标准治疗方法）。如果你的体重已经明显减轻，你的医生可能会建议你去医院接受治疗。

认识问题所在

阅读这些信息时，便意味着你已经在战胜厌食症的道路上迈出了最为关键的一步：**认识到自己出现问题了。**厌食症之所以危险，是因为它就像你的一位朋友或你自身的一部分。

看一看其他厌食症患者的经历，并跟你的亲人聊聊你目前的境遇。想象一下，如果你继续这样，你的生活会变成什么样子，如果战胜厌食症，5年以后的生活又会是什么样子。把支持和否定“体重过轻”以及“正常体重”的依据都写下来。

你的饮食习惯可能已经持续了数月或者多年，它们不可能在一夜之间消失，你需要具备强大的动力和持久的毅力。要牢记：**你不是在孤军作战**。许多人都曾得过厌食症，而且都康复了，你也可以。如果你能得到朋友和家人的支持，或者你跟某个不太亲密的朋友经常聊聊你的饮食问题，那么问题也能更容易解决。

从饮食日记开始

你首先要做的是恢复正常体重[①]，从记录饮食日记开始。把你进食的内容、地点和时间，是否有暴食或呕吐，以及你当时的感受都记录下来。这既能让你准确地感受到自己当前的状态，也能让你看到自己的进步。顺便说一句，**称体重的频率一定不要超过一周一次**。

你需要为体重增加设立明确的目标，并为达成这些目标制定详细的计划。逐渐增加你的饮食量，尽量减少任何试图阻止自己体重增加的行为（例如锻炼或诱使自己呕吐）。慢慢来， 刚开始你肯定会感到焦虑和不适。最好选择少食多餐的方法。要牢记：**只有当每天的热量摄入超过2 000卡路里时，你的体重才会增加。如果想一周增加一斤，你需要每天摄入2 500卡路里的热量**。

康复计划中的其他步骤与贪食症的治疗是相同的[②]，因此在这里就不详述了。不过，你还需要特别注意：

◎ **重新回到正常的饮食模式上；**

◎ **改变对自己的毫无价值的态度；**

◎ **留出娱乐的时间。**

药物和/或其他治疗手段

药物一般不用于厌食症的治疗。认知行为疗法应该是最常见的治疗手段，下面这些治疗措施效果也不错：

认知分析治疗（CAT）——重点关注早年生活经历及有问题的人际关系等饮食障碍的可能诱因；

---

① 如果你不太确定自己的正常体重是多少，第165页的体重指数表会帮你找到答案。——作者注

② 见第155～158页。——作者注

人际关系治疗（IPT）——着重解决人际关系中存在的问题，而这可能是改善饮食障碍的关键所在；

家庭干预——让整个家庭都参与到治疗过程中对治疗会有很大帮助，尤其当厌食症患者是儿童或青少年时。

有些人还发现，与营养专家探讨自身的饮食问题也能给自己带来帮助。

你的孩子是否患有饮食障碍，以下是一些常见的警示信号：

- ◎ 体重减轻；
- ◎ 开始穿宽松的衣服；
- ◎ 不愿与其他家庭成员一起进餐；
- ◎ 喜欢蔬菜和水果，而不是脂肪和碳水化合物；
- ◎ 过度运动；
- ◎ 喝大量的咖啡饮料；
- ◎ 情绪改变；
- ◎ 不与人来往；
- ◎ 暴食；
- ◎ 呕吐；
- ◎ 服用泻药；
- ◎ 进食中或在进食后立刻去厕所。

如果你的好朋友或家人存在厌食问题，你该怎么办

我们在第154页列举的那些针对暴食行为的建议在这里同样适用。不过，由于厌食症患者通常不愿意承认自己存在问题，因此亲人的作用更加重要，你需要帮助他们迈出走向康复的第一步。

在你帮助别人应对饮食障碍问题时，最好是帮助他逐渐达成他的目标，不要发号施令或对他甜言蜜语地哄骗。如果当事人是儿童或青少年，你可能就需要采取一些亲自参与的方法，例如在他进食时坐在他身边，或是帮助他重新思考对自身体型的态度。（如果你担心孩子可能患有厌食症，你可以看看上文中的警示信号。）

此外，你还要照顾好你自己。照顾患有饮食障碍的人是一件劳心费力的工作，因此你必须留出时间来做一些自己喜欢的事情，这点非常重要。让你的朋

友和家人帮助你分担自己的忧虑。

相关问题

正如我们所说，厌食症和贪食症在很多方面都非常相似，因此你还应该看看暴食这一节的内容。

厌食症患者通常还患有**焦虑**，尤其是身体变形性障碍（详见第81～85页）、**惊恐**、**恐惧及恐怖症**、**强迫症**以及**抑郁**等心理问题。

No.25 超重

艾迪：在我体内有个小人哭喊着要出来。

琼：只有一个吗，亲爱的？

——《荒唐阿姨》（*Absolutely Fabulous*），英国喜剧电影

如今，越来越多的人体重超标。一天繁忙的工作过后，没人会拒绝享受边看电视边津津有味啃比萨的乐趣。然而，外卖、点心和速食食品，再加上运动量的减少，导致英国目前有2/3的人体重超出了正常标准。

你的体重是由多种因素共同决定的，从你的基因、代谢方式到你归属的社会经济群体，这些都可以影响到你的体重。有时，甲状腺疾病或某些药物（如避孕药）的副作用也会引发体重问题。然而，吃得太多、运动过少是目前超重人数急剧增加的主要原因。

许多人只是比标准体重多了几公斤，但是即使这样，你也有充足的理由减肥。哪怕是减轻很少的重量也会令人感觉更愉快、更健康，也更有活力。此外，减肥还可以降低罹患癌症、心脏病、糖尿病、中风和关节炎等严重疾病的风险。

判断某人体重是否超标最常用的方法是计算体重指数（BMI），它是通过使用体重和身高的比率而计算出的数值。

你还可以在网上找到很多BMI计算器。你只需输入你的身高和体重，它就会帮你计算出结果。

☆ 自测：计算你的体重指数

你或许听说过以体重指数描述的健康体重。用你的体重除以身高的平方，得到的就是你的体重指数（BMI）。例如，英国女性的平均体重是70千克，平均身高是1.61米，这就是说，BMI为27。

$BMI=\frac{体重}{(身高\times身高)}$	$BMI=\frac{70}{(1.61\times16.1)}$	$=27$

成人BMI数值评估：

低于18.5——体重过轻；18.5～24.9——正常体重；25～29.9——超重；30及以上——肥胖。

不过要记住：你的BMI仅仅是对体重的一种提示，并不代表铁一般的事实。因此，如果你不确定自己是否超重，最好的办法就是去找你的家庭医生。

超重现象常见吗

在过去的25年里，英国成年人肥胖的比率增加了一倍。2003年，英国卫生部门发现，43%的英国男性体重超重，22%的男性属于肥胖（明显超重），33%的女性超重，23%的女性肥胖。大约有1/3的儿童存在超重或肥胖问题。如果双亲之一存在超重或肥胖问题，他们的子女也很容易超重或肥胖，如果双亲都存在这类问题，那么子女超重或肥胖的风险就更高。

美国也存在同样的问题，据统计，2008年，大约有73%的美国成年人存在超重或肥胖问题。

生活实例

30岁之前，我一直是61公斤。后来，我有了三个孩子！40岁时，我的体重已经达到78.5公斤。我还逐渐养成了一些坏习惯。我从不运动，因为我认为自己根本没有时间。此外，我们还经常吃外卖食品和速食食品。然而，我的体重就快要把我压垮了。我经常头疼、后背疼，而且总是感到很累。虽然我非常痛苦，但却没有足够的毅力和自信，我不认为自己真能减肥。有一天，我们受邀请参加一个婚礼。外出买衣服时才发现，我竟然需要买加大码的衣服了！最初，这令我非常伤心，我甚至

> 不愿出门，然而在跟我丈夫促膝长谈后，我们决定要有所改变。我们制定每周菜单，这样就可以多吃健康食品了。我们每天去散步，还把每周的体重记录下来。仅仅通过以上三点，我的身材就有了很大改变！
>
> **苏西，44岁**

如何减肥

乍一看，减肥似乎非常简单。你的体重之所以会增加，是因为每天摄入的能量超过了消耗的能量。因此，要想减肥，你只需逆转这种平衡，让卡路里的消耗大于摄取就可以了。换言之，*少吃多运动*。

实际情况却是，说来容易做起来难。不过，你肯定会成功的，以下这些策略会对你有所帮助。

全身心投入减肥运动中

短暂、快速的调整是没用的（例如速效减肥）。你需要对自己的饮食和运动习惯做出长期的改变。然而，如果你不能全身心投入就无法成功。

在采取任何行动之前，你要先把减肥的理由写下来。你确实知道自己为什么想要减肥吗？减肥会给你带来哪些短期和长期的好处？代价又是什么？你确定认为减肥是件利大于弊的事情吗？你能保持长期不懈的努力吗？

如果你试图改变过去那些根深蒂固的坏习惯，却没有充足的计划和持久的耐力，就不会成功。因此，一旦你确定自己想要减肥，就要把你想要减肥的理由记录下来，并把它们放在伸手可得的地方（可以把它们钉在厨房的墙上，或者写在卡片上随身携带）。你可能会有毅力减退的时候，这些卡片能在此时给你有效的提醒。

求助减肥专家

美国全国体重控制处（National Weight Control Registry）登记了5 000名长期成功控制体重的人。这些减肥专家可以为我们提供一些有趣的提示，他们的共同点包括：

◎ 低脂饮食；
◎ 坚持吃早餐；
◎ 每周称一次体重；
◎ 每天至少进行一小时的运动；
◎ 比其他人看电视的时间少。

如果你能培养自己形成上述这5种好的习惯，你也能减肥成功，也能长期控制体重不再增加。

Know Your Mind

肥胖会传染吗

如果你的朋友很胖，你的体重很可能也会增加。

这是美国某项研究得出的结论。该研究从1971年到2003年对12 000名志愿者进行随访观察。研究者们了解到这些志愿者中谁是谁的朋友，谁是谁的配偶、兄弟姐妹或邻居，他们也知道每个人在过去32年中一共称过多少次体重。

研究者们发现，如果你的朋友过胖，那么你本人肥胖的风险就会增加57%，即使你的这个朋友住在离你很远的地方。如果你的兄弟姐妹肥胖，你肥胖的概率就会增加40%。你的配偶肥胖会让你肥胖的风险增加37%。这样看来，肥胖似乎能够传染。

为什么会这样呢？研究者们这样解释，“人们认为胖点儿没关系，因为身边的人都很胖。”换言之，你对“正常”体型的看法发生了改变。当然，你的体重不仅仅是由你的观念决定的，它是多个因素的产物。然而，该研究确实让我们对诸多因素之一的社交网络有了更深入的了解。

改变消极观念

“我现在不能减肥，因为我目前的生活压力太大了，我需要一些能令我舒服一点儿的食物！”“试也没用，因为我根本下不了决心。”“我没时间锻炼，也没精力。”如果你想减肥，你就需要克服这些消极观念。

尝试着找出那些阻碍你顺利减肥的消极观念，看看它们是否有存在的理由。有没有更积极的看法来取代你的这些消极观念？你会给处于相同境遇的朋友什么建议？

你可以用现实的手段检验这些消极观念是否站得住脚。例如说，如果你认为工作一天已经很累了，实在没有力气再运动，那么你可以在工作后尝试着运动一次，看看跟不运动相比到底有什么不同。

记录减肥日记

在你开始改变自己的饮食和运动习惯之前，先把这些习惯识别清楚。这就好像是一条基线，你的进步就是从这里开始的。

首先要把你每天摄入的食物都记录下来，坚持一周。看出什么规律来了吗？例如，在一天中有没有哪些特殊时刻特别爱吃高脂的食物？你的饮食是否规律？是否均衡？你认为自己每天摄入了多少能量？（男性平均每天需要2 500卡路里，女性为2 000卡路里。）

你的运动量有多大？通过佩戴计步器（可以精确地计算你走了多少步），你就知道自己每天做了多少运动了。结果如下：

- 少于5 000步为不活动；
- 5 000～7 500步为少量活动；
- 7 500～9 900步为微量活动；
- 10 000步以上为活动；
- 15 000步以上属于剧烈活动。

经常更新你的减肥日记，这样才能更好地发现自己的进步。

多运动

把每周5次、每次至少运动30分钟当做你的目标。如果你把运动固定为日常生活的一部分，你的目标就会更容易实现，因为你在不知不觉中就达到锻炼的目的了。所以说，不要开车去上班，你可以选择步行或骑自行车。或者坐公交车时提前两站下车，剩下的路程步行。养狗也是个不错的选择——如果你经常遛狗的话!

如果运动能让你的心跳和呼吸比平常稍微加快一些，那是最理想的了。你会感到浑身发热，很可能会出一身汗。游泳、慢跑和打网球等有氧运动都是非常好的选择。不过，不管你采取哪种运动方式，一定要选择自己喜欢的。如果你并不真心喜欢你的运动方式，你就很可能会中途放弃。和别人一起锻炼比单独行动更有趣，因此你可以考虑参加健身课或步行小组，或者参加某项团体运动。

顺便说一句，每天30分钟的锻炼不用一次完成，你可以把它分成两次，每次15分钟。当然，能够一次完成更好，因为这能更加有效地增加你的心率。

尽量预测可能会阻碍你锻炼的各种不利因素，并提前准备好应对措施。如果你不想在雨中跑步，那么你可以选择游泳。如果你工作一天之后不想再出门，那么你可以把运动时间安排在早晨，或是考虑一些能在家里做的运动。

合理饮食

肥胖问题之所以会流行，糟糕的饮食习惯是其中非常重要的因素之一。人们的食量越来越大，也越来越喜欢选择加工过的食物，而这些食物大多富含脂肪、糖和盐。人们倾心于半成品食品、点心和快餐，而不愿利用新鲜的食物原料自己准备更营养的膳食。

我们该如何改变这种现状？哪些是合理的饮食？营养专家为我们提出了9条建议[①]：

- ◎ 把淀粉类食物作为膳食的基础；
- ◎ 多吃水果和蔬菜；
- ◎ 多吃鱼；
- ◎ 减少饱和脂肪酸的摄入量，例如黄油、酥油、猪油、干酪和乳酪；
- ◎ 少吃糖；
- ◎ 每天摄入的盐不要超过6克；
- ◎ 保证充足饮水；
- ◎ 适量饮酒；
- ◎ 不要不吃早餐。

你肯定有时会特别想吃巧克力棒或汉堡包，这也很正常。你甚至有时会干

① 更多信息参见10～12页。——作者注

脆想放弃减肥。提前准备好应对这些艰难时刻的策略。例如，如果你发现自己特别想吃甜食，看看有没有其他方式能帮助自己击退这种欲望。你可以忙点儿其他事来分散自己的注意力。或者，你可以选择一些相对健康的甜食，比如水果。你也可以在脑中反复提醒自己：我减肥的原因是什么，如果我屈从于这种欲望，过后我会多么懊悔。尝试不同的策略，看哪一种对你最适合。

减少热量的摄入

男性平均每天的热量需求为2 500卡路里，女性为2 000卡路里。因此，如果你是一名男性，就把自己每天的卡路里摄入量定为2 000，女性则定为1 500。

最有效的、也最安全的方式是选择低脂饮食，并时刻注意食物的分量。提前准备你的食物，因为要是到最后时刻或饥饿时再准备食物，你就很难保证营养均衡。三餐要规律，避免计划外的、不健康的零食。还有，能吃多少，就做多少。

不过，不要过分关注卡路里的摄入量。如果你做到了合理饮食，你就会发现，热量的摄入自然就减少了。

从实际出发

一旦决定要减肥，你就很容易会陷入到一些非常宏伟但完全不切实际的目标中。如果你以前很不爱运动，那么每天能否坚持剧烈运动一小时就很值得怀疑。发誓再也不吃巧克力也很容易让你陷入到失败的惨剧中。把目标放在循序渐进的进步上，不要奢望在一夜间完全改变。逐渐增加你的运动强度。一次只处理一种饮食问题。设立现实可行的目标，并利用减肥日记来实时观察自己的进步。

善待自己

记住：**当事情进展顺利时，要及时给自己一点儿奖励。**你可以奖励自己去看场电影，或者买张CD。如果不顺利也不要过分自责，毕竟每个人都会有失误的时候。把它抛在脑后，继续你的征程吧！

利用自己的支持系统

你的朋友和家人可以在帮助你减肥的过程中发挥重要的作用。让他们知道你想要达到的目标，并让他们知道你希望他们给你哪些帮助。例如，让他们知道不要再为你提供糖和点心了。他们也可以陪你散步或游泳。最重要的是，他们可以鼓励你，尤其是在你感到困难的时候。有很多人愿意加入减肥小组，因为小组成员之间可以提供很好的相互支持。

相关问题

甲状腺疾病或某些药物治疗会导致体重问题。如果你对自己的体重感到忧虑，那么你最好去看看家庭医生。他们既可以帮助你及时发现可能存在的身体疾病，也可以帮你推荐一位营养专家，或参加当地的某种运动计划。

有时，体重问题还与**抑郁**和低自尊等心理问题存在关联。

第9章 幻觉 Hallucinations

我那时4岁，当时，我正在外边一个人玩。感觉好像有人在叫我，我觉得是我妈妈的声音，但事实上，周围没有任何人。

——黑麋鹿（Black Elk），印第安苏族巫医

No.26 幻觉

幻觉在社会上的名声并不怎么好。最近是否有人向你吐露他们能听到一个陌生的声音？你是否曾向别人讲述过某种怪异的感觉，比如你觉得有人在叫你，却发现其实只有你自己？或者你曾经看到、闻到、感觉到、尝到了某种东西，但你却无法用语言描述出来？

多数人认为幻觉是患上某种精神疾病的表现。所以，有过上述经历的人往往会保持沉默，这也没什么奇怪的。虽然某些患有严重精神疾病的患者也确实会产生幻觉，但是，他们在所有经历过幻觉的人群中所占的比例，连一半还不到。事实上，幻觉非常常见，而且通常与精神疾病没有任何联系。

单纯从技术层面讲，幻觉是一种没有任何缘由引起的感觉（或者说这种缘由至少不是来自外部世界），而且这种感觉已经超出了我们的控制。科学家还在努力探索在产生幻觉时人脑是如何运行的，但是，我们好像真把内心的想法误认为是外部的事件了。我可能深信自己听到有人告诉我今天多么美妙，但是事实上，我听到的只是我自己的想法而已。

多数情况下，幻觉发生在我们非常劳累、烦躁，或压力很大的时候，喝酒或吸食毒品也会让人产生幻觉。有时候，心理疾病，如抑郁或创伤后应激障碍，或者生理疾病如阿茨海默氏病或帕金森病，也会引起幻觉。

幻觉发作的形式多种多样，涵盖了我们全部的5种感觉形式。大多数人并不认为这是件令人担忧的事情，事实上，有些人甚至主动寻求幻觉，在这种情况下幻觉很少会让人们感觉到不安。

那些引起不良后果的幻觉往往是令人生厌的，甚至是带有侮辱性质的声音。受害者可能会受到惊吓，因为他们可能会感觉到某个很强势的人突然跳出来控制他们。这些痛苦的而且经常频繁发作的幻觉，往往会毁掉人们的生活，迫使受害者不得不寻求专业的帮助。

有时候，幻觉会发展成严重心理疾病的一种症状（比如精神分裂症）。但是，要记住：**这种情况相对少见，对大多数人来说，幻觉没有任何害处，只不过是心智玩的“小把戏”，人们完全没有必要担心。**

☆ 自测：你有过幻觉吗？

你有过幻觉吗？如果对以下任何一个问题的回答是“有”的话，你很有可能产生过幻觉。

1. 你是否听到有人说了几个词或几句话，但是却找不到是谁说的？
2. 你是否听到过某种声音或音乐，但周围的人却没有听到？
3. 你是否听到某个声音对你正在想或正在做的事情发表评论？
4. 你是否曾经闻到或嗅到什么气味，但是周围的人似乎没有任何察觉？
5. 你是否看到过别人看不到的东西？
6. 你是否曾经感到有人在摸你，但环顾四周却空无一人？
7. 你是否曾经感觉到在你的体内或体表有一种不同寻常的烧灼感？
8. 你是否曾经品尝过某种根本无法解释的味道？
9. 你是否曾经听到过两个或两个以上的、说不清楚的声音在互相交谈？

Items taken from the Cardiff Anomalous Perceptions Scale by Bell et al (2006)

幻觉常见吗

我们中间大约有13%的人在一生的某个阶段都曾经有过幻听。当被问及在过去的12个月中，是否听到或看到别人听不到或看不到的东西时，4%的人的回答是肯定的，1%的人甚至听到那个声音说了很多话，而不只一个单词或一句话。

如果我们把人们夜间的经历考虑在内的话，该数字甚至会更高。大约1/3的人会在睡觉的时候产生幻觉，而超过10%的人会在醒来时产生幻觉。

如何应对幻觉

幻觉是一种令人不安的，甚至是恐怖的经历，尤其是第一次发作的时候。但是，请不要惊慌。尽管几乎没人愿意承认自己存在幻觉，但是幻觉确实非常常见，你也绝对不应该认为自己疯了。

人们对幻觉的反应可谓千差万别。有人觉得幻觉很有帮助作用，有人认为幻觉是件让人很不愉快、令人不安的事情，还有些人根本没拿它当回事。有研究表明，之所以存在如此繁芜的反应，并不是幻觉本身呈现出来的差异所致，而是人们的反应使然：如果人们认为这些幻觉背后是一种强大而邪恶的力量，而且无力去制止幻觉的出现，或者无法应对时，那么，他们就会很自然地认为幻觉如此令人痛苦和沮丧。

下面这一系列技巧可以帮助你应对幻觉的出现。

改变你对幻觉的看法

不要与幻觉相抗争：这样只会让你感到更加痛苦和担忧。把它们看做你生活的一部分——不过是需要你加以控制的一部分。**要记住：许多人都曾有过这样的经历**。他们可以凭意愿忽略幻觉的存在，也不会让幻觉影响到自己的生活。你也可以做到这些。把你的感受讲出来，与你信赖的人分享你的经历。

照顾好你自己

幻觉经常出现在你身体虚弱、劳累，或压力很大、情绪低落的时候。所以，一定要吃好，睡好，多运动。找时间做一些自己喜欢的事情。避免酗酒或吸毒（这二者往往是幻觉的诱发因素）。如果你正在与抑郁、烦恼或压力作斗争，请看一看本书关于这几个问题的相关介绍。

向前走一步

就像生活中的大部分挑战一样，当你理解幻觉是怎么回事以后，再应对起来就很容易了。所以，除了要知道幻觉在普遍意义上是怎么回事之外，你还需要花些时间分析一下你自己的经历。其中一个办法就是，记两个星期的幻觉日记。看看哪些场景会激发这些奇怪的感觉。一旦这么做了，你就会很容易找到避免幻觉发生的方法。比如，你可能需要减少吸毒量，或者在你无聊和焦虑的时候找些事来做。

不要让幻觉操控你的生活

对于幻觉，你想的越多，烦恼就越多，你的生活也就越来越受它们的控制。所以，不要在这个问题上踯躅不前，不要停止做那些你喜欢做的事情。如果你的幻觉出现的很频繁、很有规律，那就每天划出一小段时间来关注它就行了，比方说，每天半个小时。

分散注意力可能会对你有所帮助。为了以防万一，你可以随身携带随身听或MP3，或者把注意力集中到特别吸引人的事情上，比如演奏乐器、做家务，或运动一下，玩玩游戏。你选择什么都无关紧要，只要能让你忙碌起来就行。有人发现哼支小曲就可以让那些声音消失。

这些技巧对大多数人来说都是有效的。但是，你也许想找医生聊一聊，另外，如果发现以下情况，你就必须去找医生：

- 幻觉让你非常痛苦；
- 幻觉似乎正操控着你的生活；
- 有声音命令你去做什么事情，而你又无法拒绝；
- 60岁以后才开始出现幻觉。

你的医生或许会建议你接受一个疗程的认知行为治疗，或者可能还有药物治疗。如果你觉得情绪非常低落，或许还有必要服用抗抑郁药物。严重的幻觉需要服用抗精神病药物，如镇静剂或神经松弛剂。

相关问题

幻觉可能是某些疾病的表现：**偏执**、**酒精**和**药物滥用**、**精神分裂症**、**外伤**、**创伤后应激障碍**以及**抑郁**。**压力**、**丧亲**、**失眠**也是引发幻觉的常见原因。

第10章 记忆问题 Memory Problems

有时候，我们的记忆力非常强，可以保持很长时间，它是如此的有用，又如此的温顺；有时候，我们的记忆力又变得如此茫然，如此虚弱；还有些时候，它又变得如此粗暴，完全失去了控制！当然，从每个角度来看，我们都是一个奇迹，但是，我们可以回想过往又可以忘却过去的能力却尤其显得匪夷所思。

——简·奥斯汀（Jane Austen），英国著名女性小说家

No.27 记忆衰退

在谈到影响记忆力的诸多问题时，我们的任务就不再那么简单了。这些问题形形色色，变化多样，在这里我们只关注其中的一个问题，当然，也是最常见的一种：即随年龄增长记忆力逐年减退的问题。

记忆的类型

首先，让我们大致了解一下记忆是如何工作的。专家们已经发现了两种主要的记忆形式。

◎ **短时记忆**，又称工作记忆，这种记忆只持续几秒钟的时间，只能够满足我们完成一项任务的需要。所以，当你读到这句话的时候，你

的工作记忆将记住句子开始的内容，并一直保持到你读至句尾，这样你就可以理解整句话的意思了。短时记忆是不稳定的，任何中断和干扰都很容易让我们的短时记忆遗失。

◎ **长时记忆**，这是我们大多数人通常理解的记忆。我们记住的任何事物，只要超过1分钟，都可以称之为长时记忆。60秒可能看起来不是很“长时”，但是研究已经证明，这些超近期的记忆与那些时间更长的记忆相比，它们的工作原理非常相似。我们回忆长时记忆的次数越多，就越难忘掉它们。

长时记忆有多种不同的分类，主要包括：

◎ **事件记忆**，这是关于“当时情境”的记忆，例如，参加一个聚会或拜访一个朋友。

◎ **语义记忆**，即对信息的记忆（比如英国的首都是伦敦），我们不记得这些记忆是什么时候产生的，它就好像早就存在一样。

◎ **内隐记忆或程序性记忆**，这是一种对如何完成一项任务的自动记忆，例如骑自行车或打电话。

如果要获取这些记忆，我们可以有意识地“回忆”起来，也可以借助于某些提示（我们称之为“再认”）。例如，当你需要自己的身份证号码时，你可以有意识地回忆起来，但是，当你在超市里碰到洗衣液促销时才想起要买一瓶，这就是再认的过程了。

所以，我们大家都有一种短时记忆，几种长时记忆，以及两种获取记忆的方式。更为复杂的是，我们的记忆可以是视觉的（与图像有关）、语音的（单词），还可以是空间的（我们周围环境的空间布局）。因此，我们有足够的机会出错！

人们经常对外声称他们的记忆力很差，但事实上只不过是我们对某些事的记忆比其他事要强一点儿而已。比如，记朋友的电话号码时，你的记忆力超强，但是却总是忘掉他们的生日。或许你对看过的电影了如指掌，但在记人名时却无法对号入座。另外，有时候你的记忆力很好，有时候又变的很差，比方说，当你睡眠充足时，你的记忆力可能会更好。

影响记忆的因素

所有的事情都可能因为记忆出现问题而出错，而很多因素都可以导致记忆出现问题。头部损伤、中风、酒精和毒品滥用，中毒以及维生素缺乏都可以引起严重的记忆问题。但是，对大多数人来说，主要的危险可能来自自身的老化。

一个令人沮丧的事实是，当你越来越老时，你的记忆力也大大不如前了。人们经常发现，他们在回忆单词、事件、人名，或记起将要做的事时尤其困难。但好消息是，接下来你会发现很多方法可以提升你的记忆力，弥补年龄增长带来的不良影响。

顺便提一句，虽然记忆问题在老年人中很常见，但有时候这也是老年痴呆症的早期症状。最常见的老年痴呆症是阿茨海默氏病，不过血管性痴呆（由中风引起）也很常见。早期痴呆症患者的典型症状就是很难记起近期发生的事情，但时间更长的记忆却很少受到影响。当然，随着疾病的发展，患者的记忆可能会完全丧失。

直至目前，阿茨海默氏病仍没有办法治愈。有证据表明，下面列举的很多从总体上提升记忆力的方法，对延缓疾病的发生，以及应对相应的症状很有帮助作用。

生活实例

我认为记忆就像是肌肉，如果你想让它很好地工作，就必须不断去锻炼它。几年前，我变得非常健忘。说实话，我有点担心自己是不是得了阿茨海默氏病。但是，我碰巧看到了一个关于记忆的电视节目，接着又读了几本相关的书。我决定试试到底能把记忆力提高到什么程度。我开始每天做填字游戏（现在我喜欢玩数独游戏）。我尝试了很多不同的技巧来帮助自己提高记忆，比方说，编故事，或虚构一幅图像。而且，我开始专注于记笔记。现在，我的房间里到处都是提醒我要做什么的提示单，有清单也有邮件。墙上的日历就是我的生命轨迹。我的生活以前从来不是很有条理，但是，现在我发现，有条理的生活确实很有帮助——我现在知道该到什么地方找什么东西了！

杰夫，73岁

记忆问题常见吗

不幸的是，这个问题根本没有答案。记忆问题多种多样，而对这些问题的研究又零零散散，我们根本无法获得必要的科学数据。

但是，我们知道的是，在英国，年龄在65~74岁人群中大约有1%的人患有老年痴呆。在75～84岁年龄阶段的人群中，这一数字上升到了4%，而在85岁以上的人中，该数字更是上升到10%。

☆ 自测：日常记忆问卷

要想得到准确的记忆评估结果，唯一的方法就是由专业人员来检测。你可以从下面的问卷中得到一些提示，但是如果结果显示你的记忆力很差，请不要灰心，众所周知，判断记忆力的自我评测并不是很可靠。如果你确实担心自己的记忆问题，请咨询医生的意见。

对下面每一个问题，请在1～9分之内给予评分：

1. 在过去6个月内从来没有发生过
2. 在过去6个月内大约发生过1次
3. 发生频率大于每周1次，但小于每月1次
4. 大约每月发生1次
5. 发生频率大于每月1次，但小于每周1次
6. 大约每周发生1次
7. 发生频率大于每周1次，但小于每天1次
8. 大约每天发生1次
9. 每天发生次数超过1次

题目	评分
1. 你是否曾忘了把东西放在哪？你是否曾在房子周围丢过东西？	

题目	评分
2. 你认不出经常去的地方，别人却说你去过。	
3. 你发现，跟不上电视里讲的故事。	
4. 你忘记过日常生活中发生的一些变化。比如记不起放东西的地方或者事情发生的时间有了变化，而你还是错误地沿用了过去的旧习惯？	
5. 你曾经反复检查自己是已经做了想做的事情，是吗？	
6. 你忘记过某一事件发生的时间吗？比如，一件事情是发生在昨天还是上周？	
7. 你曾经完全忘记自己随身携带了哪些东西，或者因为把东西落下了而必须返回去取吗？	
8. 你忘记过昨天或几天前刚被告知的事情，而必须由别人提醒才能记起来吗？	
9. 你有过这种经历吗？曾经读过什么东西却未察觉到你已经读过了。比如，书、报纸或杂志上的某篇文章。	
10. 你曾经对某些并不重要或不相关的事情而东拉西扯、长篇大论过吗？	
11. 你曾经认不出（视觉上）经常见面的关系亲密的亲戚或朋友吗？	
12. 你是否很难学习某项新的技能？例如，学习一个新游戏或操作一个你练习过一两次的小器械。	
13. 你是否曾经有过这种经历，话就在嘴边，却不知道该怎么说？	
14. 你是否曾经完全忘记自己说过要做或者计划要做的事情？	
15. 你是否曾经忘记前天才做过或发生在你身上的某件事的重要细节？	
16. 和别人谈话时，你是否曾经忘记自己刚刚说过的话？并问“我刚才在说什么？”或者“我在哪？”	
17. 读报纸或杂志时，你是否跟不上故事的发展脉络，或根本不知道故事到底讲些什么？	
18. 你是否曾经忘记告诉别人某件很重要的事情？忘了把消息或提醒转告给某人？	
19. 你是否曾忘记有关你自己的重要信息？	

题目	评分
20. 你是否把别人告诉你的事情记混了？	
21. 你是否给别人讲起你曾经讲过的故事或笑话？	
22. 你是否忘了你经常做的一些事情的细节，不管是在家里还是在工作时？比如，具体要做什么，或什么时候做什么？	
23. 你是否发现在电视上或照片上见到的名人很陌生？	
24. 你是否忘记东西平时摆放的地点，或找错地方？	
25. 你是否曾在以前经常去的路上或建筑物里迷路，或拐错弯儿？	
26. 你是否在曾经去过一两次的路上或建筑物里迷路或拐错弯儿？	
27 .你是否在做一些日常的事情时，会犯重复性错误？比如，把大量的茶叶连续两次放进茶壶里，或刚刚梳完头发后又梳一遍。	
28. 你是否曾反复告诉别人一件事，或连续两次问同一个问题？	

Everyday Memory Questionnaire from Sunderland, A., Harris, J. E., & Baddeley, A. D. (1983). 'Do laboratory tests predict everyday memory? Aneuropsychological study'. *Journal of Verbal Learning and Verbal Behavior*, 22,341–57.

如果你的得分在27～58之间，你的记忆就超过平均水平。58～116分是平均水平，116～243分则低于平均水平。如果你的得分低于你预想的，请记住，这并不代表你有什么问题，这很有可能只是说明你岁数不小了。

如何提高你的记忆力

当人上了一定的年纪时，我们很容易被记忆力衰退的问题所困扰。但是请记住，这并不是说情况有多么严重、糟糕。每个人的记忆力都会随着年龄的增长而减退，这很正常，也很自然。即使如此，你的记忆力也可能比你想象的要好得多。

虽然“原材料”可能没有你年轻时那么好了，但是，仍然有很多方法可以让你的大脑得到充分的利用。事实上，如果你按照下面的方法去实践，你会发现自己的记忆力确实比以前有了提高。

从记日记开始

在开始的几个星期里，记下所有和记忆问题相关的细节，例如，忘记打电话了，忘记最近经常见的某个人的名字了，或者记不起玻璃杯放在哪了。这会帮你清晰地认识到你的哪部分记忆需要改善。而且，如果你采取了以下步骤来改善自身的记忆，并且坚持记日记的话，你会从中发现自己的进步到底有多大。

如果你的确担心自己的记忆力，请找你的医生谈谈。准确的记忆力评测需要很多检查，这通常需要神经心理学家（神经心理学家主要研究大脑的功能）或神经病学家（神经病学家是专门治疗神经系统疾病的医生）来完成。

接下来，我们将告诉你，如何提高你的记忆力。

照顾好你自己

身体健康的人即使年龄增长，出现记忆问题的情况似乎也较为少见。因此，务必注意规律的锻炼，健康饮食，保持充足、高质量的睡眠。尽可能限制酒精摄入，远离香烟。

另外，定期规律的体检也是个不错的方法。比方说，经常测量血压对预防损害记忆力的心血管疾病就很有帮助。

保持积极的社交活动

繁忙的社交活动会让记忆保持活力，并延缓老年痴呆的发生。

用进废退

如果你不锻炼自己的大脑，当你变老时，它也会变得迟钝起来。事实上，智力测验、填字游戏、阅读、下棋或者其他可以让你的大脑动起来的活动，都有助于改善你的记忆力。不管你选择什么，你都在提升自己的记忆力，患老年痴呆的风险也会相应降低。

Know Your Mind

名称和面孔的记忆

你对面孔的记忆如何？人名呢？当面对终极挑战时：把人名与面孔正确对号入座时，你又有怎样的表现呢？

如果你还为这几个问题中的任何一个而苦苦挣扎，请放心，你并非孤军奋战。对很多人而言，随着年龄的增长，情况会变得越发困难。所以，如果你在人名和面孔方面的记忆力没有达到自己的期望，不妨试试下面的方法。

- ◎ 当你第一次遇到某人时，仔细注意他们的长相。在脑子里记住他们的显著特征，例如，眼睛的颜色，或者鼻子的形状。
- ◎ 倾听他们名字的发音。这似乎再明显不过，但是在社交场合这很容易被干扰，尤其是当你有一丝紧张的时候。
- ◎ 请对方重复一下他们的名字，即使你已经听得很清楚了。
- ◎ 当你与对方说再见时，同时说出他们的名字。
- ◎ 提醒自己对方的名字，并核查你是否能想象出对方的面孔。分别在遇到对方后的几分钟内、几个小时后（比如回家的路上）以及第2天，重复刚才的做法。
- ◎ 采用我们在下文中提到的技巧，比如，想象一个有趣的视觉提示或故事，让人名和面孔的记忆更加生动。

最大化你的记忆

试图回忆起某些事情的感觉，就好像在黑暗的、乱七八糟的橱柜里找一双黑色袜子一样。当我们在抱怨自己的记忆力时，我们通常想到的都是这种令人沮丧的感觉。但是，想象一下，如果橱柜是整洁的，而我们又知道到哪里去找，那么，黑袜子找起来也会容易许多。

最大化记忆力的所有秘密就在于，改进我们组织和储存记忆原料的方法，或者，用心理学的说法，改进记忆编码的方式。有很多方法可以帮助实现这一目标。

◎ **集中注意力**。对某件事情越专注，我们就越有可能记住它。切断干扰源，真正专注于你想要记住的事情上。

◎ **令事情生动易记**。我们的记忆有可能变成一个严重超载的系统。你如果不想让事情消失在一片迷雾中，就需要把它变得尽可能生动易记。

把你想记住的事情与你已知的事情联系在一起是个不错的办法，当然，最好是你自己的事情（没有什么比这更神奇和易记了！）。比如说，你在聚会上遇到某个人，而你知道他的姐姐认识你的哥哥，那么，你就更有可能记住他的名字。

试着把某件东西和图像联系起来，并尽可能让它变得有趣和容易区别（称之为视觉记忆）。夸张的手法经常可以起到很好的作用。比如，一个人个子很高，你可以想象他的头已经顶到了天花板。如果要记住一系列的东西，就把它们编成一个故事，这会更容易记忆。故事越有娱乐性，涉及到的感官越多，效果越好。因此，你要想象一下，它看起来如何，听起来怎么样，摸起来怎么样，甚至笑起来什么样。

目前，人们已经创建了很多视觉记忆系统（最早的方法可以追溯到古希腊，它以房子里的各个房间为比喻）。你可以通过下文的介绍，了解到更多有关这些系统的知识和信息。

◎ **组块**！研究显示，如果我们能把一个复杂的信息分解成可掌握的组块（正常情况下，每个组块中最多可包含7个单位），这将大大简化我们的记忆。

◎ **使用语义记忆**。这是一个经实践证明有效的方法，你可以通过易记的节奏或者音节，帮助自己回忆起一条完全不相关的信息。比如说，“On Old Olympia’s Towering Top A Finn and German Vault and Hop”，就被医学生用来记忆脑神经的名字。

◎ **完美记忆**。如果我们能在第一遍学习的时候将其完全记住，那再次记忆的时候事情会简单得多。一旦其中掺杂了不确定性或错误，你便很难将其彻底摆脱。因此，如果你想记住一组指导意见，那么你最好花时间专注于相关信息上，并确保自己可以准确无误地复述。一小时以后再检查一遍，确保你还能很好的记住，然后，第2天再检查一遍（这种方法我们称之为“复述”）。

如果你正在为考试而准备复习，或者有大量新的信息需要记忆，你最好把你的任务分隔开，用半小时记一段的方法来记忆，中间要穿插几分钟的休息时间。

使用提示和背景

如果能提高自己的记忆编码能力，你就会发现，当你需要相关信息的时候，你能很容易地回忆起它们来。但你还可以使用提醒信息或者提示，比如把一幅鸡蛋卡通画放在副驾驶座位上，这样在你下车的时候，可以提醒你该买鸡蛋了；或者把药片放在浴室显眼的地方，这样早上洗澡的时候就能想起吃药了。

我们的记忆力在很大程度上依赖于事件发生的背景。如果我们能重新构造出第一次经历时的场景，我们极有可能记起当时发生的事情。所以，如果你正在为回想昨晚朋友在酒吧和你说的话而苦苦挣扎的话，那么你可以尽可能具体的想象当时的场景。

写下来

日记、日历、待办事项清单、购物清单、你自己的短笺，我们中间的大多数人都会用其中的几种来帮助自己进行超负荷的记忆。而且还有很多诸如此类帮助记忆的方法，比如，记在手上、在手机上设置闹钟，都能很好的提醒你要做什么事情。制定一个路线图将会帮助你确保自己不会忘记有规律的但又乏味无聊的工作，把东西放在固定的地方，这会帮助你很容易地找到它们。

不要担心

遗忘是很正常的，尤其是你的年纪越来越大时，所以，不要对此太过焦虑。想尽办法提高你的记忆力，但不要因此而沮丧。你没有必要记住所有的事情。另外，越紧张，越焦虑，你的记忆力就越差。疯狂地虐待自己的大脑并不会帮你记住什么事情，但放松却会！

药物

直到目前，还没有什么灵丹妙药能帮助提高记忆力。医生有时会给阿茨海默氏病患者和其他类型的老年痴呆患者开一些药物，这可能会对一些患者有用，起码在短期内有效。但是，提高的幅度普遍不是很大，副作用也很常见，而且药物并不能阻止疾病继续发展。

相关问题

严重**抑郁**、**酒精及药物滥用**、**压力**、**忧虑**、**焦虑**以及**睡眠问题**都会影响记忆力。[①]

① 想了解更多记忆力方面的知识，推荐你读一读《记忆的真相》，该书已由万卷出版公司出版。——编者注

第11章 情绪波动 Mood Swings

不可否认，我的脾气容易走极端，在极端的情绪中，除了狂躁，我同时也有一种莫名的兴奋感。正是这种极端的情绪，让我的生活充满冒险的意味，而且我认为我的大多数优点也都来源于此。

——斯蒂芬·弗莱（Stephen Fry），英国著名演员

No.28 轻度躁狂症

我们大多数人都接触过一些很情绪化的人。事实上，或许你自己就是一个，就像童话中的人物，情绪高涨时冲上巅峰，而情绪低落时又跌入低谷。

在这一章节里，我们集中研究情绪波动中的高涨部分。情绪波动中的高涨比一般意义上的快乐要强烈，那是一种极端的、热烈的兴奋感和愉悦感，这种感觉让身处其中的人感到他们可以操控这个世界，能够击败这个世界上的所有一切。心理学家称之为**轻度狂躁症**（feeling hypomania）。

轻度狂躁症的表现形式多种多样。通常来讲，轻度狂躁症的发作程度比较轻，不会给人们造成太大的影响。但在某些极端的情况下，“高涨”的情绪可能会表现得非常剧烈。对身处其中的人来说，睡觉就像是在浪费生命，他们满怀乐观的情绪，浑身充满了无穷的力量，脑中不断浮现新的想法，不断构建宏

大的计划，对自身的能力深信不疑。

事实上，有时，处于剧烈发作中的轻度躁狂症患者似乎已被自身强大的创造力完全操控。如此之多的想法不断呈现，他们会从一个令人兴奋的想法迅速转移到下一个；他们的语速如此之快，以至于其他人很难跟上；他们很难在同一个地方呆很长时间。

这种情况下，轻度躁狂症患者有时会做出一些古怪的、没有任何行为特征的、甚至危险的行为。他们的自制力完全消失了。他们会变得与周围人的关系过于热络，会在街上与陌生人开心地聊天，会在午夜给很久没有联系的朋友打电话，会凭一时冲动做出某些重大的、但往往也是糟糕的决定，如巨额的花销，毫无顾忌的吸毒、酗酒或滥交。

生活实例

在我变得狂躁以前，我总是能预知它们的到来。它们总是在我特别紧张或者睡眠减少时降临。最近一次发作是在疯狂工作了几个月又接连搬家之后。我开始每天晚上喝酒，有时候还会喝很多，但第二天早上我的状态仍然会非常好。我对我的朋友和家人充满了不可思议的感情，我开始想，如果我们彼此之间都住得近一点，那该多好啊。我会给自己买很多小礼物。当这些礼物变得越来越贵时，我知道我正变得越来越狂躁。拜我的情绪所赐，我曾经有几次疯狂的旅行。但是现在我知道该怎么做了。最起码，我会让我的生活尽可能的平静和放松，不会大量饮酒，也能保证充足的睡眠。总的来说，我在几个星期之内就可以控制住自己的情绪了。

威尔，36岁

这些感觉并不总是让人感到不快。事实上，很多人非常享受他们的轻度躁狂，并且试图让这种状态尽可能持久地维持下去，尤其当他们的轻度躁狂症处于相对较轻的阶段时。但是，不是所有的人都认为轻度躁狂症拥有如此强烈的吸引力。伴随兴奋和极度愉悦而来的，可能是强烈的烦恼、愤怒和沮丧，通常这些情绪会指向那些对他们的行为和想法持保守态度的人。不安、烦躁和焦虑等等，都表明所有高涨的情绪开始走向低落了。

这就是情绪波动。低落的情绪可以像高涨的情绪一样极端。肾上腺素高峰过后，随之而来的经常是肾上腺素的急剧下跌而导致的沮丧和消沉。这种情绪化的极端形式，即临床抑郁症与夸张的、带有破坏性的轻躁狂症（又称躁狂症）之间的相互交替，被称为双相情感障碍（bipolar disorder），也就是之前大家所熟知的躁狂抑郁症①。

情绪波动常见吗

大约有1%的成年人患有双相情绪障碍。（很难得到病情更轻的情绪波动患者的比率，因为人们不太可能向医生提及诸如此类的病情。）

双相情感障碍典型的首次发病年龄为20岁左右。男女差别似乎不大。

☆ 自测：双相情感障碍量表

每个人都有情绪波动的时候，所以很难判断你目前的状态到底是正常，还是有必要跟你的家庭医生谈一谈。下面的问卷可以用来检查你是否有双相情绪障碍的症状。

第一部分

在回答下列问题时，请同时回忆你在过去12个月内的经历。然后选择“是”或“否”。

曾经有段时间你觉得自己和平时不一样了（在没有服药或喝酒的情况下）……

1. 你感觉非常好或很兴奋，以至于其他人认为你和平时不一样了，或者你很兴奋以至于惹来一些麻烦？ 是/否
2. 你非常容易被激怒，以至于对别人大喊大叫或者与别人打架或争论？ 是/否
3. 你是否感觉比平常更自信了？ 是/否
4. 你的睡眠时间是否比平常少多了，而且你发现自己真的不想睡那么久？ 是/否
5. 你是否比平时更能说了，或者说话的速度比平时快了？ 是/否
6. 是否有各种想法在你的头脑里不断出现，或者你不能让自己的思维慢下来？ 是/否

① 若想深入了解躁郁症患者的人生故事，推荐阅读《我与躁郁症共处的30年》，本书已由中国人民大学出版社出版。——编者注

7. 你是否很容易被你周围的事情所干扰，以至于你很难集中精力或按部就班地做事情？ 是/否

8. 你是否比平时更有活力了？ 是/否

9. 你是否比平时更积极或比平常做的事情更多了？ 是/否

10. 你是否比平时参加了更多的社交或外出活动？例如，在午夜给朋友打电话。 是/否

11. 你是否对性比平时更感兴趣了？ 是/否

12. 你是否做了一些对你来说不寻常的，或者其他人认为是过分的、愚蠢的或危险的事情？ 是/否

13. 你是否因胡乱花钱而使你或你的家庭陷入困境？ 是/否

第二部分

如果你在以上问题的答案中有一个以上的“是”，这些经历是否发生在同一时间？ 是/否

第三部分

就这些经历中的任何一个而言，它们给你的生活带来了多大的问题？比如说无法工作，陷入家庭、金钱或法律方面的麻烦，与别人争吵或打架。

没有带来问题	是	否
带来小问题	是	否
带来中等问题	是	否
带来大问题	是	否

如果你的表现如下，你可能患有双相情绪障碍：

在第一部分，你的回答中“是”大于或等于7个；而且在第二部分，你的回答是“是”；同时在第三部分，你认为这些行为给你带来了某些问题。

时差反应和情绪波动

众所周知，有时候，某些事情在扰乱了我们正常的生活规律后，会引发我们自身的情绪波动。这可能没什么奇怪的，因为大多数人都希望得到规律的睡

眠，而且最好是睡在自己的床上。我们喜欢每天在相同的时间吃饭，否则，我们可能会变得暴躁或感到很痛苦。但是，研究人员在研究时差对人心理的影响时发现，结果比上述情况更复杂。

研究人员发现，我们也可以料到，长途飞行经常在患有相关病史的乘客身上引起严重的情绪波动。但是，他们同时也发现，向西飞行的人更容易患抑郁症，而向东飞行的人则更容易患轻度躁狂症。

没有人非常确切地知道为什么会这样，但是原因很可能是向东或向西飞行的时候，人体内产生了特异的（而且是不同的）生化紊乱，干扰了体内的生物钟。

这些研究发现的潜在治疗意义仍有待探索，不过，如果你不满意或不高兴的话，你可以尝试一下从西向东的长途飞行！

如何处理情绪波动

首先，你要确定自己是否真的存在需要解决的问题。很多人发现（例如史蒂芬·福莱），高涨的情绪不仅令人身心愉悦，而且也让人们的工作富有成效。情绪波动是正常的，只有当它们失去控制的时候才会成为问题。如果你能很好地控制情绪波动，你也许更喜欢让其自由发展。

然而，这种评估并不像想象的那样那么简单，因为你很难准确地评估自己的情绪（在轻度躁狂或躁狂阶段，人们一般都认为自己的行为很正常）。所以，跟你的朋友或家人讨论一下，看看他们的想法。

列一个和你的情绪波动相关的利弊清单。如果你确认自己有麻烦，那就如实的地写下你到底想要改变的方面。对一些人来说，只要改掉危险的行为就可以了，而对另外一些人来说，则可能需要在第一时间采取行动控制高涨的情绪。

如果你确实想改进自己处理情绪波动的方式，这里有一些经过检验和测试的技巧可以使用。

制定日程表

有研究表明，混乱的生活方式是情绪波动的主要诱因之一。而规律的饮食和睡眠不仅可以预防情绪波动的发生，而且，也可以把它们扼杀在萌芽状态。

你的日程表不需要像火车时刻表一样精确不可变更，你只需要列一个日常的基本框架，就能取得惊人的效果。你的生活也不会变得一成不变、沉闷乏味。如果你想要兴奋感，想追求刺激，那也没问题，但只能通过一些安全的活动来实现，例如远足、旅行、玩电脑游戏等。

照顾好自己

我们都知道，疲劳和饥饿会影响我们的情绪。所以，规律的用餐和按时就寝虽然重要，但你也要确保健康饮食，保证充足且高质量的睡眠。规律的运动和放松，避免过量饮酒和服用毒品也会帮助你控制好自己的情绪。

了解自己的情绪波动

你越了解自己的情绪变化，就越有能力控制他们。试着画一个图表，描述你近几年情绪的起伏，看看你是否能回忆起一些生活中发生的重要事情，以及之前的紧张情绪。你认为是什么触发了你的情绪波动？比方说，压力、睡眠，还是恼人的人际关系？你怎么才能更好地处理这些诱发因素？

同时，也要考虑一下那些先兆信号。（也许你比以前睡得少了，酒喝得多了，或者感觉自己充满活力。）

尽早采取行动

越早发现轻度躁狂症或躁狂症发作的信号，你就能越早进行处理。列一个清单，如果这些早期症状出现时，你就需要采取行动。一般说来，你应该尽量减少活动，尽可能地放松。遵照自己的日程表，充分地休息，避开所有能让你兴奋的人、情境、物品（如酒精或咖啡）。做一些让人安静的事情，比如读读书，或者听听舒缓的音乐等。

向自己保证，情绪激动时不做任何大的决定。写下当时的想法并保留至少48小时。毕竟，如果当时是个好主意，那几天之后它仍然会是一个好主意！如果你的轻度躁狂症特别强烈，你可以把你的信用卡交给你信赖的朋友保管，直到你认为自己恢复正常。事实上，你最好有几个朋友，在你需要帮助的时候可以向他们征求建议或寻求帮助。

挑战无益的想法和信念

你对自己和周围世界的观点往往会成为你情绪的助燃剂。有时候，这些观点根深蒂固，还反而常被自己推波助澜的情绪进一步触发或加强。

比如，轻度躁狂症患者常会感到异常自信。他们可能会自认为“我不需要睡觉，我一定要最大限度地利用我的精力。”他们会给目标实现赋予无比重要的意义，“除非我完成这些目标，否则我的人生没有任何意义。我要做的就是继续努力。”他们也不善于采纳别人的建议，“我知道我在做什么，我不需要听从那些消极人士的意见。”

一般来说，这些信念没有任何帮助，它们一点也不会让人冷静下来。当你感觉洋洋得意的时候，试着鉴别一下你的想法。**记住，你的态度并不总是可靠的：当你情绪高涨的时候，你会戴上乐观的有色眼镜看世界（而当你情绪低落时则相反）**。试着克服这种想法，记下赞成或反对的依据，还有哪些其他的角度可供看待这个问题？你能采取更温和的方式吗？如果你的朋友处于同样处境，你会对她说什么？

药物和其他方法

这里给出的建议是以认知行为疗法为依据的，该疗法是治疗严重情绪波动，尤其是双相情绪障碍，最为普遍和有效的心理治疗方法。

然而，双相情绪障碍的主要治疗方法是药物。锂制剂是最常用的情绪稳定剂，不过，卡马西平和丙戊酸钠也经常用于治疗该病。如果患者情绪抑郁，抗抑郁药物也会有所帮助。

情绪稳定剂通常可以很成功地控制疾病的发展，却不能治愈疾病。情绪稳定剂也并非对每个人都有效。据统计，情绪稳定剂对20%～40%的病人无效，而且，所有的药物都有副作用，有些还很严重。

这部分解释了为什么越来越多的双相情绪障碍病患需要心理治疗，而且这种治疗往往要与药物结合使用。令人高兴的是疗效还是很鼓舞人心的。

相关问题

正如我们之前所提到的，处于情绪波动高涨阶段的人早晚要经历情绪低落。他们还可能会出现**失眠**、**偏执**、**酗酒**、**吸毒**、**赌博**、**焦虑**、**幻觉**等问题。

第12章 疼痛 Pain

心是它自己的住家，能把天堂变地狱……

——约翰·米尔顿（John Milton），英国著名诗人

No.29 慢性疼痛

我们都知道疼痛的感觉。好在它一般不会持续太久。疼痛是一套预警系统，提示你，如果不采取紧急措施，你很可能会有大麻烦。所以，当你端起一个烫手的盘子时，你很快会意识到应该立刻把它放下，当你的胸部有刺痛感的时候，你知道自己必须寻求紧急治疗了。

我们刚才谈论的这种疼痛叫做“急性疼痛”。这并不有趣，但好在是暂时的（很少有超过2周的），而且这种疼痛很有用处。不过，对某些病例而言，疼痛持续的时间比想象的要长得多，可能会持续几个月甚至几年。无论你用什么办法止痛，它都依然如故。

这种持续的疼痛有时可能是疾病引起的（例如关节炎），但大多数情况下，你找不到明确的病因。这种疼痛看来不像是一种警示。事实上，它的存在似乎根本没有任何意义。这种疼痛被称为“慢性疼痛”（chronic pain），也是我们要关注的。（顺便提一句，慢性疼痛不包括由很严重的疾病引起的持续性疼痛，如癌症导致的持续疼痛。）

慢性疼痛会让你的生活变得一团糟。过去你感觉得心应手的活动突然间变得遥不可及了，或者至少会让你感到疼痛或困难。你可能会被迫放弃自己的工作。你的社交活动也受到严重影响。你满脑子都是疼痛，把所有的精力都用来求医问药，几乎到了不顾一切的地步，而最终却证明这一切都是徒劳的。

所以，慢性疼痛常常会导致抑郁、沮丧和焦虑也就不足为奇了，而这又会引发更多的问题，例如，对一个深陷痛苦中的人来说，很难与爱人保持和睦融洽的关系。

这么说来，慢性疼痛就变成一个很严重的问题。不过，虽然没有办法完全治愈，但事情并不像听起来那么糟糕。最近，人们在治疗疼痛领域已经取得了很大进展。正如下文将要提到的，你或许无法完全消除疼痛，但你可以学着如何应对，并让你的生活回到正轨。

疼痛常见吗

疼痛是人们去看医生最常见的原因之一。一般来说，不管有没有接受过治疗，患者很快就不疼了，这当然是对急性疼痛而言。而对慢性疼痛患者来说，疼痛仍然是个大问题，而且随着年纪增加，遭遇这种痛苦的可能性也更大。

据估计，12%的人正遭受严重的慢性疼痛的折磨，这里说的严重是指疼痛持续 3 个月以上，患者经常或近期服用过止疼药，接受过医学治疗。在这些人群中，50%的人因为疼痛无法开展正常的日常活动。

背部疾病和关节炎是引发慢性疼痛最常见的原因，不过，外伤、心绞痛、月经疼痛和妇科疾病导致的慢性疼痛也很常见。

生活实例

3年前，在一次足球比赛时，我的后背受了伤。一个月后，伤好了，我又重新回到了工作中，但是疼痛却没有消失。事实上，疼痛越发严重了。我只能在办公室里工作，体育运动对我来说成为一种奢望。在我受伤之前，我的社交活动主要是打高尔夫和踢足球。现在，一切都没了。我很少出门，也见不到我的同伴，我很怀念运动带给我的那种快感和成就感。生活看起来毫无生气，空虚而无聊。我做过各种各样的检查和扫描，但医生没有发现任何问题。我觉得自己像个白痴、伪君子。当咨询师把我转到疼痛门诊时，我的情绪低落到了极点。3年了，我还是不能踢足球，不过，我可以试着打一场高尔夫球，游游泳，骑骑自行车。疼痛一直没有消失，唯一改变的就是我知道了如何去应对疼痛。

马克，30岁

☆ 自测：慢性疼痛分级问卷

我们中的大多数人在一生中都遭遇过疼痛。但是，如何辨别哪些疼痛是正常的，哪些是需要治疗的呢？我想，下面的慢性疼痛分级问卷应该会是个不错的开始。

题目	评级
1. 如果把疼痛的程度用0～10分表示，0表示“不疼”，10表示“所能想象到的最大程度的疼痛”，你认为你当前的疼痛应该是几分？	
2. 如果把疼痛的程度用0～10分表示，0表示“不疼”，10表示“所能想象到的最大程度的疼痛”，在过去6个月里最疼的一次，你认为应该是几分？	
3. 如果把疼痛的程度用0～10分表示，0表示“不疼”，10表示“所能想象到的最大程度的疼痛”，在过去的6个月里，你认为你的疼痛平均能到几分？	
4. 在过去6个月里，你大约有多少天因疼痛而不能参加正常的日常活动（如工作、上学、家务劳动）？0～6天，7～14天，15～30天，31天或更多	
5. 如果把疼痛对你的日常行为的干扰程度用0～10分表示，0代表“没有任何干扰”，10代表“完全不能从事任何活动”，那么，在过去6个月里，疼痛在多大程度上干扰了你的日常行为？	
6. 如果把疼痛对你参与休闲娱乐、社交、家庭活动等能力的改变程度用0～10分表示，0代表“没有改变”，10代表“改变非常大”，那么，在过去6个月里，这种改变有多大？	

题目	评级
7. 如果把疼痛对你工作能力的改变程度用0～10分表示，0代表“没有改变”，10代表“改变非常大”，那么，在过去6个月里，这种改变有多大？	

Reprinted from Pain,50,Vo Korff,M.,Ormel,J.,Keefe,F.J.& Dworkin, S.F.,Grading the severity of chronic pain, 133-49,1992,with permission from Elsevier.

接下来就要根据你所填写的慢性疼痛等级问卷计算分值了，真是头疼。

首先，你需要算出你的疼痛强度。请先计算出1～3题的平均分，然后乘以10。

然后，计算“失能分数”（disability），计算步骤如下。

1. 取5～7题的平均分，然后乘以10。
2. 如果乘积结果超过70，得3分；乘积结果在50～69之间，得2分；0～29之间，不得分。
3. 现在看一下第4题的答案。如果你选择大于等于31天，得3分；选择15～30天，得2分；选择7～14天，得1分；选择0～6天，不得分。
4. 把第2、3步得到的分数加起来，就是你的失能分数，应该在0和6之间！

现在，你就可以从慢性疼痛量表中查找与自己相关的信息了。

分数	级别	说明
疼痛强度分数和失能分数均为0	0	无疼痛
疼痛强度分数≤50，失能分数≤3	1	低疼痛强度，低失能
疼痛强度分数>50，失能分数≤3	2	高疼痛强度，低失能
失能分数=3或4（无论疼痛强度得分多少）	3	高失能，活动能力中度受限
失能分数=5或6（无论疼痛强度得分多少）	4	高失能，活动能力严重受限

怎样战胜慢性疼痛

看医生是最直接有效的办法。他们可以查出导致你疼痛的可能病因，或许还可以把你转介到疼痛门诊或转介给理疗师。

通常情况下，治疗慢性疼痛没有灵丹妙药。不过，疼痛还是可以降伏的。虽然可能并不能让疼痛消失，但是你可以掌握自己对疼痛的反应。这似乎有点轻率，听起来好像我们没有把你的疼痛当回事。然而，人们对疼痛的感受千差万别，两个疼痛强度相似的人，反应却可能完全相反。因为这不是物理感受器说了算的，关键在于你自己对疼痛的反应。

那么，你要如何改变自己对疼痛的反应呢？

增加活动量

通常，慢性疼痛患者的活动量会减少，主要原因可能还是因为疼痛。当患者感觉还不错，疼痛还可以忍受时，他们又往往过量活动，然后情况越来越糟。渐渐地他们开始把活动和疼痛联系起来，认为继续活动下去不是件好事。

事实上，所有证据都说明，那些每天忙忙碌碌的人，那些没有让疼痛掌控自己生活的人，反而对疼痛的处理效果更好。所以，试着增加自己的活动量。你可以列出你想做的、而且能够做的事情，优先考虑其中的两个或三个，这些活动最好是不同的，比如，你可以选择一个与工作相关的，一个与家务劳动相关的，再来一个只是为了娱乐的活动。

在安排这些活动优先顺序的同时，为你自己制定几个长期目标，然后再把这些长期目标细分为一个个短期目标。例如，如果你的长期目标是重新设计你的后花园，那么短期目标就是逐渐增加每天在这件事情上花费的时间。

事情要一点一点的做。先从感觉比较舒服的活动量做起，然后逐渐增加活动量。最好是缓慢但又稳步地进行，即使发生疼痛，也不要让你的疼痛程度决定你每天的活动量。一定要注意安排规律而又短暂的休息时间。把你的进展记录下来，如果一切顺利的话，给自己一点奖励。

慢性疼痛患者经常担心，活动多了会把事情搞得更糟。其实不会。短期内你可能会觉得疼痛有所增加，但是这非常正常。**记住：疼痛并不总是件坏事。**

规律运动

生活中积极的活动越多，应对疼痛就越容易。没有什么比有规律的运动更积极的了。它不会让你远离疼痛，但可以增强你的体魄，让你自我感觉更好。

和进行其他活动一样，如果想增加运动量，你要遵循完全相同的指导原则。

关“门”

你可能感觉不到，疼痛其实是神经发出信号后，信号沿着脊髓传到大脑后发生的反应，这个过程非常复杂。但是，并不是所有的信号都会传达到大脑。脊髓上有一个“门”，这个“门”一般不会关闭，而一旦关闭，你就不会再感到疼痛了，至少不会很疼。

那么，怎么才能把门关上呢？其实，当你因身体疼痛而不断揉搓疼痛部位时，你已经在关门了。但是，你也可以通过转移注意力来达到同样的效果，比如，做一些让你高兴的事，或做一些放松运动。不管你做什么都无关紧要，只要能转移你的注意力就行了。

挑战消极思想

你对疼痛的反应会被你的思想、经历、记忆和期望等因素扭曲得面目全非。如果这些因素出现过于频繁，慢性疼痛会让你形成一种消极的思维模式。这非常容易理解，但仅仅是理解并不能帮你应对疼痛。

所以，你需要向自己的消极思想发起挑战。例如，如果你发现自己有这样的想法“这次疼痛比以往更严重了，我无法克服它”，写下所有你能想到的赞成或反对这条结论的依据。想一想过去你如何成功地克服了疼痛。想象一下你会对处于同样处境的朋友说些什么。有哪些积极的方法可以应对这些情境?

人们经常花大把的时间去担心他们的慢性疼痛，并往最坏的方面去想（心理学家称之为“实难化”），此时第4章可以帮你解决这类问题。

你可能也发现了，正念疗法对你应对疼痛也很有帮助。不要试图把疼痛清除出去，那不管用。相反，**牢记一条：疼痛不是什么新鲜事，没必要恐慌**。用平和的心态旁观你的疼痛，就像是科学家正在做一个试验，尽你所能地将自己置身事外。

学会接受你的疼痛。不断地否认或反抗反而会让人精疲力尽，会令你迷失生活方向：你永远活不过疼痛。疼痛管理是用来改变你与疼痛的关系的，而不是让你完全消灭它的，如果可以的话，你早就成功了。而要改变你与疼痛的关系，很重要的一步就是接受现实。

尝试放松运动

知道如何适当地放松确实是一项很重要的技能，这不仅仅是针对应对疼痛而言。

抽空娱乐一下

生活在慢性疼痛中是件很不幸的事，但是，如果能保持快乐的生活方式，你会发现，生活变得不再如此艰辛。与朋友和家人保持联系，尝试不断安排一些社交和娱乐活动。

准备好经受挫折

你总有坚持不住的时候，比如，你无法按照计划继续你的活动或运动，或者疼痛超出了你的忍受极限。这并不是说你失败了，这只说明你是个平凡人。不要老想着这些挫折，看看你是否能找出挫折出现的原因，以备将来更好地应对它们。然后，继续前进。

药物治疗和其他方式

有四种药可用来治疗疼痛。

止疼药：又被称作镇痛剂，包括从对乙酰氨基酚到吗啡等各种程度的药物。

抗惊厥药：最初是用来治疗癫痫的。

抗抑郁药：以前通常叫三环抗抑郁剂。

消炎药：例如激素。

所有这些药都有治疗效果，但都无法治愈慢性疼痛，而且有些患者还会出现副作用。除非你确信你服用的药物真的有作用，否则，你很有必要与你的医生讨论一下是否停用这些药物。

理疗在疼痛治疗中起到很重要的作用，不过，针灸和经皮电刺激疗法（TENS，一种将低频电流通入身体的疗法）仅仅在短期内有效。

相关问题

慢性疼痛能引发**抑郁**、**焦虑**、**忧虑**、**压力**、**失眠**、**愤怒**以及**人际关系紧张**等问题。

第13章 偏执 Paranoia

你参加了一场奇怪的晚宴，周围的一切都非常安静，你感觉其他宾客都在盯着你，他们心里好像正在盘算：杀掉你并把你的尸体扔在外面沼泽地中的想法是否可行。

——比尔·布莱森（Bill Bryson），世界著名旅游文学作家

No.30 偏执

偏执一词的使用过于频繁，以至于它的真实含义已经有些模糊了。因此，我们首先来明确一下它的定义：**偏执，即怀疑别人会伤害自己的不切实际的想法。**

偏执可以包含多种形式，既可以表现为偶尔担心朋友故意不理睬自己或在背后抱怨自己，也可以是非常痛苦地坚信有人正试图要杀害自己。

当然，偶尔有些多疑的想法，并不代表你会陷入到担心中情局除掉自己的恐惧中无法自拔。即使经常出现多疑想法的人也不认为这有什么大问题，尽管这些想法会给他们造成压力或焦虑。

然而，心理学家最近发现，虽然偏执的表现千差万别，但它们同样也存在着很多共同点（比如偏执观念的诱发因素）。你应该听说过所谓的"偏执谱"（spectrum of paranoia），它的一端是轻微的猜疑，而另一端的严重错觉和妄想则是精神分裂症等严重精神疾病的特征。

偏执远比人们以往想象的更为常见（直到最近，医生们还仅是关注偏执中

最严重的情况）。实际上，它几乎和抑郁或焦虑一样普遍。

这并不奇怪。几乎生活的每个方面都需要你做出决定：该相信，还是怀疑。但有时，做出这种决定是件非常困难的事情。毕竟，你怎么才能判断出火车上有人瞥了自己一眼是否会有威胁性？你又怎样才能确定你的同事是否值得信赖或者你的朋友是否在背后谈论你？另外，某些时刻确实需要我们格外谨慎（如果在深夜看到一群醉汉在自己前面摇摇晃晃地行走时，大部分人会选择躲到马路对面去）。但当你的判断出现错误时，偏执就产生了（有时还伴随忧虑和不快）。

Know Your Mind

如何判断自己的疑虑是否合理?

有时，我们很难判断自己的怀疑是否合理，你不妨问问自己下面这些问题，这会对你有所帮助。

1. 其他人认为我的疑虑现实吗?
2. 我最好的朋友怎么看待我的这些想法?
3. 我跟别人讨论过自己的担忧吗?（研究发现，与别人分享自身忧虑的人出现偏执的概率较小。）
4. 我是不是夸大了威胁的程度?
5. 是否有无可置疑的证据可以支持我的疑虑?
6. 我的疑虑是不是以某些模棱两可的事件为依据（例如，某些很难解释的事情）?
7. 我的疑虑是否是以我的感觉而非真实的证据为依据?
8. 我是否很容易被人从人群中认出来?
9. 有哪些事实与我的疑虑相悖?
10. 有没有可能是我过分敏感了?
11. 是不是不管别人再三保证，说我的这些疑虑都是无稽之谈，我还是会担忧?

偏执常见吗

大约15%~20%的人会经常出现多疑的念头。一般而言，这并非什么大问题，然而，3%～5%的人在一生的某一阶段会出现非常严重的偏执（心理学家称其为“被害妄想”）。另外，对于其中1%的人来说，偏执是某种严重精神疾病（如精神分裂症）表现出的症状。

生活实例

我有时发现自己很难乘坐公共汽车或火车。如果有人看我一眼，我就会认为他们是在评论我。我不知道这是为什么。如果我坐在火车上，而我身边的人每隔五秒钟就咳嗽一声的话，我就会认为他是在故意惹恼我，虽然我知道这并非事实。

梅丽莎，23岁

前几天，我和我的朋友在一起时，他的手机响了。他接起电话，说正跟我在一起，打电话的人（我不知道是谁）回复了一句话，然后，我的朋友笑了。我敢肯定，他们一定是在笑我。

卡梅伦，19岁

信任、偏执与健康的社会

与其他所有精神问题类似，偏执是由多种因素的复合作用引起的。某些偏执与当事人的个性和生活经历有关，而有些则是源于更宽泛的社会和文化影响。

财富的不均衡就是其中的社会因素之一。在社会群体中，人们的地位越不平等，他们就越不容易把自己看成是整个团体的一分子，对他人的信任程度也会越低。例如河内一郎（Ichiro Kawachi）及其同事对美国39个州进行的调查结果发现，在财富分配最不均衡的州中，参加志愿者团体的人数最少，人们彼此信任的程度也最低。

但事情并未到此结束，这是因为，信任程度较低的人群似乎死亡率更高。尽管我们并不清楚其中的原因，但这方面的数据还是很令人吃惊。河内发现，信任程度每增加10%，死亡率就会下降8%。换句话说，在10万人中，认为别人想要利用自己的人每增加1%，该人群死亡的人数就会增加6.7人。

人们还猜测，偏执在人群中的比例可能远高于人们的预期。

☆ 自测：偏执自检表

你有多偏执？看看以下这16句话。以你过去一个月的观念和感觉为依据，根据你对每句话所述内容的符合程度，从1（完全没有）到5（完全正确）进行评分。

题目	完全没有		有一些		完全正确
1. 有些人非常厌恶我。	1	2	3	4	5
2. 我肯定遭到了别人的迫害。	1	2	3	4	5
3. 人们曾打算伤害我。	1	2	3	4	5
4. 人们希望我感到身受威胁，所以他们盯着我看。	1	2	3	4	5
5. 我确定有人想故意惹恼我。	1	2	3	4	5
6. 我确定有人正对我实施某种阴谋。	1	2	3	4	5
7. 我确定有人想伤害我。	1	2	3	4	5
8. 我因有人想以某种方式伤害我，而感到痛苦。	1	2	3	4	5
9. 我满脑子都是有人想故意骚扰我的念头。	1	2	3	4	5
10. 我无法停止“别人想要迷惑我”的想法。	1	2	3	4	5
11. 我因为遭受迫害而感到痛苦。	1	2	3	4	5
12. 有人想故意令我不安，这令我非常苦恼。	1	2	3	4	5
13. “有人正在迫害我”的想法不停地在我的脑子里闪现。	1	2	3	4	5
14. 我很难控制住“有人想让我难过”的想法。	1	2	3	4	5
15. 人们故意对我采取敌对的态度。	1	2	3	4	5
16. 有人想伤害我，这令我感到气愤。	1	2	3	4	5

在你完成该问卷之后，计算一下你的总分。大多数人（85%）的得分在16～31分之间，超过31分则提示偏执的程度高于平均水平。严重偏执的人得分多在40～70分之间。

如何克服偏执

拥有多疑的想法并不意味着你会发疯，因此，不要惊恐！尽管人们不太愿意提及自己的这些感觉，但它们其实非常常见。以下列举的这些策略对你处理任何偏执问题都会有所帮助。

照顾好自己

当你劳累、疲倦或非常紧张时，你更容易被多疑的想法所困扰。因此，要确保自己能够获取健康的饮食、充足的睡眠和规律的运动。另外，留出时间做做自己喜欢的事情：生活中积极的活动越多，偏执出现的机会就会越少。

过量饮酒和使用违禁药物有时可以引发偏执的想法。如果你认为它们是你偏执观念产生的原因之一，请将其逐渐减量或者完全戒断。

考虑正反两方面的证据

正如我们所说，潜在的偏执就是判断是否信任他人的一种决定。为了帮助你探索独立解决该问题的方法，你可以尝试着将信任及不信任他人的各种正面及反面的理由都列举出来。你认为自己是否在两者之间达到了完美的平衡？你想变得不再这么多疑吗？你过去的经历是否对你现在看待他人的方式产生了非常重要的影响？

让别人分担你的恐惧

我们都知道，对于那些不愿讨论自身偏执观念的人来说，这些想法给他们造成的困扰更大，所以说，不妨跟你信赖的人吐露一下自己的心声。看看别人对你的担忧抱有什么样的态度，这会给你带来很大帮助。

增进对自身偏执观念的理解

与所有问题类似，当你对自身的偏执观念有了清晰的认识之后，问题的解决会更加容易。因此，在接下来的一周内，对你的偏执观念进行记录，记录它们的内容、发生的时间，以及诱发的因素。

你可能会发现，某些特定的情境更容易促发你的偏执观念（例如，当你非常焦虑、愤怒或无聊时），这时，你就可以考虑该如何阻止这些情境的出现，或者，至少可以想想怎样能更好地应对这些情境。

顺便说一句，记日记最大的好处之一就是，它可以将你的偏执观念从你的头脑中提取出来，并反映到纸上，对很多人而言，这就是一种很大的解脱，这能让他们从自身的偏执观念中很好地分离出来。

控制你的忧虑

忧虑是对偏执观念的一种常见反应。人们担心他们认为别人故意针对自己的想法会对自己造成伤害，有时，他们也会担心产生这些想法到底意味着什么（例如，担心自己可能会因此而发疯）。但是，担忧越多，我们就会越焦虑和恐惧。忧虑以忧虑为食。

因此，我们需要学会控制自身的忧虑。将所有的忧虑都放在每天固定的半小时时间内（你的“忧虑期”）。另外，不要把注意力放在你的忧虑上，将自身的精力放在问题的解决上。

挑战自身的偏执观念

从你的日记中挑出一条偏执想法，权衡一下支持和反对这种想法的所有理由。问自己以下这些问题。

◎ 有哪些事实可以证明这种想法是错误的？

◎ 如果告诉我的朋友或家人自己的这些想法，他们会对我说什么？

◎ 我会对有类似问题的朋友说些什么？

◎ 对那些已经发生的事情是否还有其他的解释方式？

◎ 我的想法是否更多地建立在自身的感觉，而非确凿的证据上？

◎ 我的结论是否下得过于草率？

◎ 当我感觉更加快乐或不再焦虑、疲劳时，我是否还会这样看待这些问题？

验证自身的观念

偏执会让人变得非常焦虑和恐惧，他们会因此改变自身的行为方式，逃避那些诱发自身恐惧的情境，但这只会令自身的偏执更加严重，这是因为，这种行为令他们丧失了验证自身观念的机会。

验证自身的偏执观念包括积极寻找让自己恐惧的场景。这是件非常头疼的事情，因此，你需要谨慎行事。将你认为困难的任务列举出来，从相对容易的开始，适应之后，逐渐过渡到更加困难的任务上。

顺便提一句，不要让自己置身于真正危险的环境中。例如，如果你因为独自外出而担心，不要为了验证这一点就在半夜去敲邻居的门。将注意力放在多数人认为合理的行为上，多关注那些你认为过于夸大的疑虑上。

放开你的疑虑

每个人都有出现疑虑的时候。想要完全阻止这些想法也并不现实，但是，当这些想法出现时，我们可以改善自己处理问题的方式。

技巧就是，不要过分关注它们，相反，你应该采取一种“正念”的态度。试着把自己分离出来。看着这些想法在你身上出现，提醒自己这没什么，并看着它们逐渐消失。将注意力放在自己的行为而非思想上。

许多人认为重复某句壮胆的言辞会对自己有所帮助，例如“它们只是一些想法，这没什么了不起的。”“继续，你做的很好！”“这些想法不会吓到我，我完全可以应付。”

药物治疗

药物通常适用于那些偏执观念非常严重的人群，许多人认为药物治疗有效，然而，与其他药物相同，这些药物也同样存在某些令人讨厌的副作用。

重症偏执的主要治疗药物是精神松弛剂，也称作“抗精神病药物”或“强镇定剂”，如利哌酮、氨磺必利、奥氮平及氯氮平。医生有时还会用到一些抗抑郁药物，如氟西汀、帕罗西汀、西酞普兰和舍曲林。

然而，认知行为治疗越来越多的出现在与药物的联合治疗中。

相关问题

出现疑虑是很正常的表现，但是，如果我们同时存在**忧虑**、**焦虑**、**创伤**、**抑郁**、**幻觉**（一般是精神分裂症的症状之一）或**情绪波动**，这很可能就会给我们带来麻烦了。

第14章 夫妻关系问题 Relationship Problems

真爱的路途从来就不是一帆风顺。

——莎士比亚，《仲夏夜之梦》

No.31 夫妻间的争吵与分歧

每个人都知道，夫妻关系中似乎总是充斥着争吵和各种琐碎的分歧。当然，从另一方面来讲，偶尔（或者比偶尔还频繁一些）的争论通常是长期的浪漫关系中必不可少的元素。

并不是说争论就一定代表着有问题。恰恰相反，争论常常会成为夫妻双方交流分歧，并最终就问题达成一致的良性方式。一旦蜜月期的狂热激情逐渐趋于平静，夫妻双方对彼此的认识更加客观时，争吵就不可避免地开始了。实际上，夫妻关系中如果不存在争吵，只能说明彼此之间不能真正地袒露心扉，这当然不是什么好事。

另一方面，如果分歧未能得到正确的处理，夫妻关系也会变得非常痛苦。双方最终都会感到自己受到了伤害，并会因此心生怨恨、满腹怨气、苦恼不已。频繁的恶语相向榨干了夫妻关系中的新鲜血液，空余无尽的痛苦。

哪些坏习惯会给夫妻关系造成负担？以下是最主要的几点：

◎ 对伴侣的不信任；

- 乱猜对方心思——以为自己知道对方心里在想些什么；
- 将注意力集中在对方令你讨厌的行为上，而忽略了他身上最初吸引你的品质；
- 批评与指责；
- 满怀敌意或缺乏尊重；
- 对伴侣抱有不切实际的期望。

有些行为也可以令伴侣关系变得更加牢固，其中包括：

- 共同做出决定；
- 信任；
- 亲密——身体上、情绪上和心理上；
- 性吸引；
- 花时间和精力致力于夫妻关系的改善；
- 在家务劳动的分配问题上达成一致；
- 对彼此的情绪支持；
- 积极的行为，给伴侣一个拥抱，在床边放一杯茶，在他需要的时候听他倾诉；
- 坦诚的沟通；
- 宽容、灵活、有耐心；
- 良好的沟通技巧。

在后面的章节中，将对以上这些成功夫妻关系中的必需因素进行更详细的阐述。

夫妻关系问题常见吗

所有的长期伴侣关系都会历经风雨和挫折，这很正常。英国的离婚率正在逐年降低。实际上，2007年是自1981年以来离婚率最低的一年，大约为1.19%。这当然是好消息，然而，即使这样，在当年英国的离婚人数仍然达到了14万对。

离婚率下降的原因尚不清楚，但结婚人数的减少肯定是其中一个因素。令人悲哀的是，没有证据显示人们在处理伴侣关系问题上有任何改善。

Know Your Mind

“再也不要这样了！”夫妻间二十大争论主题

1. 伴侣的朋友
2. 伴侣的家人
3. 伴侣的异性朋友
4. 伴侣的工作
5. 伴侣的情绪或性情
6. 伴侣的诚实度
7. 伴侣对社会事件的态度与行为
8. 面对危机时伴侣的支持
9. 宗教信仰
10. 教堂活动
11. 慈善捐款
12. 爱和关怀
13. 性生活
14. 性行为的频率
15. 出轨
16. 存款和投资
17. 付账
18. 服装/爱好上的花费
19. 信用卡的使用
20. 长期目标和优先考虑的事

成功夫妻关系的秘诀

成功夫妻关系的秘诀是什么？据说，这个问题价值640 000美元。

美国心理学家西比尔·卡雷尔（Sybil Carrère）及约翰·戈特曼（John Gottman）开展的一项研究给出了部分答案[①]。他们招募了124对来自华盛顿州的新婚夫妻做为研究对象，并对他们之间长约15分钟的争论进行观察，争论的主题是导致婚姻关系紧张的某些事件。随后，对124对伴侣关系的命运进行了长达六年的随访。

六年的随访结束时，124对夫妻中有17对已经离婚。但最令人难以置信的是，仅仅通过对最初15分钟争论的分析，研究者们就可以准确地预测出这些婚姻关系的成功与否。

事实上，他们根本不需要观察15分钟，最初的3分钟就够了。彼此的交流越积极（比如，夫妻之间谈话的语调，谈论的事件以及两人的面部表情），六年后仍在一起的概率就越高。彼此沟通消极的夫妻大多以离婚而告终。

① 关于此项研究的详细内容，请参见约翰·戈特曼的《获得幸福婚姻的7法则》一书，该书已由万卷出版公司出版。——编者注

☆ 自测：伴侣幸福指数问卷

每对夫妻都有自己的相处方式，因此，该如何判断自己的方式是属于正常表现，还是预示着已不如从前了呢？做做以下的问卷吧，能给你一些启示。

1. 请评估自身伴侣关系（考虑所有因素）的幸福程度。

一点都不幸福	非常不幸福	有点不幸福	幸福	很幸福	非常幸福	完美
0	1	2	3	4	5	6

2. 一般而言，你和伴侣之间相处融洽的时刻有多少？

所有时间	大部分时间	时常	偶尔	很少	从不
5	4	3	2	1	0

3. 我们的关系非常牢固。

一点都不正确	有点正确	有些正确	基本正确	几乎完全正确	完全正确
0	1	2	3	4	5

4. 与伴侣的关系令我感到快乐。

一点都不正确	有点正确	有点正确	基本正确	几乎完全正确	完全正确
0	1	2	3	4	5

5. 我们的夫妻关系温暖舒适。

一点都不正确	有点正确	有些正确	基本正确	几乎完全正确	完全正确
0	1	2	3	4	5

6. 我真的感到和自己的伴侣是一个整体。

一点都不正确	有点正确	有些正确	基本正确	几乎完全正确	完全正确
0	1	2	3	4	5

7. 伴侣关系给你带来多少回报感？

一点也没有	一点	有一些	基本上	几乎全部	全部
0	1	2	3	4	5

8. **你的伴侣能在多大程度上满足你的需求？**

一点也没有	一点	有一些	基本上	几乎全部	全部
0	1	2	3	4	5

9. **你的伴侣关系能在多大程度上达到你最初的期望？**

一点也没有	一点	有一些	基本上	几乎全部	全部
0	1	2	3	4	5

10. **总体而言，你对自身的伴侣关系有多满意？**

一点也不	一点	有一些	基本上	几乎全部	全部
0	1	2	3	4	5

在以下这些问题中，选出最能描述你对自身伴侣关系感觉的答案。请根据你对问题的第一感觉和印象进行做答。

11	有趣	5	4	3	2	1	0	无聊
12	糟糕	0	1	2	3	4	5	良好
13	充实	5	4	3	2	1	0	空虚
14	牢固	5	4	3	2	1	0	脆弱
15	令人沮丧	0	1	2	3	4	5	充满希望
16	快乐	5	4	3	2	1	0	痛苦

接下来，计算一下以上16个问题你的总分。如果总分超过51分，表明你的夫妻关系良好；47～51分表示轻微的不满，46分或46分以下则说明你的伴侣关系已经给你自身带来困扰了。

因此，如果你希望明确交流的价值，这就是一个很好的警示。另外，要牢记，如何开始谈话是问题的关键。一旦与伴侣的谈话方式形成固定模式，就很难再改变；错误的开始，会让你越陷越深。

家庭暴力

夫妻间发生争吵是很正常的事情，但家庭暴力则是一种犯罪行为。从法律上讲，它包括夫妻间任何形式的威胁、暴力或辱骂行为，不管这种行为是有关心理、躯体、性、情绪还是金钱的（例如，克扣金钱或过度盘问支出细节）。

有关家庭暴力的官方数据很可能只是冰山一角，因为大多数受害者都会选择沉默。即使如此，英国每年仍然会有1 600万家庭虐待事件被曝光，因而产生的健康及社会服务支出大约为30亿英镑。

英国每年大约有4%的女性及2%的男性会公开谈论他们遭受家庭虐待的经历。每周会有2名女性被现任或前任伴侣所杀害。男性通常是家庭虐待的受害者，但在家庭暴力方面，女性更容易受到伤害或失去性命。

家庭虐待会给受害者造成极其严重的影响，摧毁他们的自信，给他们带来泪水、羞耻、自责、孤僻和抑郁情绪。消极情绪的存在部分说明了为什么受虐的女性通常难以离开虐待自己的伴侣，另一方面，对子女的担忧以及对施虐者持久的爱通常也是其中的关键因素。

哪些警示信号会提醒你伴侣可能会成为一名虐待者？显然，既往曾出现过该种行为是最可靠的警示信息。如果过去出现过这样的行为，这些行为就很可能会再次出现。然而，好斗、吹毛求疵、占有欲强、极度喜怒无常或对你一贯的无礼也同样是一些潜在的红色预警信号。

酒精经常成为家庭虐待的诱发因素，当然，除此之外，其中通常还包含有某些更深层次的因素。例如，幼年时有被打经历，或曾看到自己的母亲被打的男性更容易成为施虐者。幼年曾遭受虐待的女性成年后也很可能会成为受害者。孕期和产后早期似乎是女性最有可能遭受家庭暴力的高发期。

如果你是家庭虐待的受害者，请不要选择沉默。*要牢记：无须自责。只有采取行动，事情才能得到改善。*因此，向值得信赖的朋友或家人倾诉你的处境，并一起制定出解决问题的方案。你也可以和伴侣一起努力，以保证虐待不再出现，然而，如果失败的话，你还是需要自己想办法。

不管处境如何，相关网站与救助电话都可以为你提供更多的信息和帮助。

处理夫妻关系问题

试图避免与伴侣的争论是一种毫无意义的行为，争论是所有健康关系中必不可少的一部分。我们的目标并非要使伴侣之间的争论消失，而是令这种争论变得有效并有益。以下是达成这一目标的一些技巧。

不要妄自猜测对方心思

想象一下，你的伴侣下班回到家，看都不看你一眼，只是咕哝着冷冷地跟你打了声招呼。你是否会认为他正在生你的气或非常烦躁，甚至会认为他可能已经背叛了你？你是否会因为他这种显而易见的无礼行为而感到厌烦，从而将自己关在卧室里愤怒地撕报纸？或者，你是否会认为，他之所以这样，很可能是因为劳累或压力过大，从而给予他温柔的关怀呢？

伴侣间之所以会发生冲突，很多时候是因为其中一方自以为是地认为自己知道对方心里所想。而这又会成为一种恶性循环。盲目猜测会导致争吵，而争吵反过来又会损害到夫妻关系，进一步促使他们对彼此的印象变得更加糟糕，从而导致更多争端的出现。当夫妻关系变得根基不稳时，误解就会频繁出现。

因此，不要急于下结论。如果伴侣的行为令你感到困扰，首先应该全面地思考一下都有哪些可能的原因。

另外，不要独自完成这项工作。伴侣之所以出现这样的情绪或行为，很可能跟你一点关系都没有。在你们都心平气和的时候，告诉他你是怎样看待他的行为的，并从他那里获知事情的真相。

明确了解彼此的期望

夫妻关系承载了我们太多的期望和“负荷”。从家务劳动如何分配，到对性生活的期待，人们对夫妻关系中的大事小情都持有强烈的个人见解和意愿。夫妻关系中的很多“负荷”都源于每个人过去的成长教育经历，及以前的感情经历，还有些则源于性别差异，男女通常会采取不同的措施来应对夫妻关系中突然出现的各种问题（至少在处理争论这方面是这样的）。

你和伴侣之间应该就彼此对夫妻关系的期望进行一次诚恳的交流，这一点非常重要。谁打扫房间？谁负责照顾孩子？如何处理金钱问题？应该给彼此留出多少“个人”的时间？希望多久有一次性生活？彼此对于忠贞、忠诚以及信任的理解分别是什么？

要牢记：问题的关键并非在于在争论中“获胜”。你们的目标是理解并尊重彼此对于问题的最初理解，并在今后的前进方向上达成一致。如果足够幸运，你们会在大部分问题上达成一致，不过，更有可能的是，双方都需要做出让步。

交流技巧

想要积极地改善夫妻关系，离不开彼此之间的良好沟通。因此，即使本章内容没有给你留下深刻印象，也要牢记以下这些规则。

清晰、明确地表达出困扰你的问题

尽量避免笼统、粗略的抱怨（例如，“从来没见你在家务活上动一动手指”），相反，要尽量具体地表达自己的意愿，“我们需要在洗衣和拖地的家务上制定一份相应的排班表。”

给伴侣发言的机会

不管你多想一吐心中的怨气，都不要大喊大叫。克制住自己，尽量平静，语言尽量简洁，语气要温柔，内容要切题。给伴侣留出谈话的时间。

尽量积极

没人喜欢挨批评，因此，不要总把注意力集中在伴侣的负面行为上。相反，在表达自身意愿时，以你希望在他身上出现的积极行为做为谈话的主要内容。例如，不要说“你总是打击我”，要试着这样表达，“尽管你不完全同意，但我仍然希望你能支持我。”

使用“我”和“我们”，而不是“你”

不要总是指责伴侣“你总是……”、“你从不……”，坦诚地说出自己的意愿，“我希望……”、“我认为我们需要……”。这种方式表明你愿意共同解决问题，而非一味指责伴侣。使用“我们”也同样会创造奇迹，这是一种很细微但却非常有说服力的标识，它说明你愿意同伴侣一起解决彼此遇到的问题。

牢记：交流不止包括交谈

还包括拥抱和亲吻、微笑和关怀，以及眼神的接触，换言之，还包括我们经常传递给伴侣的所有非言语信号。

让伴侣感受到你对他的理解和换位思考

我们都知道中年男性常用到的一句口头语“妻子不理解我”。然而，尽管这句话已经成为一种玩笑，但它确实给所有人敲了一记警钟：你应该竭尽全力理解伴侣的观念和情绪，这一点非常关键。

更重要的是，你需要通过自身的面部表情、点头示意、使用的语言和实际行动让对方感受到你对他的理解。你可以复述一下伴侣刚刚对你讲过的话，仅仅通过这一举动，就会收获颇多，“我明白，工作一天，你很累了，此外，你不希望每天都做饭。”

另外，换位思考也非常重要。这不仅意味着你要充分理解与伴侣的谈话，还要学会站在他的位置上，体验他的感受。

留出共同交谈的固定时间

让伴侣明白你的感受，共同探讨彼此对夫妻关系现状的认识，看看彼此的需求和期望是否发生了改变，并一起致力于问题的解决。（想了解更多解决问题的技巧，请参阅79页。）

宣布休战

当你们之间的问题确实非常难以解决时，宣布休战是个不错的办法。夫妻双方都同意选择某个固定的时间，在一种舒适、安静和私密的空间里讨论彼此的差异，要避免粗鲁、争吵和敌对。每个人有5分钟的讲话时间，对方要认真、诚恳地倾听。然后，换另一方发言。

尽管你很可能希望将谈话时间延长到20分钟，但一般刚开始的时候，10分钟就足够了。定期进行这样的讨论，但是，不要试图在同一时间内讨论到所有问题。很多人发现，将彼此的想法用书信的形式表达出来，也是一种不错的沟通技巧。

倾听！

倾听很可能是最重要的沟通技巧。给伴侣足够的时间和空间，让他说出自己的想法。不要打断他的讲话，不要妄自猜测他的想法，也不要漫不经心。不要否定他的谈话内容，要学会接受和变通。倾听才是你的首要任务。

妥协

在与伴侣的争吵中获胜似乎是取得了一场胜利，但事实并非如此。你所做的一切只是在助长彼此的挫败感、愤怒感及怨恨情绪，这无疑会给下一次冲突添油加火。因此，在讨论的最后，你们应该努力达成一致并做出妥协，要达成这一目标，你需要学会改善自身的谈判技巧。

◎ **不要抱怨，提出请求。**抱怨可能令你感觉不错，但不会帮你达成你希望看到的那种改变。因此，不要埋怨伴侣没有帮你照看孩子，相反，请求他每周给孩子洗三次澡。提出请求时，要尽量具体。另外，要确保请求切实可行；设立适度、可以实现的目标远比过于乐观而最终以失败告终的目标要有效。

◎ **清楚自己的期望。**开口讲出自己内心真正的想法通常很难，然而，如果做不到这一点，问题就很可能会继续存在。不要把这变成评估伴侣细心及敏感程度的测验：冷静并清晰地告诉他你的感受，帮助他明确你的期望。

◎ **着眼未来，而非过去。**沉迷于过去的问题不会令我们创造出巩固夫妻关系所需的积极、互助的问题解决办法。因此，对于那些无法改变的事情，要学会放手，将注意力集中在你能做到的事情上：着眼未来。

◎ **奉献和索取。**如果你认为自己请求伴侣做的工作（洗车、打扫房间、拜访你的家人）可能会遭到拒绝，提供一些积极的回报很可能会带来转机。这就是谈判的精髓：在彼此的需求和欲望之间达成一种彼此都可以接受的平衡。换言之，要奉献，也要索取。

◎ **制定时刻表。**这种方式能够很好地保证每个人的要求都能得到满足。例如，如果你不满伴侣把所有的空闲时间都用来上网而不陪你，那就每周安排一个共处的夜晚，反过来，你也要允许伴侣每周有两个晚上有两个小时的上网时间。如果这些做法令你感觉太正式而缺乏自主性的话，要记住，无须将彼此所有的清醒时间都安排满档，只需要关注那些对彼此都很重要的事情就可以了。另外，当你逐渐适应这种新的做事方式时，你很可能就不需要制定时刻表了。

留出共同娱乐的时间

很多夫妻彼此之间几乎是完全的漠视，两人单独共处的时间更是少得可怜。结果，夫妻之间的距离越来越遥远，夫妻关系中似乎再也找不到两个人初到一起时的甜蜜，取而代之的是沉闷、枯燥的固定程序和越来越多的分歧。

回想一下你们初为伴侣时常喜欢做的事情（一起看电影、赖床到中午，给彼此赠送小礼物），重温一下。或者安排一些你认为彼此都会喜欢的其他活动。提前计划并定好约会的时间和内容，就像初为情侣时那样。

做出榜样

尽管上面提到的策略确实有效，但是，要想彻底改变一个人的行为，确实非常困难。将注意力放在自身的行为上则要容易得多（当然，仅仅做到这一点还不够）。思考一下你对夫妻关系和处理冲突的态度和看法。这些看法源自哪里？是否在延续父母的做法？能否改变自己的方式？如果能够改善自身的处事方式，你很可能会发现，伴侣也会做出相应地调整。

在争论失控之前缓和紧张状态

即使怒火已经开始点燃，你仍然有很多方法可以阻止事态的全面失控。

- **不要充满敌意或故意挑衅，避免讽刺挖苦。**“乐极生悲”（积极的沟通即将结束时，给出一个消极的批评意见）的危害尤其严重。
- **敏感地注意到争吵正在逐渐升级的事实。**学会识别出一些预示争吵升级的信号，可能是你自身的感受，也可能是你和伴侣之间的互动方式。把自己从冲突中分离出来，问问你的伴侣，他是否注意到了正在发生的一切。
- **讲话要更加冷静和缓慢。**
- **放松。**数到10，或者练习深呼吸。
- **向伴侣示好。**微笑或拥抱对方来改变自身的情绪。幽默也很有效，当然，必须确保伴侣能理解你的幽默。
- **做好道歉的准备。**假如你真打算这样做的话。
- **如果事态确实变得非常激烈，不妨选择暂停。**先独处20分钟，冷静之后，再继续讨论解决问题的方法。

No.32 猜忌

猜忌是导致夫妻关系出现问题最常见的原因之一，莎士比亚在其著作《奥赛罗》中将其描述为“绿眼睛的恶魔”。这是一种似乎无法抗拒，且非常强烈的痛苦恐惧，担心伴侣会弃我们而去，转而投向他人的怀抱。

有时，猜忌也是可以理解的。如果伴侣过去曾出现过背叛你的行为，你担心他在将来会再次出轨也是很自然的事。另外，某些特殊的情境也会成为强有力的导火索，比如，伴侣离家外出工作，或与异性同事共处时间过多。另一方面，即使夫妻双方对彼此都很忠诚，并且两人大部分时间都在一起，猜忌也可以在毫无诱因的情况下出现。

猜忌不一定就是问题。对某些人而言，轻微的猜忌代表着在乎。另外，某种程度的猜忌可以作为一种有效的提醒，告诫你，不要认为对方爱你是理所当然的事，提醒你应该努力让对方开心。

然而，更多的情况下，猜忌是一种痛苦且具有破坏性的情绪。信任是夫妻关系得以良好发展的关键，而猜忌则会令彼此滋生出疑心、怀疑和不信任。喜好猜忌的人会整日担心遭人背叛，他们会经常调查伴侣的行为，检查他们的物品，并试图从蛛丝马迹中发现错误。他们可能会变得控制欲极强，禁止伴侣会见朋友或与朋友外出。最初浪漫的伴侣关系很快退化为看守和关押的可悲关系。

克服猜忌的方法

权衡各种证据

你的伴侣是那种会跟别人走到一起而背弃你的人吗？你有什么证据支撑自己的恐惧？有哪些证据可以否定你的猜测？和值得信赖的朋友讨论一下这件事，他们认为你的伴侣欺骗你的可能性有多大？

跟伴侣谈谈

夫妻双方应该就信任和忠诚等问题共同制定一些双方都同意遵守的基本规则，所有的夫妻关系都可以从这些规则中获益。如果你们之前没有讨论过这些话题，我建议现在完成这件事情。另外，让伴侣了解你的猜忌也是个不错的办法，当然，不要过火：如果你总是不断地要求伴侣向你保证忠诚，他很可能会被激怒。

相反，同他解释你容易猜忌的原因（或许是因为之前的伴侣对你不忠），以及哪些事情是引起你猜忌的诱因（可能是因为你的伴侣跟朋友们聚会到很晚才回家）。让对方讲讲他对于这些问题的解释，然后，一起决定今后处理这类问题的方法。

权衡猜忌的利弊

猜忌除了给我们带来无尽的痛苦之外，它有时似乎还是一种必要的负担。毕竟，如果我们不能时刻留意对方的行踪，他们就能轻易地出去跟别人约会了，不是吗？

所以说，不妨仔细考虑一下，猜忌到底给你带来了哪些好处。把猜忌带来的所有利弊都列成清单，然后，将信任伴侣的利弊也都列举出来。权衡一切之后，选出你认为的最佳选择？最后，你会发现，无论选择哪一种，你可能都无法确定伴侣是否曾背叛过你，而如果选择信任，你（和你的伴侣）就能减轻很多焦虑、压力和痛苦。

揭开恐惧的面纱

每个人的猜忌都源于恐惧，恐惧伴侣的背弃、恐惧再也找不到合适的伴侣、恐惧会成为别人的笑柄……你的猜忌背后隐藏着怎样的恐惧？另外，如果噩梦真的变成了现实，你有哪些应对的策略？如果你有足够的自信，认为自己有能力应对这些恐惧状况，猜忌对你的影响就会明显降低。

给自己设立一些基本规则

真是讽刺。你在猜忌上（检查、烦躁、质问伴侣）花费的时间越多，你就会觉得越不放心。这种行为不但无法令恐惧得到缓解，反而会变本加厉。

因此，你需要给自身的猜忌设定一些实用的界限。例如，下定决心不翻看伴侣的日记；不打电话追问他们在干什么；另外，只允许自己在每天的“忧虑期”思考与猜忌有关的想法，如果这些念头在其余时间内闯入了你的头脑，把它们简单记录下来，以后再认真考虑。（更多有关“忧虑期”的内容，参见80页。）

直面诱发猜忌产生的情境

同其他任何恐惧一样，主动将自己暴露在诱发猜忌产生的情境中也是应对猜忌的有效方式之一。比如，如果伴侣想跟朋友出去喝一杯，让他去；如果他们想跟宴会上的陌生人搭讪聊天，不要阻拦。克制住自己以往在这些场景中采取的猜忌行为（例如，坚持不让伴侣外出，或者在他们回家后不停地质问他们）。

如果发现自己的脑海中正浮现出一些猜忌的想法，你可以把它们留到“忧虑期”思考，也可以采取“正念”疗法。正念疗法着眼于当下，强调把消极想法看成是过去的心理事件，而非对现实或真实的反映。关注你猜忌的想法，但不要给它们附加任何意义；相反，顺其自然，让它们随风而去。

如果能做到上述几点，你很快就会发现，你所恐惧的情境其实根本没有出现（比如，伴侣在宴会上遇到了比你更好的人）。另外，你会逐渐意识到，这些情境很可能永远也不会出现。当然，未来的事情谁都说不准，不过你会发现，自己已经能够得心应手地处理这些不确定的事情了。

关注积极的行为

不要总盯着夫妻关系中的阴暗面（即那些诱发猜忌的行为），相反，要多关注两人之间愉快的事情，多想想伴侣身上最初吸引到你的品质。把精力用在制定你们彼此都喜爱的活动上。你们在一起玩得越开心，猜忌就会越轻。

提高个人自信

对伴侣的猜忌通常源于某些对于自身的消极观点。“她当然会对其他男人感兴趣。世界上有很多男人比我聪明、英俊、富有、床上功夫好。”我们对自我价值的感受可以直接影响到我们内心认为的伴侣对我们的看法。

如果缺乏自信，你需要提高自信心：

◎ 确保自己拥有夫妻关系以外的兴趣和活动；

◎ 不要忽略自己的社交生活；

◎ 将自身积极的品质列出清单，每天花一点时间想一想这些品质。

不要羞于寻求帮助

通过采用这里给出的这些建议，你很可能会获得巨大的进步。然而，如果你发现自己仍然存在猜忌的问题，就应该咨询治疗专家的意见了。认知行为疗法在帮助人们战胜自身的猜忌方面取得了卓越的成绩。

弄清楚：自己是否希望维持伴侣关系

如果你和伴侣之间的关系确实变得非常糟糕，你可能需要考虑一下，你们的关系是否值得维持下去。与值得信赖的朋友谈一谈，分别权衡一下维持夫妻关系和分手的利弊。你的决定不应该以当前的感受为依据，想象一下三个月、半年或一年内的状况是什么样子的。

寻求帮助

不要害羞，要懂得必要时为了婚姻关系去寻求专业帮助，毕竟，哪一项才更重要呢？你可能希望独自一人去见咨询师，或者，如果双方都同意的话，你们可以一起参加夫妻治疗课程。中立第三方的调解人也是一种不错的选择，他可以帮助你们在某项实际问题上达成一致。

如何面对夫妻关系的结束

有时，夫妻关系的结束可以成为巨大的解脱。但是，一般而言，离婚后的人都会有一种非常复杂的情绪体验。你通常会感到，自己生活的中心突然裂开了一个巨大的空洞。

事实上，分离的痛苦不亚于丧失亲人。它就相当于心理学家所讲的"生活事件"（一种非常痛苦、以至于令我们完全不知所措的经历）。"生活事件"可以摧毁自信，并引发抑郁、焦虑，甚至是创伤后应激障碍。离婚也没什么区别，尤其当夫妻关系持续了很长时间、拥有共同的子女，或者当你并非离婚的主动方时。

如果你正因为夫妻关系的结束而痛苦挣扎，你应该：

- 听听朋友和你尊敬的人士的建议；
- 每周留出时间娱乐和放松；
- 开始很久以来一直想做的那些事情，比如逛逛公园、见见朋友、或者参加语言培训班；
- 合理饮食和睡眠，规律运动；
- 思考一下你们的关系是如何开始的，为什么会破裂，你希望以后的夫妻关系是什么样子的。

相关问题

与压力类似，**性生活问题**也是令夫妻关系出现障碍的常见原因之一。另外，如果夫妻中有一方或两者都患有**抑郁**、**酒精及药物滥用**、**愤怒**等心理问题时，夫妻关系也很可能会面临巨大的压力。

No.33 性生活问题

表面上看，性似乎是一种非常强烈的躯体体验，不过，性行为却始于大脑。我们想到性、我们幻想性，我们非常愿意体验性带来的快感，换句话说，人人都有性欲望。

如今的流行文化中，充斥着各种性感的形象，让人们很容易相信，如果不能经常发生一些奇妙、令人满足、且出现多次高潮的性行为，或不经常想到性，那自己肯定哪里出了问题。 事实上，不管你的性生活是什么样子，只有当你和你的伴侣认为有问题时，才真正算有问题。

社会文化似乎对性高潮非常重视，很容易让人们认为，在每次性生活中，都应该有多次性高潮，但事实上，即使没有性高潮，性生活也可以很完美。性欲望没有什么所谓的“正常”水平，它因人而异，每个人的性欲望也会因所处的生活阶段不同而发生变化。

性生活问题

性体验是一种奇妙的过程，但很多因素会对这一过程造成干扰，造成性趣的丧失，最常见的因素如下：

- 夫妻关系问题（争吵、厌倦、出轨等）；
- 压力；
- 没时间或精力（比如，忙于照顾子女，因而不看重性生活）；
- 抑郁；
- 疲劳；
- 担心自己的性生活表现或身材；

- ◎ 酒精或药物滥用；
- ◎ 对性抱有消极的观念；
- ◎ 曾遭遇过强奸或性虐待；
- ◎ 年龄增长；
- ◎ 疾病（如心血管疾病会影响男性勃起）；
- ◎ 特殊药物的使用（如抗抑郁药物，或控制高血压的药物）。

当然，每个人的原因都不会完全相同。你应该好好想一想在你的问题背后隐藏的原因所在，并跟你的伴侣讨论一下。下面是我们为你推荐的几种有效措施。

跟医生谈谈

有时，性生活问题是由明确的躯体或医学原因引起的，这些问题需要尽早处理。如果在性行为中感到疼痛或不适，更应该马上去看医生。

绝经是女性性生活问题最常见的躯体原因之一，这意味着雌激素的减少。尽管传统观念认为，女性到了这个阶段，应“终止”性生活，但绝经并不一定意味着性欲望或性生活的结束。

照顾好自己

身体状态会对性生活产生很大的影响。因此，要保证正常的生活状态，合理饮食，戒烟，保持充足的睡眠，也要经常运动。另外，特别要限制酒精的摄入量。莎士比亚曾经说过，“酒能够唤起欲望，也会毁掉你的表现。”

锻炼骨盆底肌肉群

保持骨盆底肌肉群的良好状态不仅能增加性兴奋的感觉，而且可以使性生活更加愉悦。每天只需拿出几分钟时间进行锻炼，先是紧绷肌肉，然后放松，重复10次。在能轻松完成15次重复训练的基础上，收缩肌肉，然后保持3秒钟。接下来，逐渐增加重复的次数，可以达到40～50次，或者自己能够接受的次数。

一定不要训练过度。骨盆底肌肉群同其他肌群一样，也会因为过度劳累而受到损伤。不过，坚持下去，一个月左右的时间，你就能感觉到自己的进步。

应对外在因素

前文提到，性生活的许多问题都是由与性毫不相干的因素引起的。如果能够辨明原因，你的问题很可能会伴随这些原因一起消失。

与伴侣共同努力

曾有人说，“性就是另一种形式的交流。如果人们其他时刻都能很好的交流，那么大半与性有关的问题都能得到解决。”性生活和夫妻关系之间存在着密切的联系，健康的伴侣关系（以真诚、积极的交流为基础）对于解决生活中突然出现的任何问题和状况都是非常关键的。与伴侣相处时，你应该感到完全放松才对，因此，如果你认为夫妻关系中的某些问题会影响到你们的夫妻生活时，一定要给予重视。

无论是男人的问题（如早泄），还是女人的问题（如无法达到性高潮），夫妻双方都要把问题看做是共同的问题。不要羞愧，不要内疚，两人一起努力才能更好地解决问题。

保持健康伴侣关系的重要技巧是，要保证自己的期望现实可行。有时性生活可能非常奇妙，让你有如步入云端；不过，绝大多数情况下，它无法让你达到这种境界，偶尔还可能令你非常失望。这不是谁的错误，只是正常现象。谁都不是性爱机器。

在长期的婚姻关系中，不要拿现在的性生活和结婚初期的性生活做比较。爱是无法比较的！人们在刚开始某段亲密关系时，性生活往往热烈而富有激情，但不会持续太长时间。这并不意味着以深沉和持久的爱情，以及真正的亲密关系为基础的性生活就低人一等，情况恰恰相反。

自然而然的性生活当然是最好的，但对很多伴侣来说并不现实。因此，要提前约好时间：趁孩子不在家，拿出某个夜晚或周末共处，即使是定期喝喝红酒、聊聊天也有助于你们的亲密关系保持新鲜。

最重要的是感受，而非表现

性生活成功与否，并不是由出现几次高潮、多久有一次性生活，或每次性生活持续多长时间决定的。真正重要的是，你和伴侣之间的亲密程度，彼此拥抱时的幸福感，以及性生活的新鲜感和创意程度。

接下来，让我们看看该如何培养并加强伴侣关系中的这些重要因素。

爱抚、亲吻和拥抱

某些伴侣只有在性行为过程中，才会抚摸彼此。然而，建立在经常拥抱、爱抚、亲吻和搂抱基础上的亲密关系才是最好的（事实上，任何形式都可以，即使是开玩笑似的轻拍一下屁股）。这是帮助你认识和加强伴侣之间亲密关系的一种方式，也是增强你们对彼此身体自信和认可的一种方法，这样的触摸多多益善！

了解自己的身体

很多人对自己的身体感到不自在。我们可能不太喜欢自己的长相，另外，性生活中的赤裸相对尤其会让人感觉不舒服。这些态度都让我们很难真正享受到性给我们带来的乐趣。

因此，接受身体的自然状态，学会享受，这点很重要。不妨单独拿出时间来培养对自己身体的认识和了解。

Know Your Mind

男性与女性的性差异

男性和女性对性的态度存在着明显的差异，这没什么奇怪的。不过，这些差异究竟是什么呢？

心理学家利蒂希亚·安妮·佩普鲁（Letitia Anne Peplau）对大量相关科学研究进行了回顾分析，旨在找出明确的答案。下面列出了她的一些结论，不过，这些结论仅供参考，并非适用于所有人。

男性表现出比女性更强的性欲。与女性相比，男性想到性的次数更多，性幻想更多，出现性欲望的频率更高，想发生性行为的频率也更高。

女性更愿意把性看做忠诚伴侣关系的一部分。女性把性看做与伴侣建立亲密关系的一种方式，换句话说，她们把性看做一种浪漫的活动，而对于男性来说，性主要是为了获取身体的愉悦。

男性比女性更看重性和侵占之间的联系。对男性来说，性通常是表现力量、控制权和侵占能力的一种重要方式。男性更愿意主动开始

Know Your Mind

性行为，并在性生活中扮演主导角色。

女性的性欲更灵活多变。女性对性的态度更容易受到社会和文化因素以及当前生活环境的影响，例如，没有伴侣的女性可能一点性生活都没有。而男性的欲望则不太可能发生改变。

不要羞于寻求帮助

有时，仅仅通过本书中的建议，你就能够恢复正常的性生活。然而，如果情况未能如期改善，一定要寻求医生或专家的帮助。

相关问题

性生活问题常常与**抑郁**、**压力**、和**焦虑**相关。

第15章 自我伤害 Self-injury

我看到一把剪刀，便拿起它，开始剪我的左臂。每剪一刀，我都感觉是在惩罚我自己，不过同时，这又让我感到一丝解脱，这种感觉让我无法罢手。

——凯莉·霍尔姆斯（Kelly Holmes），英国田径奥运金牌得主

No.34 自我伤害

我们所说的“自我伤害”，是指对自己身体的故意伤害。割是最普遍的形式，不过，灼烧或碰撞也很常见。

自我伤害有很多种形式，包括故意擦伤、喝毒药、抠皮肤、扯头发、阻止伤口愈合、咬嘴唇、屏住呼吸，特殊情况下甚至还会砸断自己的骨骼或截肢。人们通常把胳膊和腿当做发泄的目标，不过，身体的任何部位都可能会受到伤害。

自我伤害的人通常把它当做一种应对机制。对某些人而言，自我伤害似乎是他们可以用来应对愤怒、耻辱、自责、伤心或空虚等无法控制的不快情绪的唯一方式。对于那些容易感觉到麻木的人来说，自我伤害能让他们感到自己还活着。自我伤害也是一种自我惩罚，是与他人传达自身压力的一种方式，或者说，更是冲着自己宣泄压力的一种方式（因为自我伤害通常是一种隐秘的行为）。

许多有过自我伤害经历的人都说，自我伤害过后，他们的感觉立刻好多了。他们把这种经历描述成一种能带来解脱感、自我控制感甚至是欣快感的过

程。不过，这种感觉不会持久。羞愧和对自己的厌恶很快会随之而至，隐藏在自我伤害背后的消极情绪也会被进一步强化，如此循环下去。

自我伤害无疑是一种自毁行为，但却不是自杀性的。人们之所以会自我伤害，是因为他们想继续生活，而非结束生命。不过，有自我伤害倾向的人也更容易出现自杀企图[①]。

对于一小部分人而言，自我伤害则是边缘型人格障碍的标志之一。如果存在五种以上（包括五种）表现，医生可能会将其诊断为边缘型人格障碍：

- ◎ 强烈地恐惧自己会被抛弃；
- ◎ 非常不稳定的人际关系；
- ◎ 对自我认知非常脆弱且很不稳定；
- ◎ 冲动（例如，不顾后果地大肆花钱、暴食，或者药物及酒精滥用）；
- ◎ 自杀；
- ◎ 自我伤害；
- ◎ 严重的情绪波动；
- ◎ 空虚感；
- ◎ 强烈的愤怒；
- ◎ 偏执；
- ◎ 感觉麻木或者脱离现实。

自我伤害常见吗

要想得到有自我伤害行为的人数的精确数据非常困难，这不仅仅因为许多案例（或许是大多数）从未曝光过。自我伤害通常是一种隐秘的行为，人们会尽一切努力向朋友或家人隐瞒真相。

虽然如此，据估计仍有约5%~10%的青少年曾有过自我伤害的行为。成人自我伤害的比例大约为4%，不过，有数据表明，规律性自我伤害行为的比例不到1%。

自我伤害通常被看做是一种典型的青春期行为。事实上，尽管该问题确实更常见于年轻人，初发年龄也一般在14岁~24岁，不过，年龄更小的儿童和成人

---

① 如果想了解更多关于应对自杀观念的建议（不管是为了你自己，还是为了朋友或家人），第148页中有更详细的介绍。——作者注

也会出现自我伤害行为。

与此类似，尽管媒体常把自我伤害描绘成女性问题，但研究结果却存在分歧，某些研究认为女性自我伤害的风险更高，而另一些人则认为男女间风险相同。

此外，据估计，自我伤害人群中约1%的人会受到边缘型人格障碍的影响。

如何战胜自我伤害行为

自我伤害行为很难彻底消除，从某种程度上讲，这似乎是一种有效的应对措施（至少短期内如此）。不过，你要相信自己能办到，给自己一点时间。如果你的自我伤害行为已经出现一段时间了，想让这种行为马上彻底地消失也是不现实的。另外，要不断为之努力，即使出现偶尔的反复也不要放弃。你最终一定会成功。并试着按下面的方法进行练习。

改善情绪

真的是说来容易做起来难吗？实际上，按部就班的生活能让情绪有很大变化。也就是说，要保证良好的睡眠、合理的饮食和规律的运动，另外，要保证每周至少安排一些有趣的活动。如果想了解更多改善情绪的建议，可以看看第1章页的内容。

提高自尊心

存在自我伤害行为的人通常对自己的评价过低。因此，你需要重新认识自己。一种方法就是选择自己的强项：不管是收拾花园、做饭还是写诗，做一些会给你带来成就感的事情。

另外一项有效的策略是，把自身的五种优秀品质记下来，每天拿出几分钟时间，闭上眼睛，回想一下你表现出这些品质的场景。另外，每当你对自己所做的事情绪到满意时，或者发生某些令你愉快的事情时，都把它们记录下来，这样至少坚持一周或更长时间。

利用你的支持系统

让亲人知道自己的自我伤害行为是一种令人生畏的想法。不过，这一切都是值得的，你的孤独感和自责感都会随之渐渐减退。当你选择将情绪表达出来，而非深埋在心里时，你会立刻感到轻松。另外，你也正因此建立起自己的支持系统。

与有相同经历的人接触也会给你带来很大的帮助。因此，除了朋友和家人之外，你可以考虑与相关互助机构联系一下。

Know Your Mind

克制自我伤害的冲动

该如何控制自己想要自我伤害的强大冲动呢？下面是心理学家戴维·克朗斯基（David Klonsky）和凯瑟琳·格伦（Catherine Glenn）给一组有自我伤害行为的年轻人提出的问题。以下是最常用的10种策略（按降序排列）：

1. 体育锻炼；
2. 拿走一切用来自我伤害的工具；
3. 向理解自己的人寻求帮助；
4. 宗教；
5. 与朋友在一起；
6. 把自己的感觉记录下来；
7. 想一想关心自己的人；
8. 跟别人谈谈你的感觉；
9. 想想别人会对你的自我伤害行为做出何种反应；
10. 忙碌起来。

记录自我伤害日记

如果想成功地阻止自己的自我伤害行为，你首先应该搞清楚自己为什么会这样做。比如，这是不是你处理不良情绪的一种方法？你是不是想要惩罚自己，或者希望证明自己还活着？不管你的动机是什么，记日记都能帮助你找出这些原因。把自我伤害冲动产生的时间、地点，你的行为，以及你在自我伤害时的想法和情绪都记录下来。这些行为的诱因是什么？养成一种习惯：在你每次想要自我伤害时，及时更新日记。

即使你已经了解自己自我伤害的前因后果，也要继续记日记，这是一种极好的表达自身想法和情绪的方式。另外，在努力克服自我伤害行为的过程中，日记可以让你及时追踪自己的进步，令你信心倍增。

换种方式处理情绪

一旦弄清楚自己自我伤害的原因，你就可以考虑用一些更为积极的方法来解决问题了（比如，应对悲伤、无聊或创伤记忆）。哪些方法能更好地应对自我伤害诱因呢？

用什么方法取决于你，不过，要记住一条普遍的准则：**学会接受自己的情绪，对不同的情绪做出不同的反应**。例如，如果你割伤自己是因为刚跟家人吵完架，那么，你可以在争吵之后去找朋友谈谈你的愤怒和不快，而不是选择独处。如果你的空虚感和绝望感强烈到无法忍受时，可以通过记日记的方式来释放情绪。

许多人发现，正念疗法能有效帮助自己应对那些令人不适的想法。正念疗法把目光着眼于当下，试着把消极的想法看成是过去的思维事件，而不是对现实或事实的反映。关注这些想法，但不要赋予它们任何意义。不要总想着和它们或试图与之抗争，顺其自然就好。

另一项策略是，多关注那些令人愉快的感觉，不要总想着令你想要自我伤害的压抑情绪。有些人会给自己准备一个“情绪盒子”，里面放一些气味芳香或手感舒适的物品（羽毛、干花或香囊）。你可以尝试点一支香薰蜡烛，或者好好地洗个热水澡。多试验几次，看哪种方式对你最有效。

为那些会诱发你自我伤害行为的情绪做好准备，提前考虑好应对措施。你需要通过试验来证明哪种策略对你最适合：你可以写出五种应对方法，然后一一验证它们的效果。你可以翻到第231页，看看其他有过自我伤害行为的人，他们认为哪些措施最有效。

消除消极想法

定期翻翻日记，找出那些促使你实施自我伤害行为的想法。例如，“我真的需要这样做”、“这是我解脱的唯一方式”，或者“我活该如此”。

必须消除消极的想法。把所有支持和否定这些想法的依据都写下来。想一想还可以以怎样的心境看待目前的处境？想一想你会给有相同境遇的朋友什么样的建议？你是不是对自己过于苛刻了？是不是可以给自己鼓鼓劲儿，赶走消极想法？

写日志

除了自我伤害日记之外，你还可以试着写一写常规日志，经验证这种方式能够有效地应对不良的情绪。每次20~30分钟，每周写几次。当然，写什么由你自己决定，不过，人们一般倾向于记录自己的生活、过去和现在的经历，以及自身的想法和情绪。

远离愤怒

各种情绪都可以引发人们自我伤害的冲动，愤怒是最常见的一种。如果愤怒已经成为你需要面对的一种问题，你不妨看看第3章的相关内容。

学会应对压力

与本书中其他很多心理问题类似，压力也是影响自我伤害行为的重要因素。第252～256 页为你提供了很多压力管理技巧。

勇于寻求专家的帮助

并不是每个人都需要求助于专家，不过，很多人都发现专家的帮助不容忽视。认知行为疗法（CBT）在自我伤害行为的治疗中就取得了非常满意的疗效，尤其在与辩证行为疗法（DBT）配合使用时，疗效更加显著。

辩证行为疗法范围较广，包含认知行为疗法、正念疗法和个人及团体合作等因素，它强调要帮助人们理解及正确处理自身的情绪问题，注重培养交流技巧、问题解决能力，并及时处理可能会成为自我伤害行为导火索的旧时创伤事件的记忆。辩证行为疗法经常用于治疗边缘型人格障碍。

一些药物，如抗抑郁药物，有时会用于治疗与自我伤害行为相伴的情绪问题（如抑郁）。

相关问题

存在自我伤害行为的人通常也存在**焦虑**、**抑郁**、低自尊和自杀念头等其他问题（最后两个问题的详细内容，详见第7章）。**饮食障碍**、**药物及酒精成瘾，**以及由儿童期受虐引发的持久性精神创伤也很常见。

第16章 睡眠问题 Sleep Problems

不知是谁发明了睡眠，真该感谢他。睡眠是可以买到一切东西的货币；无论是国王还是平民，无论是智者还是傻瓜，它都像个天平，一视同仁。

——塞万提斯，《堂·吉诃德》

经历过无眠之夜的人（也许是所有人）都知道失眠的感觉有多糟糕。第二天，你会非常疲劳、易怒，并且感觉周身不适。另外，睡眠问题持续的时间越长，就会越痛苦。不幸的是，越来越多的人无法拥有足够的睡眠，实际上，有专家认为，大部分人都背上了“睡眠债”。

本章将讨论常见的睡眠问题，重点是失眠，不过，也包含梦魇、梦游和睡眠呼吸暂停（sleep aproea，一种呼吸障碍）、嗜睡发作（narcolepsy）和下肢不宁综合征的内容。

很多人能够靠自身战胜睡眠问题，但是，如果你需要更多帮助，不要犹豫，尽快去专业医院寻求帮助。

因为很多睡眠问题都是相互关联的，因此，我们统一在该章末尾提供了查询更多信息的方法。如果你担心自己孩子的睡眠，你不妨看看第114～119页的内容。不过，首先还是应该从常规自测问卷开始。

☆自测：国际标准睡眠问卷

有时睡眠不如期望的好，这也是很正常的，然而，怎样才能判断自己是否存在真正的睡眠问题呢？不妨从下面的问卷开始。

第一部分

（一）失眠

	一点儿也不	有一些	非常多	经常
1. 发现自己很难入睡。	1	2	3	4
2. 脑子里想法太多，以致非常清醒。	1	2	3	4
3. 很焦虑、很难放松。	1	2	3	4
4. 常在半夜醒来。	1	2	3	4
5. 夜半醒来，很久才能入睡。	1	2	3	4
6. 醒得很早，且再也睡不着了。	1	2	3	4
7. 睡眠很浅。	1	2	3	4
8. 睡得太少。	1	2	3	4
9. 总体上说，睡眠很差。	1	2	3	4
总分				

（二）梦魇

	一点儿也不	有一些	非常多	经常
1. 常做噩梦。	1	2	3	4
2. 会因噩梦惊醒。	1	2	3	4
3. 能记住噩梦的内容。	1	2	3	4
4. 能很快从噩梦中清醒过来。	1	2	3	4
总分				

（三）梦游

	一点儿也不	有一些	非常多	经常
1. 有时会梦游。	1	2	3	4
2. 有时，醒来的地方和入睡前不一样。	1	2	3	4
3. 有时会发现自己在睡觉时做过其他事的证据，但我对此毫无印象。	1	2	3	4
总分				

（四）睡眠呼吸暂停

	一点儿也不	有一些	非常多	经常
1. 睡觉时打鼾。	1	2	3	4
2. 夜里经常出汗。	1	2	3	4
3. 睡觉时会憋气。	1	2	3	4
4. 睡觉时会气喘。	1	2	3	4
5. 醒来时会口干。	1	2	3	4
6. 夜里气短或咳嗽时会醒过来。	1	2	3	4
7. 醒来时有口臭。	1	2	3	4
8. 醒来时会头疼。	1	2	3	4
总分				

（五）嗜睡发作

	一点儿也不	有一些	非常多	经常
1. 入睡或醒来时都会看到一些梦境般的意象。	1	2	3	4
2. 有时会在社交场合睡着。	1	2	3	4
3. 白天会出现睡眠发作。	1	2	3	4
4. 情绪激动时，会全身无力。	1	2	3	4
5. 有时在入睡或醒来时会突然动弹不得。	1	2	3	4
总分				

（六）下肢不宁综合征和睡眠周期性肢动症

	一点儿也不	有一些	非常多	经常
1. 睡着时会踢腿。	1	2	3	4
2. 腿有时会在夜里抽筋或疼痛。	1	2	3	4
3. 腿会在夜间轻微颤动。	1	2	3	4
4. 入睡时，很难让腿保持不动。	1	2	3	4
总分				
第一部分总分				

第二部分

	一点也儿不	有一些	非常多	经常
1. 起床后很疲倦。	1	2	3	4
2. 白天会困，必须努力才能保持清醒。	1	2	3	4
3. 希望自己白天的精力能更充沛。	1	2	3	4

4. 很容易发火。	1	2	3	4
5. 在工作或学习上无法集中注意力。	1	2	3	4
6. 担心自己的睡眠不足。	1	2	3	4
7. 白天会出现嗜睡发作（例如，突然感到非常困）。	1	2	3	4
第二部分总分				

现在分别计算一下第一部分和第二部分的总分，得分越少，睡眠问题的程度越轻。

第一部分集中在具体问题上；第二部分则用于评估这些问题对你的影响。

失眠

第一部分得分≥19分，且第二部分得分≥15分，可能患有失眠。

梦魇

第一部分，问题1得分为3分或4分，或者问题2~4的总分≥9分，且第二部分得分≥15分，可能存在严重的问题。

梦游、嗜睡发作、下肢不宁综合征和睡眠周期性肢动症

第一部分得分≥7分，且第二部分得分≥15分，可能存在严重问题。

睡眠呼吸暂停

第一部分得分≥15分，且第二部分得分≥15分，可能存在严重的问题。

No.35 失眠

世界上最糟糕的事就是想要睡觉而睡不着。

——斯科特·菲茨杰拉德(F.Scott Fitzgerald)，美国著名作家

失眠是很多睡眠问题的总称，包括：

◎ 很难入睡；

◎ 睡眠很难保持；

◎ 睡眠时间不足；

◎ 不能保证充足的优质睡眠。

失眠不仅使你在夜里苦不堪言，还会令你白天也无法正常生活。失眠的人经常感到疲倦，发现自己很难集中注意力，并且精力不足。另外，失眠的人经常感到悲伤、抑郁和易怒，这也没什么奇怪的。

如果失眠已经持续了很长时间，并且对你产生了严重的影响，你就可能患有医生们所谓的临床失眠症了。

临床失眠症主要包括以下几个特征：

- ◎ 需要半小时以上的时间才能入睡；
- ◎ 每周会出现几次睡眠问题；
- ◎ 睡眠问题持续存在一个月以上；
- ◎ 白天很难正常生活。

患有临床失眠症的人会发现自己常常躺在床上睡不着，翻来覆去为各种事情担心，比如，健康、工作或夫妻关系。当然，也会为自己的失眠而焦虑，盘算自己到底多久才能睡着，太疲倦怎么办，以及第二天晕晕乎乎的会怎样。

临床失眠症还会伤害到夫妻关系。想一想吧，你在床上翻来覆去睡不着，而伴侣却在旁边呼呼大睡，如果你非常疲倦、非常痛苦，情况就更糟糕了。

失眠症常见吗

失眠太常见了，大部分人都会有失眠的经历。研究发现，平均每三个人中就有一个人会遭受失眠的折磨。另外，女性失眠的风险是男性的两倍，10%的人患有临床失眠症。

如果你发现自己的睡眠时间比过去减少了，首先应该想到，你的睡眠需求随着年龄发生了变化。年纪越大，需要的睡眠越少，同理，需要的深睡眠也越少。

年　龄	睡眠平均时间
出生~2个月	10.5~18个小时
2~12个月	14~15个小时

12~18个月	13~15个小时
18个月~3岁	12~14个小时
3~5岁	11~13个小时
5~12岁	9~11个小时
青少年	8~10个小时
成人（18~65岁）	7~9个小时
老年人（65岁及以上）	6~7个小时

如何战胜失眠症

不管你的失眠症有多严重，下面这几种方法都能帮助你战胜它。

坚持每天运动

我们都知道，运动有益于健康，但却总是忘了它对睡眠的巨大影响。运动会让人感到疲倦，一旦你累了，就很可能会睡得更香。（但是，不要在睡前运动：这只会让你感觉更清醒。）

避免在晚上摄入咖啡因、酒精和尼古丁

咖啡因和尼古丁都有兴奋作用，这就意味着，它们会让你保持清醒。酒精可能会使入睡变得更轻松，但会干扰到睡眠的自然周期。另外，如果你喝了很多酒，很可能会因为口渴或身体不适而醒过来。总之，没有不喝酒时睡得那么香了。

养成放松的夜晚作息习惯

如果你在忙完某件事情后直接上床睡觉，满脑子里可能还是刚刚正在做的事情。因此，至少要在睡前半小时开始放松。控制住最后再看一下邮箱或浏览网页的冲动，也不要再玩电脑游戏。相反，做一些平静、放松的事情：洗个热水澡，翻几页书。还可以听听舒缓的音乐，或者做一些放松练习。

吃夜宵

睡前吃东西听上去可能有点奇怪，但是，睡前半小时吃点东西确实有助于睡眠。**要保证食物尽量简单：一杯牛奶、一根香蕉、或者一片全麦面包。**不要吃太多，否则身体根本无法得到休息。

创造舒适的睡眠环境

如果床很不舒服，或者外面太吵，亦或光线太刺眼的话，你会发现自己很难入睡。因此，卧室要尽量舒适。

遵守基本的睡眠规则

坚持使用我们在前面提到的睡眠技巧，你可能很快就会发现，自己的睡眠模式有了很大改善。如果毫无进展，不妨在此基础上增加一些睡眠规则，它们可能会在短短的几天让你产生积极的变化。

取消日间小睡

白天打盹只会让你在晚上更清醒。然而，如果你必须在白天保持绝对的清醒时，你就要当心了（比如，你需要开车或操作精密机器），为了安全，你最好能睡时尽量多睡。

学着把床和睡觉联系起来

人都是习惯性动物。如果你经常用床来做一些与睡眠无关的活动（读书、吃东西、看电视、写日记），当你上床时，你的身体就会期望保持清醒和警觉。相反，你需要训练自己的身体只要一沾床就会平静下来。因此，**别在床上做太多事情，床只有两个用途：睡觉和性生活。**

累了再上床

你需要尽量减少入睡前躺在床上的时间。这也是学着把床和睡觉联系在一起的一种方法。

不要睡懒觉

这听起来不太有趣，但是，每天清晨同一时间起床，不要企图再多睡一会儿，这对治疗失眠非常重要。周末也要坚持这一规则。

不要把就寝时间变成“忧虑时间”

许多人发现，自己因为担忧而无法入睡。如果你也存在这种情况，不妨试试“忧虑期”。把所有的忧虑都储存在每天30分钟的忧虑期内，当然，不要选择就寝时间！睡觉时就不要管忧虑了，等到第二天“忧虑期”时再集中解决。

当你开始练习只在疲倦时上床，并且每天清晨同一时间起床时，你会发现，自己在白天可能会感到困倦。这很正常，这表示你的身体正在对这种改变做出调整。

坚持住，白天不要打盹，晚上也不要太早上床。如果你在正常的就寝时间感到疲倦，那再好不过了，这种感觉能帮助你快速入睡。几天之后，你会发现，自己的身体已经逐渐适应了新的睡眠模式，睡眠也会越来越好。

服用安眠药及其他药物

期望通过吃药来睡个好觉对很多人都是一种巨大的诱惑。安眠药（佐匹克隆或替马西泮）短期内可能有效，但是，我们不推荐将其当做解决问题的长期办法。身体会很快习惯这些药片，因此，你会发现，药效会慢慢降低。安眠药还具有成瘾性，这意味着很难停药。

如果你感觉情绪非常低落时，医生可能会建议你使用抗抑郁药物，因为抑郁可能会加重失眠症状。然而，医生有时之所以会选择某些抗抑郁药（例如，阿米替林和曲拉唑酮），是因为这些药物本身就能使人困乏。

但是，让没有抑郁情绪的人服用抗抑郁药物的方法还存在很大争议，我们还没有证据证明这种方法是否有效。

顺便提一句，很多疾病也会导致睡眠问题，心绞痛、哮喘、消化不良和膀胱问题经常会引起失眠。女性在经期前后、怀孕期间或更年期时，睡眠也会被打乱。

人们通常会从药剂师那里买一些盐酸苯海拉明片或褪黑素之类的非处方药，作为安眠药的替代品。这些药物中大都含有抗组胺剂，虽然在最初几个晚上会对睡眠有所帮助，但会让你在第二天仍然昏昏欲睡。另外，如果长期服用这些药物，疗效也会不断下降：与安眠药类似，身体也会对这些药物产生耐药性。

你还可以在保健药店里找到很多天然药物（如缬草、洋甘菊和薰衣草）。不过，目前还没有确实的证据证明这些药物对失眠有效。

很多人认为喝热牛奶有助于治疗失眠症。遗憾的是，目前也没有科学证据支持这一观点。但是，我们都知道，热牛奶中含有大量的色氨酸，这是一种天然的镇静剂。在牛奶中加入蜂蜜据说能帮助身体更快地吸收色氨酸。

生活实例

我通常需要一个小时或更长时间才能入睡。只要闭上眼睛，我的大脑就开始超负荷运转。我发现自己总是想一些毫无意义的事情（琐碎无比，但在当时却好像非常重要），这些事情总能令我忧虑。情况越来越糟，以至于我很害怕上床。我甚至试着在沙发上睡觉，或者在地板上铺张床垫，但是，都没用。我需要很长时间才能入睡，所以早上根本醒不了。我买了两个闹钟，同时还用了手机里的闹铃，但是，用处不大。我上班经常迟到，我敢保证，自己总有一天会被开除的。另外，就更不用提我总是感到很累，脾气暴躁和爱忘事了。我筋疲力尽，一点点挫折也会让我落泪不止。

卡丽，28岁

Know Your Mind

哪些动物的睡眠最少?

如果你存在睡眠问题，不妨想想长颈鹿。因为要时刻防范食肉动物的袭击，长颈鹿每天只有30分钟的深睡眠，它们通常打5分钟的盹就赶紧醒过来。长颈鹿是睡眠时间最短的动物。与之相反，蝙蝠每天要睡20个小时，而蟒蛇每天要固定睡18个小时。有趣

Know Your Mind

的是，海豚在睡觉时会有一半大脑半球保持清醒，这样它们就能边游泳边睡了。

人可以多长时间不睡觉？世界纪录是11天（264个小时），创造该纪录的是，美国加利福尼亚的17岁男孩兰迪·加德纳，他的朋友轮流上阵帮他保持清醒。在那之后，加德纳连续睡了15个小时。

20%的车祸是由瞌睡引起的，超过了饮酒导致的交通事故。

No.36 梦魇

为什么会发生梦魇，这个问题至今仍困扰着许多专家。不过，无论如何，没有人再相信，梦魇的发生是因为睡觉时有魔鬼在捣乱。

梦魇——这些极其生动、并且常常令人恐怖和不安的梦境是快速眼动睡眠期的产物期（相对于浅睡期，这一阶段以眼球的快速转动为特征），常见于下半夜。人们通常能详细地回忆起梦魇的内容。当然，即使清醒之后，由其引发的不快情绪（一般是恐惧和焦虑，但有时是愤怒、悲伤或痛苦）仍然会盘旋在人们心里，久久不肯散去。（严格地说，能把人惊醒的恶梦才算是梦魇。）

如果你经常做恶梦，并且因此非常痛苦，或者日常生活受到了严重干扰，你很可能患上梦魇症了。

有时，人们会在睡觉时哭喊、尖叫或挣扎，然后惊醒过来，同时，心脏剧烈跳动，身体也被汗湿透，若有若无却极其强烈的恐惧感占据了他们的内心。这看上去像是梦魇，然而，其实是“夜惊”。

夜惊通常发生在深睡眠期，而非快速眼动期（因此，不太可能是由恶梦引起的）。另外，即使人们因为惊骇而清醒过来，也很难回忆起这些场景，虽然他们经常会感到困惑或不知所措。

梦魇常见吗

几乎所有人都经历过梦魇，尤其在童年时期。3%的成人每周都会出现梦魇，而10%的人每月会出现一次。

夜惊相对少见，不到1%的人会受此影响。

如何应对梦魇

如果你正在与梦魇做艰难的斗争，不妨告诉你个好消息：有一种有效的治疗措施，它可以帮助你解除这一烦恼。该方法被称做“想象治疗”（imagery rehearsal），你可以在没有专家帮助的情况下，独立完成这一治疗过程。

基本方法是，你需要复述梦魇的情节。然而，复述时你大权在握，可以按照自己的喜好随意更改故事的内容。所以说，你可以剔除掉某个令你特别不适的事件或者某个特别凶恶的角色，也可以增加一个友善的主角或某个幸福的结局。然后，每天拿出几分钟时间，在头脑中反复回想新的故事情节。你慢慢就会发现，原来的梦魇似乎不再令你那么痛苦了。

除了想象治疗外，你还可以使用以下措施来应对梦魇。

改善睡眠质量

睡眠质量差是诱发梦魇的因素之一。这会成为一种恶性循环：梦魇干扰到睡眠，反过来又会让你对将来的梦魇更加敏感。不妨翻回到失眠那一节，那里有一些如何提高睡眠质量和应对无眠之夜的技巧。

处理外界压力和问题

梦魇常常在你极度压抑、焦虑或情绪低落时乘虚而入。另外，它们也是你对生活中创伤事件的常见反应。如果你能战胜这些问题，你的梦魇很可能就会消失。

某些类型的药物也可能促使梦魇的出现，比如β受体阻滞剂（用于治疗高血压和心血管疾病）和SSRI类抗抑郁药物帕罗西汀。如果你认为梦魇可能是由该原因引起的，应该跟医生谈谈。

夜惊的治疗方案尚不完善，但是，我们推荐用于治疗梦魇的这些策略（除了意象重演）对夜惊同样有效。

生活实例

多年来，我经常出现周期性的梦魇（一般持续1~2周，有时会更长），一晚上最少会做一个噩梦。它们常令我非常不安，经常出现的一个梦境是我丈夫被诊断得了绝症，另一个就是我发生了严重的车祸。我通常会在极度悲伤的情绪中醒来，有时还会在梦里哭泣。另外，这种记忆会持续好几个小时，梦境就像现实一样逼真。不过，我逐渐认识到，出现梦魇的时期通常是我压力最大、最疲惫的时期。明白这一点对我来说很重要。从此以后，不管事情对我有多重要，我都会尽力获取充足的睡眠和休息。情况确实发生了变化，噩梦很少出现了，即使出现，频率和强度也都明显降低了。

简，43岁

No.37 梦游

梦游（专业术语称做梦游症）是一种非常显著而戏剧性的睡眠问题。一旦你看到过伴侣或家人半夜像僵尸一样绕着床边转来转去，有时甚至会下楼或走出大门，你就能知道梦游有多离奇、多让人不安了。

但是，梦游者对此却毫无意识。梦游（与夜惊相似）发生在深睡眠，而非快速眼动睡眠期。这就是梦游者很难被唤醒，以及第二天清晨通常对自己夜间的行为毫无记忆的原因。这也意味着，人们梦游时，并非在表演自己的梦境，因为梦境通常发生在相对较浅的快速眼动睡眠期。（因为儿童比成人的深睡眠时间长，所以，儿童更容易出现梦游和夜惊。）

梦游一般不太引人注目，可能徘徊几分钟就回到床上去了。然而，有时，梦游的时间可以很长，梦游者也会出现非常复杂的行为（如穿衣或开门）。他们的眼睛可能会睁开，有时还会说话，有时甚至还会回答问题。但他们肯定是不清醒的：行动笨拙而缓慢，面部毫无表情，言词也很混乱模糊。

如果梦游出现得很频繁，并且给当事人带来了很大痛苦，并影响到了他们的日常生活，医生会将其诊断为梦游障碍。但是，即使尚未达到这种程度，梦游也会引起很多问题，毕竟睡觉时四处游逛可能会导致严重的事故。

梦游常见吗

梦游常见于儿童（见第118～119页），成人则相对较少。只有0.4%的成人至少一周出现一次梦游，当然，2%~3%的成人会出现偶尔的梦游行为，其中大部分人在儿童时期就曾是梦游者。

梦游似乎会世代相传。如果你的直系亲属有梦游现象，你梦游的概率比其他人要高10倍。

生活实例

我丈夫杰夫是一名梦游者。一个月总有三四次，我醒来会看到他正睁着眼在屋里转悠。看上去他好像在找东西：打开衣橱，趴在地板往床下看，有时还会拉开窗帘，仿佛想往窗外看一样。他还经常喃喃自语。如果我跟他说话，他会用力点头，并给出一些莫名其妙的回答。几分钟后，他会爬上床，闭上眼睛，继续睡觉。我们刚在一起时，他这样让我很紧张，不过，现在我已经习惯了。显然他小时候症状更重，八九岁时，几乎每天晚上都会梦游。他的父母至今还偶尔梦游，看来是遗传啊！

艾莉森，37岁

Know Your Mind

梦境漫游

人都会做梦，对吧？然而，很奇怪的是，有关梦的流行病学研究却少之又少。以下这项研究却是个例外，它是针对1 000名14~69岁的澳大利亚人进行的。该研究发现：

- ◎ 68%的人记得自己在过去的一个月内，至少做过一次梦；
- ◎ 30岁以下的人比50岁以上的人回忆起的梦境更多，富有的人比贫穷的人回忆的梦境多；
- ◎ 4%的研究对象报告说曾经经历过梦魇，低收入以及所在社区人口超过5 000的人更容易出现梦魇；
- ◎ 年轻人更容易出现彩色的梦境，总计有37%的研究对象报告说出现过彩色梦境；
- ◎ 29%的人出现过重复的梦境，女性出现重复梦境的概率更高；
- ◎ 大约1/4的人说，他们有时在做梦时会意识到自己正在做梦。

如何战胜梦游症

梦游者可以采取如下措施应对梦游行为。

安全第一

首先应该确保睡眠环境足够安全。比如，要拿走所有会让梦游者有机会触碰到的工具，封闭上下楼的通道，关闭所有可能导致危险的窗户。

不要唤醒梦游者

除非梦游者有伤害自己的倾向，否则不要轻易唤醒他们。相反，应该慢慢地引导他们回到床上。唤醒梦游者并不会给你带来危险，但是，对于梦游者来说，如果在梦游时被唤醒，他们可能会感到头晕、困惑，有时还会很痛苦。

找出诱发因素

科学家们至今尚未搞清梦游的病因，但是已经发现了一系列诱发因素，如压力、酒精、疲劳、发热和某些药物（如唑吡坦，具有讽刺意义的是，这种药物通常用于治疗失眠）。如果能够找出诱发自己梦游的因素，就可以据此相应地调整自己的行为了。

获取充足的优质睡眠

睡眠不足是梦游的因素之一，因此，你应该看看前文关于失眠的相关建议。即使你不存在失眠问题，那些技巧也能帮助你改善自身的睡眠质量。

其他睡眠问题

还有很多其他类型的睡眠障碍，这可能也反映了睡眠问题的复杂程度。相对而言，这些睡眠障碍不太常见，因此只做简要介绍。

打鼾

打鼾是由于睡眠者气管的部分阻塞引起的，这是非常常见的睡眠现象，尤其当你年龄渐大或体重超重时。此外，喝酒或服用安眠药也可以引起打鼾。

打鼾不一定是问题，但是，它有时会干扰到睡眠者的沉睡状态。因为，打鼾有时会让睡眠者从睡眠状态中觉醒，尽管很短暂，睡眠者对此也完全没有感觉。严重打鼾时，付出最沉重代价的通常是打鼾者的伴侣，他们的睡眠遭到了严重干扰。

然而，对于某些人来说，严重打鼾可能是某种严重疾病——睡眠呼吸暂停的象征。该病患者在睡觉时，会出现呼吸短暂停止的现象（通常持续10~30秒）。这会造成严重的睡眠紊乱，也会在第二天出现一系列不适的反应。另外，未经治疗的睡眠呼吸暂停会对心脏和心血管系统产生严重的影响。令人高兴的是，如今，已经有很多非常有效的针对睡眠呼吸暂停的治疗措施了。

除了严重打鼾和白天的困倦外，睡眠呼吸暂停的常见症状还包括睡眠中的鼻息、气喘和窒息声，以及清晨的头痛和严重口干。年长的肥胖男性患病风险最高。

嗜睡发作

嗜睡发作最常见的症状是日间的睡眠发作，表现为非常强烈并难以抗拒的睡眠冲动，无论你身处何处、正在做什么。可以想象，这会带来各种各样的后果，既有轻微的不便和尴尬，也可能会给你带来显而易见的危险。以下是比较常见的病发症状。

猝倒，突然肌无力，可以持续几秒至几分钟。有时表现相对轻微，比如只影响到面部肌肉，但有时全身可能都会受到影响。猝倒通常由强烈的情绪所触发，大笑时的发作是较为常见的。

睡眠幻觉，即人们在进入睡眠时出现的极其生动（通常也很恐怖）的幻觉。

睡眠性麻痹，即当醒来或入睡时认为自己不能动或不能讲话的可怕感觉。

下肢不宁综合征和睡眠周期性肢动症

医生们是在近期才开始对下肢不宁综合征有了一定的了解和认识。该病患者会感觉到腿部难以忍受的不适，只有靠移动双腿才能缓解。虽然这种感觉任何时间都可以出现，但在患者不活动或夜晚时，情况会更严重。结果会使睡眠受到严重干扰。

睡眠周期性肢动症障碍的状与下肢不宁综合征非常相似，但最主要的区别在于，患者腿部（也包括其他肢体）的活动是不自觉的，是肌肉抽动的结果。

两种问题都更常见于老年人。

相关问题

如果你存在**忧虑**、**抑郁**、**疼痛**、**成瘾**、**压力**或**创伤问题**，你可能会发现，自己的睡眠也会受到影响（尤其梦魇就是**创伤后应激障碍**的典型症状）。体重超重是**打鼾**和睡眠相关呼吸障碍的主要因素。

一种睡眠问题可能会导致另一种睡眠问题的发生。例如，失眠有时是由打鼾和其他睡眠呼吸障碍导致的睡眠中断所引起的。因此，你最好通读本章的全部内容，这比只看其中一节效果要好。

有关儿童睡眠问题的建议，可以参见第112～119页。

第17章 压力 Stress

如果你问我长寿最重要的秘诀是什么，我会告诉你是避免生气、压力和紧张。即使你不问我，我还是会这么说。

——乔治·伯恩斯(George Burns)，美国喜剧演员

No.38 压力

生活有时就像一场斗争，我们都曾经历过这样的时刻：我们试图在工作需要和家庭责任之间寻求平衡；我们有时也会对自身的健康产生忧虑；我们的人际关系可能遭遇困境；我们还会关心如何才能做到收支平衡。

由于压力完全是我们对潜在问题的反应，因此我们对压力的应对能力通常取决于我们当时的感觉。如果我们感到疲倦或情绪低落，就很可能会认为自己难以应付，从而变得更加紧张。如果我们休息得很好，并且有一个乐观的心态和快乐的心情，那么那些在我们情绪低落时令我们感到非常紧张的状况，就很难对我们产生影响。

以下是人们感到压力时的一些典型表现：

◎ 感到焦虑和紧张；

◎ 感到无法应对；

◎ 认为要做的事情太多；

◎ 感到来自他人的压力；

- ◎ 容易发火或爱发牢骚；
- ◎ 因为责任而感到过度忧虑；
- ◎ 感觉孤独或寂寞；
- ◎ 感觉疲倦；
- ◎ 对未来感到担忧；
- ◎ 很难放松或睡眠出现问题；
- ◎ 头痛；
- ◎ 很难集中注意力。

压力代表着兴奋和焦虑。在面对压力时，你的身体会做出“逃跑或战斗”的反应，你的血压和心率都会增加。你变得高度警觉，并随时准备做出反应，就像动物面对捕猎者或其他威胁时一样。

这在短期内不会对你造成危害。如果没有“逃跑或战斗”的反应机制，我们的祖先就无法从野狼、老虎和熊的口中幸存至今。

不过，长期处于压力状态不利于健康。除了导致高血压以外，长期的应激还会引起肌肉疲劳，抑制免疫系统的正常运行。因此，当你处于压力状态中时很容易感冒，或出现类似湿疹或哮喘之类的问题。处于重压之下的女性很难怀孕，因为她们的生育能力下降了。不仅如此，当压力过大时，你遭遇意外事故的概率也会增加。

压力在所难免。这些信息都促使我们认为，应该不惜一切代价阻止压力的产生，但这是不可能的。每个人都有面对压力的时候。真正需要避免的是频繁和长期的应激状态，因为这会影响健康，并让生活陷入悲惨的境遇之中。

令人高兴的是，我们在本节中提到的这些策略已经被证实，能有效地帮助人们应对压力。

如果你对最近的紧张遭遇反应非常强烈，并因此而无法面对日常生活，那么你可能就出现“调整障碍”了。这是一种短期反应：**一旦导致你紧张的问题得到解决，你的症状应该在6个月之内消失。**

某些生活事件几乎必然会给人们造成严重的压力，例如暴力袭击、性虐待或严重的交通事故。这些事件可以造成急性应激障碍和**创伤后应激障碍**（PTSD）。我们这一章主要讨论普通应激，第69～75页有关于PTSD更详细的介绍。

压力常见吗

古希腊诗人腓利门曾说过："在人的一生中，很难说什么事情绝对会发生，但有一件事是个例外——我们每个人一生中都有遭遇困苦和压力的时候。"

与压力相关的问题是人们拜访家庭医生的主要原因之一。2000年，解决该问题耗费了英国财政53亿的资金。压力是生活中不可避免的一部分，因此我们更应该知道如何才能有效地应对压力。

如何应对压力

压力是各种因素（即困难处境）共同作用的产物，不管你是否认为自己可以应对这些处境，它都会给你带来压力。若要战胜压力，你既可以尝试着把这些困难处境的严重程度降到最低，也可以培养自信，坚信自己完全有能力战胜这些苦难。由于令你产生压力的原因不同，你选择的策略也会不同。有时，这两种策略你都用得到。

改善充满压力的处境

以下，我们将为你简单描述一些策略，帮助你改善存在潜在压力的困难处境。

不要只会说"是"，要掌握决定权

人们面临的各种需求是压力产生的主要因素之一，这些需求通常来自工作，也可以来源于家庭生活。这就像科幻电影里的场景一样，无数的人受到无穷尽的工作计划的控制，疯狂地从一项任务赶向下一项任务，不管他们工作多么辛苦，工作计划始终保持增长。

你需要学会管理你所面对的这些需求，以下就是相应的处理方法。

◎ 确保你真正明白别人对你的需求是什么。如果有用，你可以考虑把它们写下来，然后与向你提出要求的人讨论一下，以保证你们两个能对问题达成一致。

◎ 如果你感觉自己无法完成这些要求，那么你可以拒绝这些要求，或者为他们做一些相对容易的事情。

◎ 告诉对方，你什么时候能开始这些工作，合理地安排你的时间，或许你还可以考虑留出一些时间供你自由支配。

◎ 压力最大的来源通常是那些需要付出很多努力但回报很少的事情。因此，你可以看看是否可以减少付出的劳动，或者争取获得更多的回报。

◎ 提前安排好自己的时间。把你在一周内需要完成的事情列出清单，把最重要的事情放在最前面，其余的按降序排列。给自己留出固定的运动和娱乐时间。大笑是减压的好方法，而且它还可以提高免疫系统的功能。

问题的解决

不要任由问题把你压垮，你应该采取行动，把这些问题解决掉。你可以采取一些看似简单但非常有效的措施来帮助自己完成这一任务。

首先，找出令你忧虑的情境。然后，想出所有解决问题的办法，并把这些方法写下来，权衡每种方法的利弊。如果你认为有用，那么你还可以与其他人讨论一下这些问题。你还要准备好在必要时采取决绝、彻底的行动，例如在必要时可以考虑更换工作或结束某段亲密关系。

压力和工作

如果你想把生活中的压力降到最小，你就要慎重选择自己的工作。20%的英国人报告说工作曾给他/带来很大压力。最近一项研究调查了近1 000名年轻人的早期职业经历，结果发现，每年有5%的人会出现由工作直接导致的严重抑郁或焦虑，而高压工作下的人们受到影响的概率是低压工作者的两倍。

精神病学学会的某项研究结果表明，以下分别是压力最大和最小的5种工作。

最具压力的工作	压力最小的工作
大饭店中的大厨师	邮递员
学校教师	图书管理员
屠夫	理发师
建筑工人	证券/账目登记员
最高管理职位	语言治疗师

相信自己解决问题的能力

以下是一些能帮助你提高自信的策略。

抽空与朋友和家人相处

研究发现，拥有良好社会支持系统的人们能够更好地应对压力，因为他们可以跟别人讨论一下自己所面临的问题，或者跟其他人外出好好玩一玩。这样看来，不要因为生活的忙碌而放弃看望朋友和家人的机会。你不妨想一想，还有什么人可以分担你的忧愁。

生活实例

作为一名教师，问题的关键不在于你是否会面临压力，而在于你在面临压力时该如何处理。最初遇到问题时，我经常流泪，也经常对我的学生发火。我经常出现睡眠问题，尤其在星期天的晚上。这种状况持续了好几年，不过，如今我已经掌握了一些技巧，能让自己保持理智了。我每天坚持做至少20分钟的瑜伽，一周游三次泳。这些运动能帮助我把大脑中那些杂七杂八的烦恼想法清除掉。此外，我从不把工作带回家，我的备课工作都安排在学校里，即使我需要很早赶到学校或者在学校待到很晚也无所谓。我需要让我的工作和其余的生活保持明确的界限。我在学校里还有几个好朋友，互相交流这些可怕的经历也是很不错的解压方法哦！

詹妮，33岁

应对消极的观念

“我做不到。”“我从来没做过。”“我会把这搞砸的。”“既然我做不好，我还是别自寻烦恼了。”压力会对我们思考问题的方式产生重大影响，令我们变得非常消极和自责。你会觉得，所有积极的感觉都消失了，所有的事情都非常可怕，只有至善至美的人才能完成这些任务。

哲学家威廉·詹姆斯（William James）道出了其中的真谛："战胜压力最有效的武器是，我们有能力用一种思想取代另一种思想。"我们需要控制住自身的消极观念，并将其逆转过来。

权衡一下你的消极观念。问问自己，这些观念到底有多准确。支持和否定它们的依据又有哪些？你对抱有相同观念的朋友会说些什么？一周以后、一个月以后，甚至是一年以后，你会如何看待自己的这些观念？

当这些想法出现时，试着向它们宣战，并争取将其消灭。看看你是否可以用一些更现实的观点取代它们。你可以把问题看做一种你可以接受的挑战，重新规划和安排它。例如，不要把你正在撰写的报告看得非常可怕，而要时刻提醒自己：你在过去已经写过很多成功的报告了。给自己设置一个合理的最后期限，鼓励自己在那之前把报告写出来。

想象自己解决问题的场景

人们在承受压力时，头脑中通常会充斥着各种事情出现故障的画面，而这些消极的意象只会增加你的压力。你需要把这些消极的画面转变为积极的意象，例如：

◎ 找出给你带来压力的问题；

◎ 把最令你担心的问题写下来；

◎ 想一想，你该如何应对这些问题；

◎ 想象自己成功使用这些策略的场景；

◎ 多次重复这些积极的意象。

使用放松技巧

放松有很多方式，你应该花时间选出最适合自己的那种。瑜伽、按摩、催眠和冥想都非常有效。有些人喜欢把鼓励自己的话语或在承受压力时使用的策略记录下来，随身携带。你也可以试试下面的形象化技巧：

◎ 选择一处安静、舒适的场所，确保自己不会被打扰。你还可以在同时听一些令人放松的音乐；

◎ 闭上双眼，想象你最喜爱、最令人放松的场所；

◎ 专注于其中的色彩、风景、声音和味道；

◎ 每次做5分钟，一天做一到两次。

照顾好自己的身体

很多研究证实，规律的运动、合理的饮食和充足的睡眠能够帮助我们有效地应对压力。富含镁的食物（例如绿色蔬菜、坚果、种子、豌豆和全谷类食物）被认为具有令人平静的作用。

此外，戒烟，并将咖啡、糖和酒精的摄入量控制在合理的范围内。这些措施可能会在短期内给你带来压力，但它们值得你长期坚持！

相关问题

我们在该书中谈到的所有心理问题几乎都会因为压力而变得更加糟糕。它在**失眠**、**焦虑**和**抑郁**中的作用尤其重要，而且它还是**烟草、酒精及药物滥用**中的重要因素。

尽管**丧亲之痛**常常会给人们带来沉重的压力，但它需要按自己的方式来处理。

第18章 疲劳 Tiredness

人在疲劳之后仍然可以走很远。

——法国谚语

No.39 慢性疲劳综合征

我们都有过筋疲力尽的时候，例如，当生活非常忙碌和劳神时，当睡眠不佳时，或是当我们承受巨大压力时。在这些时候，我们会变得非常疲劳，连最简单的家务琐事都难以胜任，身体和精神就像被抽干了似的。

这样的疲劳非常正常，通常也很短暂。不过，我们在本章中讨论的是那种没有明确原因的疲劳。

如果你出现了这样的疲劳，它可能就会给你带来真正的问题，你曾经能轻松完成的各种活动——不管是工作还是娱乐，是儿童护理还是社交活动，现在都变得非常困难。毫不奇怪，慢性的疲劳会让你感到非常消沉，非常失败和急躁，还会遭受各种忧虑的困扰，你会不停地问自己：为什么我会出现这样的感觉？我是不是又把事情搞砸了？我还能不能恢复正常？

一旦这种疲劳发展到最严重的地步，就是**慢性疲劳综合征**（chronic fatigue syndrome, CFS）了。它包括：

◎ 持续存在至少6个月的疲劳感；

- 疲劳并非由运动或疾病引起，而即使休息，疲劳也不会消失；
- 存在至少4种下述症状——肌肉疼痛、关节疼痛、头痛、出现质地柔软的肿大淋巴结、咽喉疼痛、记忆力下降、睡眠不能解乏以及活动24小时之后仍感到很累。

慢性疲劳综合征可以给人们的生活造成严重的影响。在情况严重时，可能会使人无法工作，甚至只能待在家里。抑郁和高度的焦虑非常常见。

压力过大的生活事件通常会引致慢性疲劳的发生，但流感类疾病也有类似的影响。目前我们仍不清楚该病的确切病因，但是如果你出现了慢性疲劳，那么不管你的症状是否与慢性疲劳综合征的官方标准相吻合，你最好的措施都是将注意力放在解决当前的问题上，而不是去探讨自身的状态是由什么原因引起的。我们在下文中也会提到，有很多方法可以帮助你战胜自身的慢性疲劳问题。

生活实例

我的父亲在两年前去世了。我丈夫职位得到了提升，所以他在家的时间更少了。我独自一人抚养两个还很年幼的孩子，而且还在同时做着一份兼职（工作压力也很大）。我病倒了。我因为感冒在床上躺了10天，在那以后，我试着回到正常的生活轨道上去。不过，不管我怎么努力地告诉自己事情都过去了，三个月之后我仍然感到非常疲劳——我经常连站的力气都没有。我的家庭医生说我太累了（这我当然知道），但没能发现任何躯体原因。最终，我不得不放弃工作，我的母亲快70岁了，不得不离开家乡来帮助我照顾孩子和收拾家务。当我的丈夫告诉我说他打算辞职时，我终于决定让我的家庭医生为我推荐一位治疗专家。尽管整个治疗花费了数月的时间，而且期间还出现过波动，但我现在基本上已经恢复到最好的状态了。虽然我仍然会感到累，但那是因为工作和孩子——这是正常的反应！

丽贝卡，35岁

慢性疲劳综合征常见吗

大约15%的人曾经历过长达6个月或更长时间的疲劳，但是在大多数情况下，他们的疲劳是由自身的生活节奏（可能是工作压力，也可能是养育家庭的需要）而引起的。此外，癌症或帕金森氏病等某些严重的疾病也可以引起持续的疲劳。

据估计，大约有0.2%～2%的人会受到慢性疲劳综合征的影响，其中女性比男性更常见。

Know Your Mind

过度休息也疲劳

累了当然要休息，这是很正常的，也是健康的。因此，很多人试图通过减少手头的工作来应对自身的慢性疲劳，这也不足为奇。

例如，荷兰的一项研究测量了277名慢性疲劳综合征患者和47名正常人在12天内的活动水平。（被试都佩戴活动记录器，这是一种戴在手腕上的活动检测装置。）患有慢性疲劳综合征的个体自然不如正常人群表现积极，他们活动更少，在两次活动之间的休息时间也更长。大约25%的慢性疲劳综合征被试非常不活跃。

荷兰研究者们发现，人们活动得越少，对自身症状的描述越严重。这很容易理解。例如，如果你感觉很不好，你就不太可能愿意处理家庭杂务。然而，有证据表明，休息并不能缓解慢性疲劳综合征患者的症状，反而只会使病情恶化。

原因在于，经常活动才能让身体更健康。用不了多长时间，停滞就能给你带来负面的影响。例如，一项研究发现，4～6周的卧床休息会让肌肉的形状产生巨大变化，也会让肌肉的力量明显减弱。还有研究证实，短短3周的卧床休息就能使身体的最大耗氧量（身体在活动时消耗的氧气数量，是衡量体能的最佳指标）降低28%。

Know Your Mind

因此，过度的休息会触发一种恶性循环。它会降低你的体能状态，这会让活动更加困难，从而使你更想休息。这就是为什么逐步提高自身的活动水平（下文中将详细介绍）是克服慢性疲劳综合征问题的重要方法了。

☆ 自测：测测你是否患有慢性疲劳综合征

如果你担心自己可能患有慢性疲劳综合征，那么不妨做做下面的问卷。

计分方式：选“一点儿也不或很少出现”计1分；选“有时”计2分；选“经常”计3分；选“大部分时间”计4分。

题目	我的得分
1. 体育运动过后很长时间，我都会感觉疲劳。	
2. 我的注意力很差。	
3. 体育运动后，我的肌肉会感觉非常疲劳。	
4. 我感到头疼。	
5. 我需要很长时间的睡眠。	
6. 体育锻炼后，我会感到肌肉酸痛。	
7. 我睡眠很差。	
8. 我讲话有问题。	
9. 我的记忆力很差。	
10. 休息时我也会感觉到肌肉酸痛。	

Springer, 2000 Hadzi-Pavlovic, D., Hickie, I. B., Wilson, A. J., Davenport, T. A., Lloyd, A. R., & Wakefield, D.(2000). Screening for prolonged fatigue syndromes. Social Psychiatry and Psychiatric Epidemiology, 35,471-9

如果你有至少三个问题的答案是3分或4分，你很可能就是出现了慢性疲劳综合征。不过要记住，与其他自测问卷类似，该问卷不能为你提供明确的诊断。如果想得到明确的答案，你应该去看医生。

如何战胜慢性疲劳综合征

我们必须澄清一点：本章的策略是为患有慢性疲劳的人们提供的。换句话说，是那些因疲劳而导致自己不能活动的人，而不是因为活动过度而疲劳的人。

与你的医生谈谈

如果你出现了该问题，因疲劳而令你无法活跃，那么你首先应该跟你的医生谈谈，他们能够检查出你是否患有某些会导致疲劳的医学问题。

增加活动水平，打破恶性循环

如果你的疲劳不是由其他疾病引起的，那么你需要逐渐增加自身的活动水平。正如你在上文中看到的那样，慢性疲劳综合征会导致人们活动量的减少，因为休息似乎是一种应对疲劳的合理而自然的反应。人们也会担心活动会让自己的疾病更加严重，因此他们会把运动后的正常身体反应（例如肌肉酸痛或呼吸急促）错误地理解为不应继续运动的象征。此外，很多慢性疲劳综合征患者都伴随有抑郁情绪，这本身也会让人们产生疲劳、周身不适的感觉，并会明显降低人们的活力。

不幸的是，你活动得越少，再次活动时疼痛就会越明显，也会让你感觉更疲惫。此外，在你意识到之前，迟滞的恶性循环已经形成了。

如果想打破这种恶性循环，你需要逐渐系统地增加自身的肌肉力量，你可以选择一种叫做“*逐级活动*”（graded activity）的方法，即，测量你的活动水平，保持该水平的稳定，然后逐渐增加该水平，如下文。

记日记

从记日记开始（这属于测量阶段）。在接下来的一周到两周内，把你一天中每小时的活动都记录下来。然后，计算出你在两周之内总的活动时间和休息时间。

制定每周日程表

制定你每周的日程表。7天内的休息和活动时间一定要均衡，这样你才能保证在活动后可以得到规律的休息。

你在这个阶段要做的是保持既往活动水平的稳定，逐渐建立起活动和休息之间的平衡和规则，而且要随时将“大起大落”（即感觉好的时候不停地活动，以至于第二天或连续两天都无法做任何事）的倾向消灭于萌芽状态。

增加你的活动水平

在你对目前的日程表感觉得心应手之后，你可以增加自身的活动水平了。

不要等到疲劳感消失之后再开始，那可能需要一段时间。把你认为自己能够完成的事情列成清单，然后重点挑出两到三件。尽量使活动多样化，例如，你可以做做工作、家庭杂务、运动或者娱乐。

给自己建立一个长期目标，然后将它分割成几个较小的部分。例如，如果你的长期目标是重新开始自己过去非常喜欢的郊外徒步旅行，那么你可以把短期目标设定为逐渐增加每天散步的时间，然后慢慢地适应各种地形的旅行。

慢慢来。从你感觉舒适的活动水平开始，逐渐增加运动的数量。不管你的疲劳状态如何，你都应该逐渐稳步地增加自身的活动量，不要让你的症状来决定你的运动水平。当你刚开始新的活动规程时，你的不适感肯定会较前增加：这表明你的身体正在逐步适应新的变化，也是它变得更加强壮的信号。把你的变化记录下来，适时地给自己一点儿奖励。

改变消极观念

为了帮助你更好地适应新的日程表，你应该练习着改变自身的消极观念。例如，你可能会发现自己在想："我的腿很疼，我应该休息了，否则我可能会弄伤自己。"或者："不用劳神了，我根本不可能再像过去那样。"不要让这些观念成为你的绊脚石。

把所有支持和否定这些消极观念的证据都记录下来。想一想，你会对处于相同境遇的朋友说些什么。你可以用哪些积极的方式来看待这些情境？（例如："腿疼是好事，这说明我的肌肉正在变得更加强壮。"或者："或许我没法像两年前做得那么好，但在几周之前，我根本做不到现在这样。"）

验证你的观念。例如，如果你认为自己太累了，没法走到商店，那么你不妨试一试。结果可能是，你不仅能顺利走到商店，当你完成这些活动时，你的自信心也大大提高了。

人们经常为担心自身的慢性疲劳问题而耗费大量时间，而且还通常会推测出最坏的结果（心理学家称其为"灾难化"），因此，你不妨看看焦虑那一章的内容。如果你的焦虑或压力是由某些具体的问题引起的，那么你需要及时采取行动解决这些问题（你同样可以在焦虑那一章中找到与此有关的建议。）

保证优质的睡眠

失眠是慢性疲劳综合征的常见特征。如果白天活动量明显不足，你晚上就很难睡个好觉，特别是在你白天午睡以后。睡眠不佳只会增加疲劳的感觉，这又是另一种恶性循环。

如果你失眠，不妨看看第16章中给出的建议。你尤其应该：

- 保证每天同一时间起床和就寝（包括周末）；
- 不要太早上床；
- 白天尽量不要午睡；
- 床只用来睡觉，不要用它干别的。

勇敢面对挫折

与其他问题类似，克服慢性疲劳也是一项长期工程，要坚持住。虽然事情不会在一夜间改变，但你最终肯定会成功。

你很可能会在期间有偶尔的后退，也就是说，在某一阶段内，你可能会无法坚持执行自己的日程表，或者说，你的症状可能会加重。例如，在你感觉特别紧张或情绪非常低落时，或者当你生病时，事情暂时会变得更加困难。

*不要放弃！*回顾一下你的日程表，提醒自己：我已经取得了很大的进步。如果你不能完全回到正常的日程上，挑选出一些你必须或喜欢做的事情。然后，逐渐恢复到挫折前的活动水平。如果你发现事情对你而言有些困难，就要提前准备出应对方案。

如果你想要寻求帮助，就请你的家庭医生为你推荐一位专家。认知行为疗法的治疗效果最好（该方法在本书多处被提到）。

相关问题

慢性疲劳综合征通常会伴随**抑郁**和**焦虑**的情绪，并且会导致**睡眠问题**。

湛庐文化 Cheers Publishing

一切为了您的阅读体验

我们出版的所有图书都将归于以下两个品牌

财富汇　　心视界

找“小红帽”

为了便于读者在浩如烟海的书架陈列中清楚地找到我们，我们在每本图书的书脊上部47mm处，全部用红色标记，称之为——小红帽。同时，“小红帽”上标注“湛庐文化”字样，小红帽下方标注所属图书品牌名称。湛庐文化主力打造两个品牌：**财富汇**，致力于为商界人士提供国内外优秀的经济管理类图书；**心视界**，旨在通过心理学大师、心灵导师的专业指导为读者提供改善生活和心境的通路。

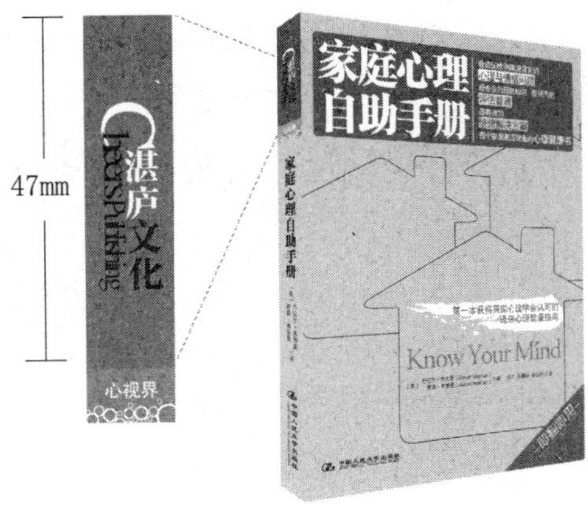

找“湛庐文化”

我们所有出品的图书，在图书封底都有湛庐文化的标志和“湛庐文化”的字样。

湛庐文化
Cheers Publishing

用轻型纸

您现在正在阅读的这本书所使用的是轻型纸，有白度低、质感好、韧性好、油墨吸收度高等特点，价格比一般的纸更贵。

关注阅读体验

我们目前所使用的字体、字号和行距，是在经过大量调查研究的基础上确定的，符合读者阅读感受。每页设计的字数可以在阅读疲劳周期的低谷到来之前，使读者稍作停顿，减轻读者的阅读疲劳，舒适的阅读感觉油然而生。

所有的一切都为了给您更好的阅读体验，代表着我们“十年磨一剑”的专注精神。我们希望我们能够成为您事业与生活中的伙伴，帮助您成就事业，拥有更为美好的生活。

湛庐文化 Cheers Publishing

湛庐文化2008-2010年获奖书目

《牛奶可乐经济学》

国家图书馆“第四届文津奖”十本获奖图书之一，唯一获奖的商业类图书；
搜狐、《第一财经日报》“2008年十本最佳商业图书”。
用经济学的眼光看待生活和工作，体验作为“经济学家”的美妙之处。

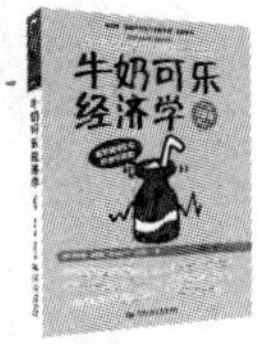

《大而不倒》

英文版入围“《金融时报》·高盛2010年度最佳商业图书最终候选榜”，是美国《外交政策》杂志调查发现的全球思想家正在阅读的20本书之一。
“蓝狮子·新浪2010年度十大最佳商业图书”，《智囊悦读》“2010年度十大最具价值经管图书”。
全球政要和首席执行官争相阅读的危机启示录。
一部金融界的《2012》，一部丹·布朗式的鸿篇巨制。

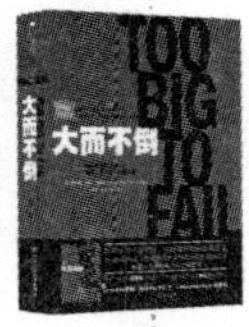

《金融的王道》

“蓝狮子·新浪2010年度最佳金融商业图书”。
汇丰集团主席倾尽毕生心力叩问灵魂之作。
一代银行家眼中的历史与世界，300年资本市场的得失与未来。

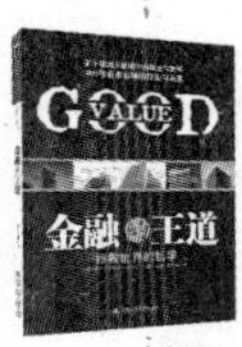

《facebook效应》

英文版入围“《金融时报》·高盛2010年度最佳商业图书最终候选榜”。
搜狐2010“读本好书”年度十佳好书，“蓝狮子·新浪2010年度十大最佳商业图书”。
首度公开facebook非凡创业的26个细节，马克·扎克伯格及40多位facebook核心高管倾情讲述。

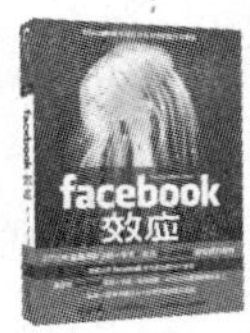

《稻盛和夫自传》《在萧条中飞跃的大智慧》

《稻盛和夫自传》“蓝狮子·新浪2010年度十大最佳商业图书”。
稻盛和夫亲笔撰写的唯一传记。
一代经营之圣的成长历程，一位商界智者的梦想之旅。
《在萧条中飞跃的大智慧》被《21世纪商业评论》评为“2009年度最受商业领袖关注的书籍”。
日本“经营之圣”稻盛和夫谈危机下企业的生存之道。

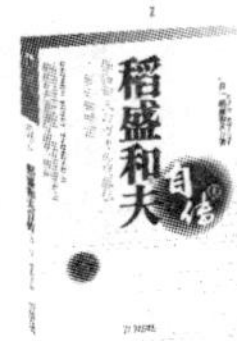

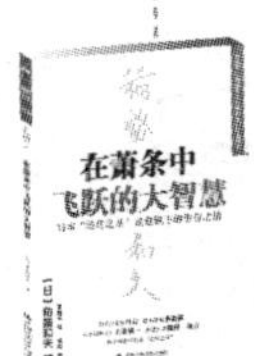

《真实的幸福》

《职场》“2010最具阅读价值的10本职场书籍”。
积极心理学之父马丁·塞利格曼扛鼎之作，哈佛最吸引人、最受欢迎的幸福课。

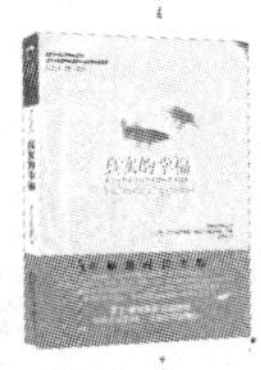

希腊三部曲：**《追逐阳光之岛》、《桃金娘森林宝藏》、《众神的花园》**

新闻出版总署“第六次（2009年）向全国青少年推荐百种优秀图书”之一。
“希腊三部曲”仿佛艾丽斯仙境与伊甸园，充满好闻的味道、缤纷的颜色、可口的食物、柔软的触感、奇怪有趣的人物和无尽的爱、学习与玩乐。

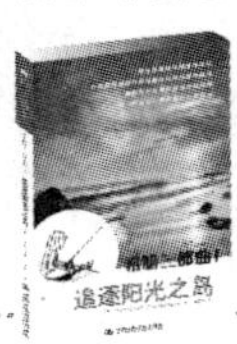

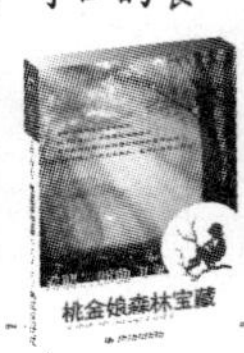

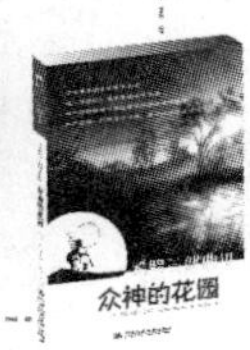

湛庐文化 Cheers Publishing

延伸阅读

《我即我脑》

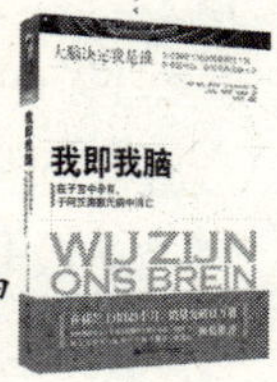

◎ 全球脑研究领域的旗帜性人物，带来最可信、最好读的大脑全书

◎ 荷兰最有趣、最具独创性的大脑研究者斯瓦伯，带你开始一次万花筒式的探索，解读大脑与你千丝万缕的联系

◎ 中国科技大学生命科学神经生物学教授周江宁，浙江大学医学部神经生物学教授包爱民倾情推荐

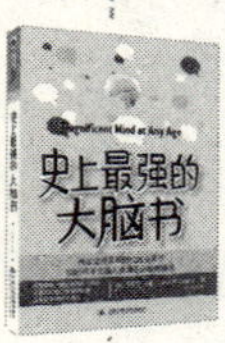

《史上最强的大脑书》

◎ 开启全民养脑时代的启蒙书

◎ 0 到 99 岁全脑人类此生必备说明书

◎ 全面分析大脑5大功能区对成功事业、和谐人际、美满家庭的影响

《幸福人生，从善待大脑开始》

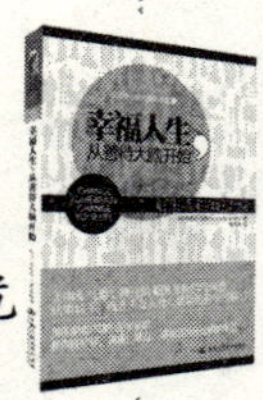

◎ 畅销 10 余年，改变千万人命运的科学用脑书

◎ 美国家喻户晓的医学专家，《纽约时报》超级畅销书作家丹尼尔·亚蒙著作

◎ 好命来自好大脑，善待大脑，将忧郁、焦虑、分心、暴力、婚姻危机赶出你的生活

《健康生活，从善待大脑开始》

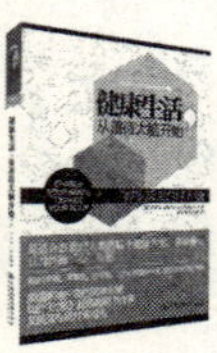

◎《幸福人生，从善待大脑开始》姊妹篇

◎ 全美超过20万册，《纽约时报》畅销书榜持续上榜16周

◎ 拒绝小肚腩、屏幕脸、沙发臀、压力心的最佳方式，就是善待你的大脑

◎ 最适合21世纪人类的15个健康方案、40个个性化营养补充剂方案，让你的身体随“心”所愿

《海曼博士让你6周吃出好心情》

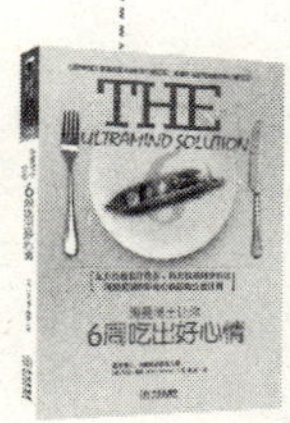

◎ 美国的功能医学领军人物海曼博士，曾四次荣登《纽约时报》畅销作家榜单；高媒体曝光率使他成为美国健康保健的明星人物

◎ 东方传统食疗理念 + 西方权威科学方法

◎ 最适合中国人的“6 周健康计划”，帮你夺回健康心态

图书在版编目（CIP）数据

家庭心理自助手册/（英）弗里曼（Freeman,D.），（英）弗里曼（Freeman,J.）著；孟琦，陈国华，金伯程译. —北京：中国人民大学出版社，2012
ISBN 978-7-300-14587-7

Ⅰ.①家… Ⅱ.①弗…②弗…③孟…④陈…⑤金… Ⅲ.①心理健康-普及读物 Ⅳ.①R395.6-49

中国版本图书馆CIP数据核字（2011）第219919号

家庭心理自助手册

[英] 丹尼尔·弗里曼
贾森·弗里曼 著

孟琦 陈国华 金伯程 译

Jiating Xinli Zizhu Shouce

出版发行	中国人民大学出版社		
社　址	北京中关村大街31号	**邮政编码**	100080
电　话	010-62511242（总编室）		010-62511398（质管部）
	010-82501766（邮购部）		010-62514148（门市部）
	010-62515195（发行公司）		010-62515275（盗版举报）
网　址	http://www.crup.com.cn		
	http://www.ttrnet.com（人大教研网）		
经　销	新华书店		
印　刷	三河市汇鑫印务有限公司		
规　格	170mm×230mm 16开本	**版　次**	2012年1月第1版
印　张	17.5插页2	**印　次**	2012年1月第1次印刷
字　数	284 000	**定　价**	49.80元

湛（zhàn）庐（lú）

铸剑大师欧冶子『十年磨一剑』，炼就了『天下第一剑』湛庐剑。

——《吴越春秋》记载